Sarah Peters

Das Außen bleibt draußen

Wie ich aus Angst jahrelang die Wohnung nicht verlassen habe – und Hypnose mich heilte

mvgverlag

Bibliografische Information der Deutschen Nationalbibliothek
Die Deutsche Nationalbibliothek verzeichnet diese Publikation in der Deutschen Nationalbibliografie. Detaillierte bibliografische Daten sind im Internet über http://dnb.d-nb.de abrufbar.

Für Fragen und Anregungen
info@mvg-verlag.de

Originalausgabe
1. Auflage 2019

Nymphenburger Straße 86
D-80636 München
Tel.: 089 651285-0
Fax: 089 652096

Mitarbeit: Julia Heyne
Redaktion: Regina Carstensen
Umschlaggestaltung: Isabella Dorsch
Umschlagabbildung und Foto auf S. 271: Jennifer Sanchez
Satz: Digital Design, Eka Rost
Druck: CPI books GmbH, Leck
Printed in Germany

ISBN Print 978-3-7474-0105-7
ISBN E-Book (PDF) 978-3-96121-449-5
ISBN E-Book (EPUB, Mobi) 978-3-96121-450-1

Inhalt

Prolog

Game over. In meinem Kopf nichts, außer hin und wieder ein Gedanke: Du hast es an die Wand gefahren, Sarah. Vermasselt.

Ich wusste weder vor noch zurück.

Und das erste Mal in meinem Leben kam mir der Gedanke: Du beendest es jetzt. Jetzt und hier. Was soll das noch werden? Sonst war ich immer jemand gewesen, der eine Lösung findet, auch im Schlechten das Gute sieht. Nun war ich an einem Punkt in meinem Leben angekommen, an dem ich keine Lösung mehr finden wollte. Jede Lösung hätte Kraft und Energie gekostet. Die wollte ich nicht mehr aufbringen. Lebensmüde, das war ich.

Mir das Leben zu nehmen, erschien mir am einfachsten. Einfach. Ja, es sollte einfach mal einfach sein! Rational, ohne jegliche Emotion, wägte ich ab. Wie soll ich es machen? Am einfachsten und schmerzlosesten erschien mir die Möglichkeit, Tabletten zu nehmen. Aber welche – und wie viele? Wenn, dann richtig und mit Plan, Sarah! Nicht, dass du am Ende noch in der Klapse landest, sollte es nicht klappen. Ich war zu erschöpft, zu leer, um selbst diesen Plan zu durchdenken. Musst du nachher noch mal alles in Ruhe überlegen. Hat ja Zeit, rennt dir ja nicht weg.

Und so lag ich dort. Ohne Gedanken, ohne Gefühle.

Einer der ruhigsten Momente, die ich in meinem Leben je hatte.

Teil I

Ein Rückblick

1

Irgendwie ein Fremdkörper

Mein Leben verlief zunächst recht »normal«: Mama, Papa, jüngerer Bruder, das nette Einfamilienhaus in einer gepflegten Siedlung, in der die Kinder draußen vor den Häusern auf der Straße spielten. Meine Eltern bekamen mich kurz nach der Ausbildung, sprich: recht jung. Es folgte der Hausbau. Das klassische Familienkonzept, das sie selbst zu Hause vorgelebt bekommen hatten. Ob sie jemals miteinander glücklich waren? Ich weiß es nicht. Ob wir als Familie jemals glücklich waren? Ich weiß es nicht. Meine Mutter, die anfangs eigentlich einen anderen Mann in ihrem Herzen hatte, mein Vater, der früh spürte, dass sie nicht die »Richtige« für ihn war. Und dann kam ich!

Meine Eltern arrangierten sich mit der Situation, kauften das Grundstück in der schönen Einfamilienhaussiedlung, bauten das Haus. Wir lebten Familie. Der Vater, der das Geld verdient, und die Mutter, die sich zu Hause um den Haushalt und die Kinder kümmert – das war die Idee. Nur war die Mutterrolle nicht die Rolle, die meine Mutter erfüllte, das Familienmodell nicht das Modell, das sie glücklich machte. Deshalb suchte sie für mich einen Kindergartenplatz mit Ganztagsbetreuung. Das hieß: Um 7:30 Uhr sammelte mich der Kindergartenbus zu Hause auf, um 17 Uhr lieferte er mich wieder ab. Praktisch. Aber das Gefühl, nach einem Tag im Kindergarten aufgeregt mit roten Wangen und zerzausten Haaren nach draußen zu rennen, wo Mama wartet, die mich in den Arm nimmt und sich auf dem Heimweg die Erlebnisse des Tages anhört, das lernte ich nicht kennen.

Als ich vier Jahre alt war, wurde mein Bruder geboren. Er komplementierte nach außen hin das schöne Familienbild. Großer Garten, die Beete hübsch gemacht, die Hecke gestutzt. Tolle Familienurlaube, nette Familienfeste. Man muss ja zeigen, was man hat … Nach außen hin machten wir bestimmt einen glücklichen Eindruck. Ja, das Außen, das, was andere über sie – über uns – denken, war meiner Mutter immer recht wichtig. Stets darauf bedacht, was andere denken könnten.

So war das auch, wenn sie mich nachmittags mit zu Kaffee und Kuchen zu ihren Freundinnen nahm. Auf der Rückfahrt zählte sie mir jedes Mal auf, wo ich mich nicht »passend« verhalten hätte. Ich hätte zu wenig mit den anderen Kindern gespielt, den Erwachsenen am Rockzipfel gehangen und zu viel Kuchen gegessen, sei zu gierig gewesen, hätte nicht gerade gesessen, sei zu vorlaut gewesen und nicht dankbar genug. Sie würde sich für mich schämen. Wieder und wieder musste ich mir diese Vorwürfe auf den Fahrten nach Hause anhören. Ich fürchtete sie, wusste, sobald der Motor startete, würde sie damit anfangen und so schnell auch nicht verstummen. Die Kinder ihrer Freundinnen waren dagegen immer ganz besonders toll. Genau dieses Was-andere-von-mir-denken-Könnten, gepaart mit der Angst, negativ bewertet zu werden, wird später noch eine ganz zentrale Bedeutung in meinem Leben spielen.

Mit der Geburt meines Bruders wuchs die Überforderung meiner Mutter. Plötzlich waren da zwei Kinder. Zwei Kinder, für die fehlten ihr einfach die Nerven. So lief ich irgendwie nebenher, wurde nicht wirklich gesehen, es hieß: »Sarah, die macht das schon, ihr Bruder ist ja noch so klein.« Ja, ich machte es schon. Ich lernte, Sachen zu tun, die in meinem Alter nicht üblich waren, und ich lernte, sie besonders gut zu machen, um gesehen zu werden, um Aufmerksamkeit zu bekommen. Ich übernahm, weil das funktionierte, immer mehr Aufgaben, immer mehr Verantwortung, und wurde sehr früh sehr eigenständig. Zu früh. So bekam ich Lob, Zuwendung und Liebe – die Liebe, die ich so vermisste. Ich verknüpfte Liebe mit Leistung und mit Perfektion. Passte immer häufiger auf meinen Bruder auf, während meine Mutter unterwegs war. Sie suchte ständig nach Möglichkeiten, in denen sie einfach nur eine junge Frau sein konnte. Ob sie nun mit Freundinnen ausging, auf Schönheitsfarmen fuhr oder mit dem Kegelklub unterwegs war – sie fand genügend Gründe, nicht zu Hause sein zu müssen.

Die Konsequenz: Ich war sehr weit für mein Alter und hatte kein Interesse an Gleichaltrigen. Auch deshalb, weil ich im Kontakt mit anderen Kindern zunehmend die Gefühle empfand, die ich bereits von zu Hause kannte und die mit meiner Geschwisterrolle zu tun hatten. Missgunst, Neid, vielleicht sogar Eifersucht auf andere Kinder. Ich wollte auch unter ihnen die Beste sein. Wann immer ich mit Gleichaltrigen zusammen war, bedeutete es für mich, in einem Wettbewerb zu sein. Andere Kinder merkten das, wollten nicht mit mir spielen. Sie mieden mich. Mein Gefühl der Andersartigkeit, des Ausgegrenzt-Werdens, des Nicht-gut-genug-Seins verstärkte sich. Ich, der Fremdkörper, der Fremdkörper, der nirgendwo reinpasst? Für Gleichaltrige zu alt, für Erwachsene zu jung.

Dieses Empfinden, dass irgendetwas anders an mir ist, die Unsicherheit, die ich unter Menschen spürte, das Gefühl, nicht dazuzugehören, nirgends richtig reinzupassen, aber auch nicht reingehören zu wollen – all das wird sich wie ein roter Faden durch mein Leben ziehen, ähnlich wie die Tatsache, Sachen nicht nur gut machen zu wollen, sondern möglichst perfekt, um gesehen zu werden. Um Anerkennung und Liebe zu bekommen.

Ich empfand meine Mutter als emotional abwesend, spürte ihre Unzufriedenheit. Vielleicht war das der Grund, warum ich nie eine Bindung zu ihr aufgebaut habe? Mit sieben Jahren backte ich ihr zum Muttertag meinen ersten Kuchen, mit einer Backmischung, aber immerhin. Ich war so stolz und gestaltete den kleinen runden Fernsehbeistelltisch kurzerhand zum Geschenketisch um. Ich schmückte ihn mit einer bunten Decke, massig rosa Streuglitzer und Schokoherzen. Ich hatte alles ganz genau geplant. Auf diesen wundervoll geschmückten Tisch stellte ich meinen Kuchen und Geschenke: Ich hatte ihr viele Bilder gemalt und Mandalas gebastelt. Ganz aufgeregt stand ich an diesem Sonntagmorgen davor und freute mich auf ihre glänzenden Augen. Sie betrat den Raum und reagierte völlig nüchtern. Sie gab sich zwar Mühe, Freude zu zeigen, aber es fühlte sich nicht ehrlich an. Ich spürte einfach keine Wärme, keine glücklichen Muttergefühle und keine Herzlichkeit – die glänzenden Augen vermisste ich sowieso. Ich hatte auch den Frühstückstisch gedeckt, und beim anschließenden gemeinsamen Essen nahm sie nur eine kleine Gabel von meinem Kuchen.

»Schmeckt er dir nicht?«, fragte ich.

»Doch, doch Mäuschen. Aber er ist schon eine echte Kalorienbombe.«

Den restlichen Kuchen aß ich in den nächsten Tagen selbst. Die vielen Bilder, die ich ihr gemalt hatte, klebte sie nicht wie andere Mütter an den Kühlschrank oder rahmte sie ein, ich fand sie später im Papierkorb. Oder sie verwahrte sie in einer Kiste auf dem Speicher.

Ich orientierte mich daher zunehmend an meinen Vater. Er war zwar nicht oft zu Hause, arbeitete viel, aber die Zeit, in der er da war, genoss ich in vollen Zügen. An den Wochenenden begleitete ich ihn zu geschäftlichen Terminen. Wie eine Prinzessin saß ich auf dem Beifahrersitz neben ihm im Cabrio oder unternahm mit ihm eine Motorradtour. Manchmal gingen wir auch einfach nur ein Eis essen oder auf den Rummel. Ich war so glücklich! Ich, das Papa-Kind. Papa war mein Held. Da wusste ich noch nicht, dass sich das sehr bald ändern würde. Dass auch Helden vom Sockel stürzen können.

So lebten wir also. Zusammen und irgendwie aneinander vorbei. Trost und aufmunternde Worte bei einem aufgeschlagenen Knie? Nähe und Umarmungen beim ersten Liebeskummer? Gemeinsames Rumalbern, sich gegenseitig vom Tag erzählen? Ich habe keine einzige Kindheitserinnerung, in der wir gemeinsam um einen Tisch sitzen und zusammen malen oder mir jemand etwas vorliest. Gefühle wie Nähe und Geborgenheit lernte ich nicht kennen.

Perfektion und Leistung spielten auch in Bezug auf das Aussehen und das Gewicht eine große Rolle. Mit meiner Einschulung, also so mit sechs Jahren, begann ich zuzunehmen. Ich war zunächst kein dickes Kind, sondern hatte lediglich ein bisschen Babyspeck. Meine Mutter war gertenschlank, mein Vater hatte schon immer mit seinem Gewicht zu kämpfen gehabt – das wollte er mir ersparen. So erklärte er Abnehmen zu einem Gemeinschaftsprojekt von Vater und Tochter.

An einem Freitagabend – das war immer unser Fernsehabend, mein absolutes Highlight in der Woche – saßen wir zu zweit am Küchentisch und mein Vater erklärte mir, er habe sich etwas überlegt. »Heute Abend hauen wir noch mal so richtig rein, ab morgen machen wir dann eine Diät.« Mein Vater, der Süßigkeiten liebte, brauchte für seine Diätphasen einen *partner in crime*, einen Komplizen, und der war also ich. Sein Plan: Am Wochenende geht's auf die Waage, und sobald ich zwei Kilo los bin, darf ich mir was wünschen. Ich hatte zwar absolut keine Lust, mit ihm zu joggen oder ihn auf dem Fahrrad zu begleiten, wenn er joggte, aber ich zog mit, das war schließlich unser Projekt, zumal ich auch keine andere Wahl hatte … Zum Glück hielt mein Vater die Diäten nie auf Dauer durch, und jede Pause war eine Erlösung für mich. Bis die nächste Abnehmphase kam und es von vorne losging.

Die Folge? Klar, der Jo-Jo-Effekt. Durch die ständige Kontrolle und die ewigen Verbote übten Süßigkeiten einen großen Reiz auf mich aus; ich naschte heimlich. Letztendlich wurde ich mit jeder Diät übergewichtiger. Essen, Übergewicht, Abnehmen, Zunehmen – all das wird von diesem Zeitpunkt an eine weitere zentrale Rolle in meinem Leben spielen.

In der Schule wurde ich ebenfalls nie wirklich Teil der Gemeinschaft, ich tat mich schwer damit, feste Beziehungen aufzubauen. Mobbing? Gehörte vielleicht dazu. Ich hatte eine fürchterliche Jungsfrisur, mit der ich rumrennen musste, dazu wurde ich immer übergewichtiger. Beliebt war ich nicht. Ich war die, die im Sport bei Gruppenaufteilungen jedes Mal zuletzt aufgerufen wurde. Über die gelästert wurde. Mit der sich auf der Klassenfahrt keiner gern das Zimmer teilte.

Dann kam dieser eine Tag, ich war zwölf. Es war ein Samstagmorgen, wir alle saßen am Frühstückstisch. Die Stimmung war seltsam gedrückt, Mama, Papa, keiner redete, jeder aß still vor sich hin. Nach dem Frühstück wurde mein damals achtjähriger Bruder aufs Zimmer geschickt, und ich zermarterte mir den Kopf, was denn los sein könnte. Hatte ich etwas angestellt? Warum guckten die so ernst? Mit klopfendem Herzen sah ich meine Eltern an. Mein Vater erklärte mir sachlich, ich hätte ja sicher bemerkt, dass sich in letzter Zeit etwas geändert hätte. Nein, hatte ich nicht. Ich saß da, war völlig ahnungslos und wusste beim besten Willen nicht, worauf er hinauswollte. Er meinte, er und meine Mutter seien bereits seit einiger Zeit nur noch freundschaftlich verbunden, würden nicht mehr wie Mann und Frau zusammenleben und wollen sich nun trennen.

Mein erster Gedanke: Ach so! Und deswegen muss ich jetzt hier sitzen? In mir regten sich keinerlei Gefühle, schließlich kannte ich kein gemeinschaftliches Familienleben, was sollte sich also groß ändern? Die nächste Frage, die mir durch den Kopf schoss: Wie verhält man sich denn in so einer Situation? Müsste ich jetzt nicht weinen? Fix und fertig sein, so wie ich es von den vielen Scheidungskindern in meiner Klasse kannte? Scheidungskind sein, wie geht das überhaupt?

Meine Eltern erzählten mir dann, dass sich für meinen Bruder und mich erst einmal nichts ändern würde, außer dass mein Vater zunächst in den Keller ziehen würde. Also, eigentlich alles wie gehabt, wir würden weiter miteinander aneinander vorbeileben und nach außen die perfekte Familie geben. Meine einzige Sorge war: Was mach ich, wenn Papa irgendwann auszieht? Dann bin ich mit der Mama allein.

Ich bekam in den darauffolgenden Wochen mehr und mehr mit, wie für meinen Vater eine Welt zusammenbrach, wie er litt. Aus der Traum von Haus, Kindern und Hund, von der heilen Familie! So hatte er sich das nicht vorgestellt.

Irgendwann zog er aus. Für ein paar Monate lebten wir zu dritt in dem Haus, meine Mutter, mein Bruder und ich. Meine Mutter war völlig überfordert mit dem Haus, in dem wir vorher Familie gespielt hatten, mit den Erinnerungen und ihren zwei Kindern, um die sie sich kümmern sollte. Unser Verhältnis war unterkühlt. Sie glänzte durch emotionale Abwesenheit und war auch physisch so oft wie möglich unterwegs – eigentlich nur noch.

Es war sogar so, als ich mit einer vereiterten OP-Wunde und 40 Grad Fieber auf unserer schönen Ledercouch im Wohnzimmer vor dem Fernseher lag. Wenige Tage zuvor waren mir ambulant alle vier Weisheitszähne gezogen worden. Meine Mutter hatte mich morgens zum Zahnarzt gefahren und mich im Anschluss wieder abgeholt. Suppe, Tee und Trost gab es im Anschluss nicht. Meine Mutter war nun mal keine Mutter, die Hühnersuppe kocht. Ich spürte, wie die Wunde links oben mehr und mehr schmerzte, heiß wurde und anfing zu pochen. Es war ein Freitag, und zum Abend hin wurde es immer schlimmer.

»Mäuschen, das ist nicht so schlimm«, sagte sie. »Du gehst am Montag zum Zahnarzt, ich bin gleich verabredet.«

Sie ließ mich allein und ging an diesem Abend feiern. Mein Vater rief an und erkundigte sich, wie es mir ging, ich erzählte ihm von meinen starken Schmerzen und dem Fieber. Er kam sofort vorbei und fuhr mit mir zum Notdienst – die Wunde hatte sich stark entzündet und musste aufgeschnitten werden.

Letztendlich funktionierte dieses Konzept für uns alle nicht, und so einigten sich meine Eltern darauf, dass mein Bruder und ich bei meinem Vater leben sollten. Daraufhin zog meine Mutter aus. Das Sorgerecht gab sie gleich mit ab, so konnte sie endlich ihr Leben leben. Lebte von da an ihr glückliches Single-Leben.

2

Fallen gelassen

Mein Vater zog wieder ein, mit neuer Lebensgefährtin. Ein dunkles Kapitel in meinem Leben begann. Es war ein fliegender Wechsel: meine Mutter mit ihren Kartons und ihrem Kram raus, mein Vater mit seinem Kram, neuer Lebensgefährtin und deren dreijährigem Sohn rein. Ein Gewusel war das! Da stand sie, die neue Frau in unserem Haus. Die neue Frau an der Seite meines Vaters. Sie war acht Jahre jünger als mein Vater, immer perfekt gestylt und durch und durch modern. Mit ihren blonden Haaren und ihrer offenen, flippigen Art war sie so ganz anders als meine Mutter. Anfangs kamen wir wunderbar miteinander klar. Ich mochte sie. Sie war fürsorglich und nett. Allerdings hatte ich sie bis dahin nur alle zwei Wochen am Wochenende gesehen, wenn ich meinen Vater besucht hatte. Jetzt stand sie da! In unserem Haus. Im Austausch für meine Mutter. »Wir sind jetzt eine Patchworkfamilie«, hieß es.

Aufgeweckt, quirlig, voller Power rannte sie durchs Haus. Verteilte die Zimmer neu. Ein Tornado, der durch mein Zuhause fegte. Sie wollte die alten Möbel entsorgen, sie waren ihr zu dunkel, zu unmodern. Auch eine andere Küche sollte her, alles musste sie umgestalten, um uns – der Patchworkfamilie – ein neues Nest zu bauen. Mein Vater war völlig verzaubert von seiner neuen Frau. Er war euphorisch, dass das Modell Familie nun wieder bei uns Einzug gehalten hatte. Er war so glücklich, Ersatz für meine Mutter gefunden zu haben.

So standen wir da – mit all unseren Wunden. Mein Vater, der verlassene Ehemann, der sich Jahre für die Familie dumm und dämlich geschuftet hatte, mit seinem Bild von einer Familie und einem Konzept, das gescheitert war. Der nun seine ganze Hoffnung in das Patchworkmodell legte. Seine neue Frau, die von jetzt auf gleich nicht mehr alleinerziehende Mutter in einer kleinen Wohnung war, sondern einen neuen Mann, zwei neue Kinder und ein großes Haus hatte. Und mein Bruder und ich, die frischgebackenen Trennungskinder. Hinzu kam: Ich befand mich mitten in der Pubertät. Halleluja! Wir hatten alle unsere eigenen emotionalen Verletzungen. Es konnte nur so richtig schiefgehen. Und das ging es.

Die neue Frau meines Vaters und ich, wir beide machten uns das Leben richtig schwer. Ich hatte das Gefühl, dass sie die Nummer eins für meinen Vater sein wollte und einen Keil zwischen uns trieb. Ständig gab es Provokationen, Lügen, Eifersüchteleien. Es war fürchterlich anstrengend, immer und immer wieder dagegen anzukämpfen! Kam ich von der Schule nach Hause, lagen auf der Arbeitsplatte To-do-Zettel für mich. Ich sollte das ganze Haus saugen, Wäsche wegräumen, auf ihren Sohn aufpassen ... Ständig auf ihren Sohn aufpassen. Das passte mir natürlich gar nicht! Ich war ein vierzehnjähriger Teenager und hatte andere Sachen im Kopf. Fing an zu rebellieren! Die Zettel beachtete ich nicht, darauf folgte Hausarrest.

»Du hast mir gar nichts zu sagen, du bist nicht meine Mutter!«, wurde zu einem Standardsatz. Das Prinzip war sehr einfach, denn auf jede Aktion folgte eine Reaktion. Ich durfte immer weniger – und umso weniger ich durfte, desto trotziger wurde ich. Umso mehr ich mich widersetzte und mein eigenes Ding machte, umso explosiver und kälter wurde die Stimmung zwischen ihr und mir. Mein Vater stand zwischen den Stühlen und hatte nach einem anstrengenden Arbeitstag keine Lust auf unsere Spielchen, weshalb er sich prinzipiell auf ihre Seite stellte. Was aber wäre die Alternative meines Vaters gewesen? Alleinerziehender Vater zu sein? Ich hatte das Gefühl, dass ihm die Vorstellung Angst machte. Sein Verhalten und dass er ihr prinzipiell mehr glaubte als mir – seiner eigenen Tochter – verletzte mich sehr.

Es tat weh zu sehen, dass die neue Frau, die er gerade mal wenige Monate kannte, einen größeren Stellenwert bekam als die eigenen Kinder. Nicht nur der Frau, auch ihrem kleinen Sohn wurde alles recht gemacht. Als Tochter fallen gelassen zu werden für die neue Lebensgefährtin, das tut weh. *Was stimmt mit mir nicht? Bin ich nicht liebenswert?* Je mehr ich mich abgelehnt fühlte, desto mehr ging ich mit dem Kopf durch die Wand. Kostete es, was es wolle.

Heimlich feierte ich Partys zu Hause, wenn mein Vater und seine Frau nicht da waren. »Sturmfrei«, das war das Schlüsselwort. Ich ließ es bei den älteren Jungs in der Gegend fallen – und abends standen die Typen mit Whiskeyflaschen vor unserer Tür. So artete das Ganze in eine wilde Party in unserem Saunabereich im Keller aus, bis die Tür aufging und mein Vater im Raum stand. Auch wenn ich den ganzen Abend nur damit beschäftigt war aufzupassen, dass es nicht ausartete, war mein Vater alles andere als erfreut ...

Ein Diebstahl im Drogeriemarkt zählt ebenfalls zu meinen Jugendsünden. Der Höhepunkt war wohl die Alkoholvergiftung an Silvester – mit vierzehn. Meine Freundin und ich haben uns mit gefälschten Ausweisen auf eine Party geschmuggelt, und von dort ging es direkt ins Krankenhaus, nachdem ich zu viel Alkohol getrunken und versehentlich Gras geraucht hatte. Happy New Year!

Mein Vater war nicht gerade in Neujahrsstimmung, als er Silvester im Krankenhaus antanzen durfte. Ich erinnere mich noch, wie ich auf diesem Bett im Krankenhausflur aufwachte, die Augen öffnete, blinzelte und dabei von den hellen Neonstrahlern geblendet wurde. Ich musste mich sortierten – mir selbst war nicht bewusst, wo ich mich gerade befand, wusste nur noch, wie ich ohnmächtig auf der Party zusammenklappte. Im Hintergrund hörte ich die Stimme meines Vaters: »So nehme ich die nicht mit nach Hause.« Er hatte mit einem Arzt gesprochen.

Durch mein aufsässiges Verhalten machte ich es seiner neuen Frau natürlich sehr leicht: Ich bot ihr viel Angriffsfläche und machte mich selbst zum schwarzen Schaf. Diplomatie? Nicht meine Stärke. Ich spürte, wie ich dadurch den Zugang zu meinem Vater verlor, meine Worte nicht mehr zu ihm durchdrangen und wie wir uns dabei immer weiter voneinander entfernten, uns verloren. Ich spürte es! Und viel schlimmer, ich spürte, dass ich den Prozess nicht aufhalten konnte. Ich versuchte es, unzählige Male, in unzähligen Gesprächen. Doch gegen die neue Frau kam ich nicht an. Ich fühlte mich hilflos und allein.

So eskalierte es mehr und mehr. Tagsüber knallten die Türen, Räume wurden abgesperrt, ich wurde eingesperrt; ich fluchte, ich wurde beschimpft. Die Patchworkfamilien-Blase meines Vaters drohte zu platzen. Er wurde zunehmend hilfloser und gereizter, lauter und cholerischer. Auch zwischen seiner Frau und ihm gab es immer öfter Streit, sie schoben es grundsätzlich auf mich. Machten mich zum Feindbild, das schweißte sie zusammen.

Eines Abends kam mein Vater heim, und ich hörte von oben, wie seine Frau ihm mal wieder etwas erzählte. Sie klang hysterisch und wütend, heulte. Ich hatte heimlich ihre Kosmetiksachen benutzt.

»Ich halte es mit deiner Tochter nicht mehr aus! Wäre ich doch besser niemals mit euch zusammengezogen. Das war der größte Fehler meines Lebens. Diese Göre!«

Ich saß in meinem Zimmer, hörte sie schreien. Kurz darauf vernahm ich die schweren Schritte meines Vaters auf der Treppe. Dann stand mein Vater im Türrahmen, mit hochrotem, Gesicht. Er ließ mich überhaupt nicht zu Wort kommen und schlug plötzlich wie im Rausch auf mich ein. Ich krümmte mich und hielt die Hände über den Kopf, um mich zu schützen, aber er schlug immer weiter. So zornig hatte ich ihn noch nie erlebt. In dem Moment schien die Welt stehen zu bleiben, es gab nur ihn und mich. Ich spürte die Schläge, und ich verstand die Welt nicht mehr. Was hatte ich getan?

Von da an schlug mein Vater in seiner Hilflosigkeit immer öfter auf mich ein, immer wieder. Sicher, weil er es in seiner Kindheit selbst so erlebt hatte. Er wurde zu einem Pulverfass. Ein falsches Wort – und es konnte explodieren. Jederzeit. Heftig. Cholerisch. Unberechenbar.

So machte ich erstmals Bekanntschaft mit der Angst, mit dem Gefühl, ausgeliefert zu sein. Den Mann, den ich einst sehr liebte, dessen Prinzessin ich mal war, erkannte ich nicht mehr. Um die eins neunzig groß, eine kantige Erscheinung, ich hatte solch eine Angst vor ihm. Wenn es zwischen seiner neuen Frau und mir tagsüber mal wieder eskalierte, wusste ich genau, was ich am Abend zu erwarten hatte. Wie gelähmt saß ich dann in meinem Zimmer, wenn ich hörte, wie sein Auto in die Einfahrt fuhr, das Garagentor aufging, die Schlüssel sich im Schloss drehten. Ich wusste, gleich ist es so weit. Gleich ruft er mich runter. Angst! Die Gewalt, die Schmerzen sind nicht das Schlimmste, es ist das Gefühl, den eigenen Vater verloren zu haben. Er wollte mich kleinkriegen, mich brechen – so fühlte es sich zumindest an. Ich sollte endlich Frieden geben, nicht mehr rebellieren, mich nicht mehr gegen das neue Familienmodell auflehnen.

Je mehr ihm sein Projekt »Patchworkfamilie« entglitt, desto verzweifelter und aggressiver wurde er. So kannte ich ihn nicht. Das war nicht der Mann, der fürsorgliche Vater, der Familienmensch, den ich seit 14 Jahren kannte. Blaue Flecken am Körper, Blutergüsse in der Ohrmuschel – Gewalt bestimmte mehr und mehr meinen Alltag. Irgendwann wurde ich auch von Freunden darauf angesprochen. Aber wie soll man etwas erklären, das man selbst nicht versteht?

Ich war gefangen im eigenen Film. So fühlte es sich an. Ich fühlte mich unsicher, bedroht, hilflos und fügte mich all dem. Dann kam der Tag, an dem mich meine Sportlehrerin beiseitenahm. Scham stieg in mir auf. Da war der Handabdruck meines Vaters auf der linken Wange. Die Ohrmuschel blau, lila, grün gefärbt. Ein Bluterguss. Am Oberarm blaue Flecken. Heulend brach ich vor meiner Lehrerin zusammen. Beschämt, erleichtert, aber auch voller Angst vor dem, was ich zu erwarten hätte, wenn mein Vater es mitbekommen würde. »Was in der Familie ist, bleibt in der Familie. Das geht keinen etwas an« – so war die Regel. Ich hatte Todesangst vor ihm: »Ich habe dich auf die Welt gebracht, ich kann dich auch wieder davon nehmen.« Seine Sätze hallten in meinem Kopf. Mit meinen vierzehn Jahren habe ich ihm jedes Wort geglaubt.

Meine Sportlehrerin, die auch Vertrauenslehrerin war, flehte ich an, nichts zu unternehmen, es würde alles nur noch schlimmer machen. Für sie war die Situation auch schwierig, sie bot mir an, das Jugendamt einzuschalten, aber das war für mich keine Option. Schließlich hätte ich in der Zeit, bis das Jugendamt etwas unternahm, zurück nach Hause gemusst. Ich wollte mir nicht vorstellen, was mein Vater gemacht hätte, hätte er davon erfahren, dass ich mich jemandem anvertraute, dass ich mit einer Lehrerin über unsere Situation gesprochen hatte. Besser nicht darüber nachdenken! Ich überredete sie, nichts zu unternehmen, sagte, ich würde alles abstreiten, sollte es jemand ansprechen – so groß war die Panik vor meinem Vater. Aber es tat mir gut, endlich mit jemandem darüber reden zu können. Mit jemandem, der mir glaubte. Das war nicht selbstverständlich, schließlich waren wir nach außen hin die heile Patchworkfamilie mit dem schönen Haus und den dicken Autos.

Eines Tages konnte ich aber nicht mehr, ich war psychisch am Ende. Ich weinte mich wieder bei meiner Lehrerin aus. Außer ihr wussten noch meine beste Freundin und deren Eltern Bescheid. Ich hatte mittlerweile solche Angst, nach Hause zu gehen, dass meine Lehrerin nach einer Lösung suchte. Sie telefonierte mit der Mutter meiner besten Freundin, und sie vereinbarten, dass mich die Mutter erst einmal abholen sollte. Dann würden sie weiter überlegen. Die Mutter meiner Freundin holte mich ab, und ich wusste in dem Moment, dass ich diesen Schritt nicht mehr rückgängig machen konnte. Ich hatte Angst, dass das furchtbar enden könnte, aber ich war neben all der Angst auch wahnsinnig erleichtert, nicht nach Hause zu müssen.

Wir fuhren in ein Restaurant, und die Stimmung war mehr als angespannt. Die Mutter meiner Freundin hatte ebenfalls Angst, schließlich machte sie sich strafbar, weil sie mich einfach mitgenommen hatten. Was, wenn mein Vater sie nun anzeigen würde? Ich fühlte mich schuldig, weil ich diese Familie mit in meine Misere reingezogen hatte, aber was sollte ich machen?

Der Vater meiner Freundin erschien später und beschloss, dass er zunächst einmal mit mir gemeinsam zu mir nach Hause fahren würde, um dort mit meinem Vater zu sprechen. Er versprach mir, mich nicht allein zu lassen. Er meinte es gut, er war aber auch naiv, denn er glaubte, er könnte vermitteln und mir so helfen. Es kam, wie es kommen musste. Mit zornigem Gesicht öffnete mein Vater die Tür, und ich wusste sofort: Das war's! Er ließ den Vater meiner Freundin nicht mal zu Wort kommen, geschweige denn ins Haus. Er machte ihm eine einschüchternde, sehr sachliche Ansage, und anhand der Tonlage war mir klar, dass das für mich böse enden würde. Es endete böse …

In der Folge ließ er seine Wut noch öfter an mir aus und wurde dabei immer skrupelloser. So verpasste er mir, nachdem er mich nach meinem Ladendiebstahl bei den Kaufhausdetektiven abholen musste, auf einer Straße in der Innenstadt mehrere Ohrfeigen, bis meine Nase blutete. Mit blutverschmiertem Oberteil zerrte er mich zu seinem Auto. Keiner der Umstehenden reagierte. Generell machte ich die Erfahrung, dass mir niemand half. Auch nicht die wenigen Menschen, die von meinem Leid wussten. Alle waren mit der Situation und mit meinem Vater überfordert.

Es war mein Lieblingsoberteil, ein hellblaues T-Shirt mit einer großen weißen Blüte, das dem Ausraster meines Vaters zum Opfer fiel. Ich versuchte verzweifelt, die Blutflecken herauszuwaschen, dabei liefen mir unaufhörlich die Tränen übers Gesicht. Ich weinte um mein Lieblingsshirt, und ich weinte wegen des Gefühls, nicht mehr weiter zu wissen. Dennoch: Brechen lassen wollte ich mich nicht von meinem Vater. Und so fühlte ich zugleich, wie ich mit jedem Schlag stärker wurde. Ich lernte, meine Gefühle auszublenden.

Meine Erziehung erschien nur noch darauf aus zu sein, meinen Willen zu beugen. Einen Grund gab es immer, irgendetwas hatte ich schon angestellt. Der Höhepunkt: Mein Vater riss mir sämtliche Kleidung vom Leib, stellte mich im Keller in den Duschbereich unserer Sauna und spritzte mich mit dem Kaltwasserschlauch ab. Eisig kaltes Wasser prallte auf meinen Körper. Ich weiß nicht, wie lange. Mein Zeitgefühl ging verloren. Vor Erschöpfung brach ich schließlich zusammen. Er hörte nicht auf. Ich lag bibbernd vor ihm, fühlte mich so nackt, so hilflos, so verletzlich und auf mich allein gestellt. Und doch beherrschte mich der Gedanke: Du brichst mich nicht, nicht du, nicht hier! Niemals! Ich spürte auch in dieser Situation, wie ich mit jeder Sekunde innerlich stärker wurde. Er wollte mich brechen. Schaffte es aber nicht!

So ging es über Monate, nur die Situation in der Sauna wiederholte sich nicht. Die anderen schon. Nach außen hin konnte man sich an der hübsch gestutzten Hecke vor unserem Haus erfreuen, nach außen hin gab sich mein Vater als äußerst sympathischer und charismatischer Mann. Nach innen aber war er: ein Tyrann. Gewalt und Psychoterror, das erlebte ich weiterhin täglich. Diese Erniedrigung war schrecklich.

Mein Vater versuchte immer verzweifelter und verbissener, unsere »Patchworkblase« zu retten. Verlor sich in einem Tunnel. Der Umzug in ein neues Haus, in eine neue Stadt sollte ein Neuanfang werden. Wenn wir erstmal in einem anderen Haus leben, ganz ohne Erinnerungen an meine Mutter, dann wird alles gut. Ist doch ganz klar. Es brachte natürlich nichts. Im Gegenteil, es wurde nur noch schlimmer. Auch weil er merkte, dass seine Vorhaben nicht die entsprechende Wirkung brachten. In unserem neuen Haus wurden wir Kinder dann im Souterrain untergebracht, und die Durchgangstür nach oben wurde von der Frau meines Vaters abgeschlossen, sobald sie mit ihrem Sohn außer Haus war. Mein Essen für den jeweiligen Tag stellte sie mir dann auf die Treppe, die in den Keller führte. Familiensinn geht anders. Während mein Vater mit der Frau, ihrem Sohn und meinem Bruder am Vatertag Ausflüge machte, sollte ich als Strafe den Balkon schrubben. Ich stand auf dem Balkon, sah sie noch alle ins Auto steigen – und verstand die Welt nicht mehr, war enttäuscht. Mein Bruder war erst elf Jahre alt und sah bei mir, wohin rebellisches und widerständiges Verhalten führte. Er hatte seine eigenen Schwierigkeiten in der Konstellation und fand für sich Strategien, um damit umzugehen. Er passte sich an. Wir – die noch nie ein geschwisterliches Verhältnis hatten – entfernten uns noch weiter voneinander.

Der emotionale Missbrauch hinterließ tiefe Wunden. Wem kann ich noch trauen, wenn ich nicht einmal mehr meinem eigenen Vater vertrauen kann? Das Gefühl, nicht richtig, nicht liebenswert zu sein, war ständig präsent. Abgelehnt vom eigenen Vater. In der Dusche abgespritzt wie ein Tier. Wertlosigkeit.

Ich begann verstärkt, Gefühle abzuspalten, um den ganzen Scheiß auszuhalten und nicht daran zu zerbrechen. In dieser Zeit verlor ich das Vertrauen in andere Menschen immer mehr. Ich hatte nur noch mich, nur daran konnte ich mich festhalten.

Irgendwann erklärte die Frau an der Seite meines Vaters, dass sie so nicht weiterleben kann, dass die jetzige Situation zu belastend für sie sei. »Entweder geht sie oder ich.« Dreimal dürft ihr raten, wer gehen durfte. Mein Vater fand auch bald die perfekte Lösung für mich: ein Internat irgendwo im Nirgendwo, in einem idyllischen Kurort im Harz. Frei nach dem Motto: »Aus den Augen, aus dem Sinn.« Schön weit weg, ganze 400 Kilometer. Wie ich mich fühlte, gegen meinen Willen in einen kleinen Kurort aussortiert zu werden, fern von meinem Umfeld, von Freunden, muss ich sicher nicht beschreiben. Nun hatte mein Vater sich endgültig entschieden – für die Neue, die nun gar nicht mehr so neu war. Für mich war das der letzte Schlag ins Gesicht. Es hat mich zwar nicht gewundert, weh tat es trotzdem.

Mit fünfzehn landete ich dann im Internat. Es war eine gute Zeit. Wie eine Klassenfahrt, die niemals aufhörte. Ich fühlte mich dort wohl. Endlich konnte ich atmen. Durchatmen. Einfach mal Jugendliche sein. Ohne Verantwortung, ohne Verpflichtungen, ohne To-do-Liste auf der Arbeitsplatte, ohne Gewalt! Das war ein befreiendes Gefühl. An den Wochenenden und in den Ferien sollte ich auch nicht nach Hause kommen. Ich war nicht traurig deswegen, eher froh. Dennoch muss man es erlebt haben, wie es ist, in einem Kurort aufs Internat zu gehen und nicht nach Hause zu können. Am Wochenende fuhren die meisten Schülerinnen und Schüler zu ihren Familien. Ich blieb dort, mich vermisste niemand. Nicht an einem, nicht an zwei Wochenenden. Durchgehend. Für mich war das dennoch die beste Lösung. Spannend wurde es in den Ferien. Da schloss das Internat seine Pforten, und ich durfte mich rechtzeitig um Lösungen kümmern. Dann fühlte ich mich einsam. Verlassen.

Nach zwei Jahren, kurz vor meinem achtzehnten Geburtstag, wollte ich dort nicht mehr bleiben. Fast volljährig, wollte ich lieber allein wohnen. Alle meine Bezugspersonen waren älter als ich und machten in diesem Jahr Abitur. Ohne sie wollte ich nicht auf dem Internat bleiben, und auf die jüngeren Schüler hatte ich keine Lust. Das Kapitel »Internat« war für mich abgehakt.

Ich bekam von meinem Vater das Okay für eine eigene Wohnung in der Nähe des Internats. Wenige Monate zuvor hatten er und seine Lebensgefährtin sich getrennt, denn auch ohne mich, den Störenfried, hatte es zwischen den beiden ständig gekriselt.

Das Verhältnis zwischen meinem Vater und mir war dennoch völlig zerrüttet. Auch wenn die Frau nun weg war. Er kam unmittelbar nach der Trennung wieder auf mich zu, wollte mich sogar »zurückholen« in sein Haus, wie einen Gegenstand, den man mal hier parkt, mal da. Wie absurd. Meinen Vater, den hatte ich schon lange verloren und so blockte ich alle Annäherungsversuche ab. Ich wollte nur noch Abstand, auch räumlichen. Nach all den Jahren der Erniedrigung empfand ich nur noch Missachtung, und die ließ ich ihn spüren. Mit ausgefahrenem Ellbogen machte ich mich für meine Wohnung in Niedersachsen stark. Ich bekam sie.

Meine erste eigene Wohnung! Es war eine schöne Maisonettewohnung in einem alten Fachwerkhaus in der Innenstadt eines historischen Ortes in Niedersachsen. Direkt am Marktplatz. Nebenan gleich die Schule. Ich fühlte mich dort wohl. Es hätte alles gut sein können. Hätte.

Mein Vater zahlte mir den im Vorfeld vereinbarten Unterhalt nicht. Noch nicht einmal im ersten Monat. Auch die Möbel, über die wir geredet hatten, bekam ich nicht. Machtkämpfe, die ich von ihm kannte. Allerdings erreichten sie eine neue Ebene. Ein Spießrutenlauf ums Überleben begann. Ich befand mich irgendwo in Niedersachsen, Miete, Strom Gas, Handy, Schule wollten bezahlt werden – und ich hatte keinen Cent auf dem Konto. Mit meinem Wochenendjob als Servicekraft in einem Restaurant ließ sich das auch alles nicht bezahlen. Ich hatte keine Ahnung, wie ich für mein Essen aufkommen sollte. Der Spießrutenlauf begann: Jugendamt – Sozialamt – Familienkasse – Arbeitsamt – zurück zum Jugendamt – erneut zum Sozialamt. Die Erkenntnis: Irgendwie ist keiner für mich zuständig. Ich lief mir die Füße wund. Behörde A schickte mich zu Behörde B, Behörde B wieder zu Behörde A. Eine Tortur!

Sobald sie hörten, dass mein Vater das Geld theoretisch hätte, waren sie alle raus. Also wurde ich wieder nach Hause geschickt. Mein Zuhause war eine Wohnung ohne alles. Meine Wäsche wusch ich bei Freunden, dort habe ich auch gegessen. Ich hatte nichts. Nichts. Ich marschierte. Kämpfte. Ich gegen den Rest der Welt – so fühlte es sich an. Ein weiterer Termin beim Jugendamt brachte folgende Erkenntnis: »Sie brauchen einen Anwalt, wir können nichts weiter tun, da Sie bald achtzehn sind.«

Bevor ich zu diesem drastischen Mittel griff, wollte ich zumindest noch einmal versuchen, mit meinem Vater zu sprechen. Ein Anwalt! Ich wusste, das würde eine sehr langwierige Sache werden. Ich lief vom Jugendamt durch die historische Altstadt zu meiner Wohnung und startete den letzten Versuch, mich mit meinem Vater friedlich zu einigen. Ich rief ihn an.

Obwohl er meinen Namen auf dem Display sehen musste, meldete er sich mit seinem Nachnamen.

Ich entgegnete: »Hallo, ich bin's, Sarah.«

»Wer ist da?«

»Sarah, deine Tochter.«

»Ich habe keine Tochter.«

Ich überhörte es, ging nicht weiter darauf ein, sondern sagte ihm, dass ich mehrmals mein Konto gecheckt hätte, aber noch immer sei kein Geld eingegangen.

»Wenn du was von mir willst, wende dich an meinen Anwalt, so wie ich es dem Jugendamt bereits mitgeteilt habe."

Gut, dann eben so. Augenblicklich suchte ich die Anwaltskanzlei neben meiner Wohnung auf, an der ich schon tausendmal vorbeigegangen war und auf deren Tür unübersehbar das Schild »Fachanwälte für Familienrecht« prangte. In meinem Kopf ein einziger Gedanke: Und jetzt mach ich dich fertig! Es reicht!

In der Kanzlei wurde ich von der Dame am Empfang direkt in einen Konferenzraum gebracht. Ich saß an einem großen ovalen Holztisch und wartete auf die Anwältin, die sich als sehr nette Frau entpuppte. Die Sache nahm ihren Lauf. Was ich in diesem Moment aber noch nicht geahnt habe: Das war das letzte Mal für zwölf Jahre, dass ich Kontakt zu meinem Vater hatte.

Ein Rechtsstreit begann, und er zog sich über Jahre, genau wie ich es geahnt hatte. Die Mühlen bei Gericht mahlen langsam. In den Monaten häuften sich die Rechnungen für Strom, Gas, Miete, Handy, da ich ja mit meinem Nebenjob all die laufenden Kosten nicht gedeckt bekam.

Ohne die Hilfe, die ich durch mein Umfeld bekam, hätte ich die Situation überhaupt nicht gemeistert. Die Mahnungen und Inkassogebühren häuften sich, ich öffnete sie irgendwann nicht mehr. Wusste ja eh nicht, wie ich sie bezahlen sollte. Gleichgültigkeit machte sich in mir breit. Regelmäßig kaufte ich mit meiner EC-Karte Lebensmittel ein und überzog dabei maßlos. Da mein Schuldenberg eh ein Fass ohne Boden war, erwarb ich damit auch Sachen, die man als junge Frau eben so »braucht«. Kosmetik, Klamotten für die Party am Wochenende, Drinks auf diesen Partys. Den Überblick über meine Finanzen hatte ich verloren. Irgendwann hatte ich drei Handyverträge, weil der letzte wieder gesperrt worden war, auch zwei Fitnessstudio-Verträge, bedingt durch den Umzug. Da kam schon einiges an Schulden zusammen.

Seelisch war ich am Tiefpunkt. Nebenbei trudelten die belastenden Briefe von Anwälten ein. Hin und her ging es. Das war so ätzend! Mit achtzehn war ich ungewollt Expertin in Sachen Familienrecht, las mich in die Paragrafen ein und arbeitete meiner Anwältin perfekt zu. »Brechen wird er mich nicht! Niemals!« So kämpfte ich, suchte Lösungen, und darin war ich gut. Am Wochenende arbeitete ich nun jeden Freitag und Samstag in einem Club hinter der Bar.

Hier ließ sich gutes Geld verdienen, noch dazu liebte ich die Gastronomie. Es machte mir richtig Spaß. Umso stressiger der Betrieb, umso mehr ging ich auf. Hier schaltete ich am Wochenende ab – auf meine Art. Unter der Woche Schule und Probleme, am Wochenende arbeiten, Party und verdrängen.

Am Wochenende griff ich vermehrt zu Alkohol, um den Kopf freizukriegen. Und ich kam bei der Arbeit erstmals mit Kokain und Speed in Berührung. Diese Substanzen halfen mir, völlig abzuschalten. Der Konsum beschränkte sich auf Freitag und Samstag. Ich vergaß alles drum herum. Auch einen Mann lernte ich im Club kennen. Am Anfang war es nichts Ernstes, mit der Zeit tanzten dann doch Schmetterlinge in meinem Bauch. Was für ein Kontrast zur grauen Realität.

Mein Schuldenberg wuchs, der Termin vor dem Familiengericht war noch nicht absehbar, jeden Monat diese ganzen Kosten – lange würde das nicht mehr gut gehen. Das war auch mir klar. Da half das beste Verdrängen nicht, auch nicht die Vogel-Strauß-Methode. Mein Vermieter machte mir immer mehr Druck, wollte endlich seine Miete haben. Eines Morgens schickte er einen seiner angestellten Handwerker mit einem Zweitschlüssel vorbei, wohl um die Lage zu checken. Eine Freundin und ich schliefen noch, wir hatten erst nachmittags Schule. Wir lagen im Bett, als sich plötzlich der Schlüssel in der Haustür drehte und wir schwere Schritte hörten, die die steilen Treppen zum Wohnzimmer hochkamen. Im ersten Moment hatte ich Angst, dann aber hörte ich eine unsichere Stimme meinen Namen rufen: »Frau Peters?«

Als der Handwerker und ich uns in meiner fast leeren Wohnung gegenüberstanden, war es uns beiden unangenehm. Ihm, weil er nicht mit mir gerechnet hatte, und mir, weil ich mich dafür schämte, wie es hier aussah. Später wurde mir der Strom abgestellt, weil ich alle Mahnungen ignorierte und mich grundsätzlich tot stellte, wenn es an meiner Wohnungstür läutete. Die Vogel-Strauß-Taktik funktionierte leider auch nur eine Weile … Ich fühlte mich durchgehend unter Druck. War immer auf der Suche nach einer neuen Lösung. Unterdrückte meine Gefühle, denn ich brauchte meine Kraft, um weiter zu marschieren.

Mir war klar, dass ich den Unterhalt rückwirkend bekommen würde, aber die Zeit musste ich erst einmal überbrücken – ich sah mich schon auf der Straße. Es war ein existenzieller Ausnahmezustand. Und dann kam sie, die fristlose Kündigung der Wohnung! Scheiße! Was nun? Ich ging noch zur Schule, hatte keine Ausbildung, keine Familie in Niedersachen. Und meine Freunde wohnten alle noch bei ihren Eltern. Mit meinem Vater hatte ich nur noch Kontakt über Anwälte. Ich wollte dort aber nicht weg. Niedersachen war meine Heimat seit drei Jahren. Meine Freunde waren dort, und ich war gerade frisch in einer Beziehung. Es war fürchterlich!

Also rief ich meine Mutter an, es blieb mir nichts anderes übrig. Bis dahin hatten wir lediglich sporadisch Kontakt gehabt. Ein Anruf und sie bot mir an, bei ihr und ihrem Lebensgefährten einzuziehen. 500 Kilometer entfernt. Ich fühlte mich hin- und hergerissen. Einerseits wollte ich so überhaupt nicht aus Niedersachsen weg, wollte so überhaupt nicht zu meiner Mutter ziehen. Aber andererseits: Was war die Alternative? Für meine Mutter war es die Chance, mich unter ihre Fittiche zu nehmen, sich um mich kümmern zu können. Vielleicht auch eine Chance, wieder etwas gutzumachen?

Bilanz: Insgesamt hatte ich ein Jahr allein gelebt. Vorher war ich zwei Jahre auf dem Internat gewesen. Und davor hatte ich vierzehn Monate lang Psychoterror erlebt. Und jetzt sollte ich mit neunzehn wieder zurück in eine Gemeinschaft ziehen? Morgens am Familientisch frühstücken, mich anpassen nach all der Zeit allein? Ich wusste, das würde eine Herausforderung für mich werden. Ich spürte, dass ich zu einer Einzelkämpferin geworden war. Ich kämpfte seit Jahren und hatte mich dadurch immer mehr von den Menschen um mich herum abgekapselt. Ich ließ andere immer weniger an mich heran und war nur noch in meinem »Kampf-Modus« unterwegs. Mit meiner »Ich mach es allein«-, »Ich kann das«- und vor allem »Ich brauch keinen anderen«-Haltung. Vertrau bloß keinem anderen, wenn du dich nicht mal auf das Wort deines eigenen Vaters verlassen konntest ... Die letzten Jahre hatten Spuren hinterlassen. Spuren – und Narben auf meinem Herzen.

Dennoch war ich meiner Mutter sehr dankbar, dass sie in dieser Misere für mich da war und mir anbot, mich aufzunehmen. Keine Ahnung, was ich sonst gemacht hätte. Mit meinen drei Kisten, drei Möbelteilen – mehr hatte ich ja nicht – und einem Haufen Schulden zog ich von Niedersachsen nach Nordrhein-Westfalen. Diesmal ging es in einen beschaulichen Ort in der Voreifel. Da war ich nun, völlig erschöpft vom ganzen Kämpfen und Marschieren der letzten Monate.

3

Glücksbärchengefühle

Die Zeit bei meiner Mutter und ihrem Lebensgefährten sollte nur eine Überbrückung sein. So lange, bis die Sache mit dem Unterhalt geregelt war. Es fühlte sich an wie ein Scheitern, andere zogen aus, ich vorübergehend wieder ein. Aber als ich im Hotel Mama eintraf, war es gar nicht mal so schlecht. War meine Mutter mit mir als kleinem Kind überfordert gewesen, so lebten wir jetzt eher wie in einer WG zusammen. Sie hatte sich seit der Trennung verändert, war älter geworden, nicht mehr so rastlos und hibbelig. Sie schien bei sich angekommen zu sein. Die Meinung anderer Menschen, das ganze Außen war ihr unwichtiger geworden. Auch ihre neue Partnerschaft tat ihr gut, erdete sie. Dass es zu Hause Probleme gab, wusste sie schon, aber wirklich wissen – im ganzen Ausmaß – wollte sie es nicht. Sie lebte ihr Leben und ich war eben der unartige Teenager. Und so kümmerte sie sich eher wie eine Freundin um mich. Keine Verpflichtungen, kein Druck, keine Probleme. Welch Leichtigkeit, einfach an den Kühlschrank gehen zu können und sich keine Sorgen mehr machen zu müssen, wie er wieder voll wird. Mir fehlte es an nichts. Meine Mutter nahm sich der Sache mit den Schulden an. Sie erstellte Listen und Pläne, kontaktierte die Gläubiger. Sie wollte aber, dass ich das alles selbst abbezahlte, damit ich daraus lernte.

Also suchte ich mir neben der Schule einen Job an der Kasse in einem Supermarkt – zweimal die Woche auf 400-Euro-Basis – und fing an, die Schulden abzubezahlen.

Es war alles normal, irgendwie wohlbehütet. Abends saßen wir im begrünten Innenhof, grillten, lachten, redeten. Aber trotzdem tat ich mich zunehmend schwer damit. Ich glaube im Nachhinein, dass genau dieses Nette an der ganzen Sache mir nicht bekam.

Saß ich morgens mit meiner Mutter und ihrem Mann am Frühstückstisch, und sie schmierte mir plötzlich Brötchen für die Schule, so war das zwar schön, zugleich machte es mir Angst. Ich kannte das nicht, und es überforderte mich. Hier bei meiner Mutter war ich nicht die starke, unabhängige und selbstständige Neunzehnjährige, sondern eine Neunzehnjährige, die sich in die Familienstrukturen, in die Gemeinschaft verständlicherweise eingliedern musste. Meine Mutter lud mich ein zu Familienfeiern und gemeinsamen Winterurlauben, doch ich verweigerte all dies. Ich wollte oft einfach nur allein sein. So gab es an Weihnachten einen Streit, weil sie und ihr Lebensgefährte jeden ersten Weihnachtstag mit seiner ganzen Familie feiern – und dieses Jahr »gehörte ich ja nun mal dazu«. Seit Tagen lag meine Mutter mir damit in den Ohren, ich solle doch bitte mitkommen, schließlich sei das ein Familienfest.

»Sarah, du bist Teil dieser Familie«, sagte sie.

»Nein, bin ich nicht, das ist die Familie deines Freundes«, erwiderte ich.

»Aber was soll ich denen denn sagen, sie haben schon Geschenke für dich gekauft.«

»Ich will nicht mit, und ich will auch kein Geschenk.«

So ging es hin und her, meine Mutter war traurig – und mich berührte das nicht im Geringsten. Familie hatte sich für mich schon lange nicht mehr gut angefühlt, und eine Patchworkfamilie erst recht nicht. Damit war ich durch. So warfen sie sich am ersten Feiertag alle in Schale und trafen sich zum Essen, und ich blieb mit meiner Pizza zu Hause vor dem Fernseher.

Ich lebte wie die Made im Speck, und dennoch war ich nicht glücklich. Meine Unabhängigkeit, meine Selbstständigkeit, meine Freiheit fehlten mir. Mein höchstes Gut der letzten Jahre. Etwas in mir war nicht zufrieden, sondern einfach nur frustriert. Auch weil ich in einer Stadt fest saß, in der ich nicht sein wollte, in die ich einfach verpflanzt wurde.

Nebenbei lief der Unterhaltsprozess weiter. Ich erhielt regelmäßige anwaltliche Schreiben, hatte Gespräche mit Anwälten. Vergessen konnte ich meinen Vater nicht. Er war nicht da, aber immer irgendwie präsent. Geprägt von den letzten Jahren zog ich mein Ding durch. Das führte dazu, dass der Ton nach ungefähr einem halben Jahr auch mal etwas rauer wurde. Nach der Schule ging ich eigentlich immer nach Hause. Ich war so erschöpft, dass ich den ganzen Tag zu Hause blieb und mich abkapselte. In der Schule waren alle viel jünger, da ich in den letzten Jahren zwei Klassen wiederholen musste. Schule war für mich ein Nebenschauplatz. Und ich fand hier auch keinen Anschluss. Mein Kosmos war also ziemlich begrenzt: Schule, Arbeit, nach Hause.

Meist hing ich bei meiner Mutter nur am Telefon, um mit meinem Freund und meinen Freunden in Niedersachsen Kontakt zu halten. Alle paar Wochen fuhr ich für ein Wochenende dort hin. Öfter ging nicht, all das Geld, das ich verdiente, ging für meine Schulden drauf. Im Herzen und in meinen Gedanken war ich in Niedersachsen, aber mein Leben fand jetzt nun mal in Nordrhein-Westfalen statt. Aus Einsamkeit und Frust aß ich, nahm zu, fühlte mich zunehmend unwohler. Mit jedem Kilogramm wuchs mein Unglücklichsein, insgesamt nahm ich zwischen zehn und fünfzehn Kilogramm zu. Mein Anblick im Spiegel bereitete mir keine Freude mehr.

Als der Frühling Einzug hielt, kam mir damit auch die Idee, mal wieder ins Fitnessstudio zu gehen. Gesagt, getan. Anfangs war ich schon nach den ersten zehn Minuten auf dem Crosstrainer erschöpft, die Sportsachen zwickten, in den Kursen war ich die Unfitteste. Aber ich blieb dran. Die ersten Kilos purzelten, ich fühlte mich besser, und es machte mir bald Spaß, ins Fitnessstudio zu gehen. Zunächst ging ich dreimal die Woche, schnell täglich. Ich hatte endlich wieder etwas zu tun, endlich eine Aufgabe, endlich wieder ein Ziel: abnehmen! Ich spürte mich wieder, spürte meinen Körper, spürte, ich habe die Kontrolle über ihn. Ich powerte mich bis zur Erschöpfung aus. Dann fühlte ich mich gut, erleichtert und innerlich befriedigt. Gute Gefühle, Dopamin – ich wollte mehr davon!

Schon bald verbrachte ich jeden Nachmittag drei Stunden im Fitnessstudio. Mit jedem Tag wurde ich exzessiver, quälte meinen Körper bis zur absoluten Erschöpfung. Ich wurde süchtig nach Sport. Permanent gab es Komplimente, wie sehr ich doch abgenommen hätte.

Jeden Morgen wog ich mich. Nahm maximal 800 Kalorien zu mir, wog dazu alle Nahrungsmittel penibel ab, notierte ganz genau, was ich zu mir nahm. Das gab mir Sicherheit und Kontrolle. Mindestens zwei Stunden reines Ausdauertraining am Tag waren Pflicht, ich zwang mich und meinen Körper in die Knie. Mein Leben drehte sich nur noch um den Sport und ums Abnehmen. Und ich nahm rasend schnell ab, immer mehr und mehr. Ich konnte zusehen, wie die Kleidergrößen immer kleiner wurden. Ich war dabei, mich selbst zu zerstören. Schon bald war ich jede freie Minute im Studio, es gab kaum Regenerationszeit. Und nur magere 800 Kalorien täglich – da stößt der Körper unweigerlich an Grenzen!

Aber ich war stärker, so fühlte es sich zumindest an. Ja, stärker als der Körper. Ich musste ans Limit gehen, um zu fühlen, dass ich lebte. Schwindel, Erschöpfung, Müdigkeit zogen sich durch meinen Tag, es war mir egal. Auf die Grenzen achtete ich nicht. Im Gegenteil, ich wollte mehr. Noch mehr. Immer mehr. Mehr und schneller. Stand mit Kopfhörern wie ein Junkie auf dem Laufband, ging überall ans Limit, Laufen, Spinning, Spinning, Laufen. Wer fünfzehn Kilometer schafft, der schafft auch zwanzig Kilometer. Aufs Laufband und los. Ich war im Tunnel. Zwanzig Kilometer gingen eben nicht, meine Beine wurden wie Gummi, mein Körper wollte nicht mehr, auf dem Laufband brach ich zusammen. Die Geschwindigkeit auf höchster Stufe, Prellungen am ganzen Körper. Es fühlte sich abermals an wie ein Scheitern! Sollte ich doch nicht die Kontrolle haben? Die Vorstellung gefiel mir nicht, und ich Idiot griff zu einer Substanz, die im Doping-Bereich verwendet wird. Ein Amphetamin.

Plötzlich war die Power zurück, ich konnte noch schneller, noch länger, alles fühlte sich leicht an. Zeitgleich verspürte ich keinen Hunger mehr. *Yes!* Ich verlor zwar massiv Haare und meine Regelblutung blieb aus, aber das interessierte mich nicht. Und weil es mir so gut damit ging, nahm ich mehr von dem Zeugs. Mit jeder Dosis stieg die Laune, ich war nur noch aufgedreht und hatte zittrige, schwitzige Hände.

Mir war bewusst, dass die Amphetamine, die ich nahm, extrem das Herz beanspruchten und auf den Kreislauf gingen. Ich blendete es aus. Tagsüber lief das super, ich war in meinem Hamsterrad. Morgens Schule, mittags gesund essen, aufbrezeln fürs Fitnessstudio, Sport. Die Schule war längst zum Nebenschauplatz geworden, mein Leben bestand aus schicken Sportklamotten, kalorienarmem Essen und dem Training.

Dann kamen die Abende, die Nächte, in denen ich völlig aufgedreht im Bett lag. Mein Herz pumpte, raste von dem Scheißzeug, ein stechender Schmerz, ein Druck im Brustbereich, schwitzige Hände. *Fuck, Sarah! Was tust du hier eigentlich?!* Ich googelte nach Herzversagen im Hinblick auf die Substanz, die ich einnahm. Das Internet war voll mit dem Thema. In Deutschland war sie aufgrund von Todesfällen verboten. In den USA war sie in viel geringerer Dosis in Schlankheitspillen enthalten, aber auch hier hatte es etliche Todesfälle gegeben. Scheiße. Das beruhigte mich alles gar nicht!

Mein Kopfkino ging an, Angst setzte ein. Mein Herz pochte noch schneller. Ich spürte diesen dumpfen Druck in der Herzgegend, der immer stärker wurde. Jetzt ist es vorbei, ich werde sterben! Ich hatte Todesangst. *Du stirbst an einem Herzinfarkt. Definitiv. Heute Nacht wirst du sterben.* Ich überlegte mir in der Not immer weitere Strategien. *Sarah, trinken, du musst trinken. Ganz viel trinken, damit das Zeug schnell aus deinem Körper geht! Und essen, vielleicht solltest du etwas essen, essen, damit das Herz Kraft hat zu schlagen.* In der einen Hand hatte ich das Handy, um schnell den Krankenwagen rufen zu können. Die andere Hand kontrollierte den Puls. 190, 195, 196. *Fuck, Fuck, Fuck. Gleich bist du tot.* Oder ich ging aus Verzweiflung duschen. Eiskalt duschen, mitten in der Nacht, damit die Wirkung aufhört. Stundenlang ging ich in der Dunkelheit spazieren, um mich abzulenken, was ich mir alles überlegte! Hauptsache, die Nacht war bald vorbei.

Am besten wäre es gewesen, einfach mit dem Mist aufzuhören. Auch das überlegte ich mir jede Nacht. Nahm es mir jede Nacht vor. Irgendwann bin ich dann vor Erschöpfung eingeschlafen und wollte am nächsten Tag nichts mehr von meinen guten Vorsätzen wissen. *Hast es doch überlebt, Sarah. So schnell wirst du schon nicht sterben.*

Also weiter. Schule und ab ins Fitnessstudio. Die Angst und das Gedankenkarussell plagten mich nur nachts, tagsüber war ich ja so in meinem Element, da machte ich mir keine Gedanken. Nahm das Zeug, wie andere Gummibärchen aßen. Ich hatte Glück. Glück, dass ich aus der Nummer heil raus gekommen bin.

Nach einer ganz schlimmen Attacke in einer Nacht, in der ich fest davon überzeugt war, einen Herzinfarkt erlitten zu haben und deshalb sogar völlig hysterisch meine Mutter geweckt hatte, ging ich am nächsten Tag zu unserer Hausärztin.

»Du hast ganz schön abgenommen, Sarah, dir ist bewusst, dass das auch zum Problem werden kann?«, sagte sie.

Sie hörte mich ab. Ich nahm das alles nicht ernst, ich machte das hier ja eh nur, um mein Gewissen zu beruhigen. Als ich ihr von meinen nächtlichen Symptomen erzählte, sah sie mich besorgt an.

»Wir machen besser ein EKG.«

Uff, da wurde mir doch ganz anders. Ein EKG mit zwanzig?

Ehe ich mich versah, lag ich mit freiem Oberkörper auf einer Liege und war an das Gerät angeschlossen. In dem Raum gab es nur das Gerät mit den vielen Kabeln, das gleichmäßige Piepen und mich. Je länger ich da auf der Liege lag, desto sicherer wurde ich, dass ich mein Herz geschrottet hatte. Jetzt würde rauskommen, was ich alles genommen hatte. Ich würde sterben. Mein Herz schlug immer schneller, Panik ergriff mich.

Als ich nach einer gefühlten Ewigkeit wieder im Behandlungszimmer saß, beschloss ich, die Karten auf den Tisch zu legen. Es half ja nichts, der Ärztin zu verschweigen, was ich einnahm, und dann daran zu sterben. Sie sah mich ruhig an und erklärte mir ganz sachlich –

frei von jeder Wertung –, was ich meinem Körper damit antat. Sie sagte exakt dasselbe, was ich zuvor schon so oft im Internet gelesen hatte. Der EKG-Befund war allerdings tipptopp, und so gingen ihre Ausführungen bei mir ins eine Ohr rein und zum anderen wieder raus. Hey, mein Herz war okay, weiter geht's!

Falls sich jemand fragt, wieso keiner eingriff – meine Mutter und ihr Lebenspartner waren beide berufstätig. Sie arbeiteten lange und waren kaum zu Hause. Zunächst bekamen sie nicht allzu viel mit, und anfangs waren sie auch erfreut darüber, dass ich mein Schneckenhaus verließ und wieder vor die Tür ging, um zu leben, um Sport zu treiben. Meine Mutter war zudem erfreut darüber, dass ich abnahm. Kleidergröße 36 fand sie toll, das war ihre eigene Größe. Ihre Tochter war endlich schlank! Super! Ich versteckte die Substanzen zu Hause – und hatte ansonsten immer ein Lächeln auf den Lippen. Hielt nach außen hin die perfekte Fassade aufrecht, darin war ich gut. Meine Mutter ist nun auch nicht der Mensch, der gern hinter die Fassade schaut. Oberfläche gut, alles gut!

An der Kasse zu arbeiten, wurde mir zu langweilig. Ich wollte wieder unter Menschen und Spaß haben. Also ging ich zurück in die Gastronomie. Ab in den nächsten Club, ich stellte mich bei der Chefin vor, nach einem Probearbeiten war ich eingestellt. Dreimal die Woche, mein Untergang. Mein ganzes Leben wurde zu einer Party. Ich flüchtete in eine bunte, leichte Glücksbärchen-Welt. Das war für mich die Möglichkeit, um unbeschwert zu leben!

Mein Leben verlagerte sich – weg vom Sport, hin zur Party. Symptomverschiebung vom Feinsten! Im neuen Umfeld kam ich natürlich auch wieder mit Kokain und Speed in Berührung. Ich hatte nun noch mehr Freude, denn statt der Amphetamine gab es Alkohol und Drogen. Auch hier wurde ich immer exzessiver. Mal zwei Tage durchgefeiert, mal vier Tage. Irgendwann vor Erschöpfung eingeschlafen. Vierundzwanzig Stunden durchgeschlafen. Weiter ging's! Anfangs hatte ich nur am Wochenende gekokst, schnell täglich, die erste Line nach dem Aufstehen.

Dieses Teufelszeug veränderte mich. Ich wurde unnahbarer, oberflächlicher, fürchterlich oberflächlich und gefühlskalt. Ich wurde arrogant. Alles prallte an mir ab – wie an einem Neoprenanzug. Kalte Tropfen, die das imprägnierte Material nicht durchdringen konnten. Mein Selbstwertgefühl – so mein Eindruck – stieg. Das erste Mal in meinem Leben war ich mit mir zufrieden. Beim Abnehmen war ich diesem Gefühl, mich endlich gut zu fühlen, nur hinterhergejagt, Koks servierte es mir auf dem Silbertablett. Mein Selbstwertgefühl stieg nicht nur an, es stieg enorm an, es schoss von null auf tausend. Ich fühlte mich toll, verdammt toll! Jedoch nur für die Zeit des Konsums; ließ die Wirkung nach, kam die Realität, das schwarze Loch zurück. Um ihm zu entgehen, konsumierte ich mehr. Es ging keinen Tag mehr ohne. Und so feierte ich. Tagein, tagaus. Verbrachte die Nächte immer öfter außerhalb.

Bei meiner Mutter stieß das auf wenig Begeisterung. Ich machte auch keinen Hehl daraus. Ich versuchte noch nicht mal, es zu verstecken. Auch zu ihr wurde ich kälter, unnahbarer und respektloser. Ich wollte einfach nur noch Spaß. Spaß und völlige Unbeschwertheit. Die Drogen und der Alkohol ebneten mir einen Zugang in diese Welt. Jeder, der sich dem in den Weg stellte, wurde von mir aussortiert. Von jetzt auf gleich. Mein Umfeld bestand nur noch aus »Gleichgesinnten«. Mit meinen Freunden aus Niedersachsen war der Kontakt mittlerweile eingeschlafen, und auch meine Beziehung hatte die Distanz nicht überlebt. Aber egal, ich hatte jetzt neue »Freunde« ...

Zur Schule ging ich meist nur noch zu den Klausuren. Die schaffte ich zu meiner eigenen Verwunderung recht gut. Schule war mir egal. Kurz vor den Abi-Prüfungen fiel mir ein, man könnte es ja mal machen – und so lernte ich die Nächte vor den Klausuren durch. Zu meiner eigenen Überraschung schaffte ich sie. Bis auf eine. Mathe. Hier hatte ich mich maßlos überschätzt. Hochmut kommt vor dem Fall! Die Nacht vor der Klausur war ich noch feiern, am nächsten Morgen habe ich sie verpennt. Ich war so dumm. So fürchterlich dumm. Null Punkte. Das war's.

Meine Mutter und ihr Lebensgefährte versuchten bis zuletzt gegenzusteuern. Bis sie mich mit meinem Krempel vor die Tür setzten – verständlicherweise. Ich zog zu Freunden und verbrachte hier eine Nacht, dort eine Nacht.

Einundzwanzig war ich jetzt. In diesem ganzen Schlamassel lernte ich dann noch einen Mann kennen. Ich verliebte mich Hals über Kopf in ihn. Erstmals war ich wirklich verliebt! In seiner Nähe fühlte ich mich angekommen. Er war sechzehn Jahre älter. War einfach da. Einerseits hatte ich Angst vor der Nähe, Angst, die Kontrolle zu verlieren, andererseits fühlte ich mich bei ihm wohl und beschützt. So verbunden. Meinen Drogenkonsum reduzierte ich, die Partys hörten auf. Jetzt fokussierte ich mich auf ihn. Ich ließ ihn an mich heran, vertraute ihm und ließ meine Schutzmauern eine nach der anderen runter. Ich fing an, Hilfe anzunehmen. Zeitgleich suchte ich eine Wohnung, in die ich einzog.

Der Mann war es aber, der mir diesen einen letzten Schlag verpasste. Ich bemerkte leider zu spät, dass er mich nur benutzte und mit mir spielte. Zu spät bekam ich mit, dass ich nur die junge Freundin in der Stadtwohnung war, im Häuschen auf dem Land aber die Ehefrau saß. »Das ist eh schon am Ende, ich verlasse sie, und dann gibt's nur noch uns.« Mit dreißig packst du bei so einem Satz wahrscheinlich deine Sachen und gehst, mit einundzwanzig bist du naiv und vertraust dem Kerl. Vor allem, wenn es sich um ein besonders manipulatives Exemplar handelt, das genau weiß, wie man die Liebe und die Zukunftsträume junger verknallter Frauen ausnutzen kann. Und ich war so verliebt, so glücklich, endlich jemanden an meiner Seite zu haben. Nicht mehr alleine zu sein und mich fallen lassen zu können. Und ich fiel – nur leider tiefer als gewollt. Ohne Halt. Der berühmte Stich ins Herz. Alles in mir brach zusammen. Um mich herum nur noch Einsamkeit, Trauer, Verlustgefühle.

Und so lag ich da. Auf einer Matratze in meiner neuen unmöblierten Wohnung und starrte die Decke an. Ohne einen Cent Geld in der Tasche, Schule abgebrochen, keine Perspektive, keine Freunde und vor allem lebensmüde! Ich war einfach nur noch müde! Alkohol und Drogen hatten deutliche Spuren hinterlassen. Mein Körper fühlte sich völlig entkräftet an. Das Bild war auf tragische Weise stimmig: Mein ausgelaugter, magerer Körper, der auf einer Matratze zwischen leeren Alkoholflaschen und Resten von Koks nur dalag. Der Tiefpunkt. Das erste Mal in meinem Leben wollte ich nicht mehr kämpfen. Ich war kraftlos von den jahrelangen Kämpfen. Ich wollte nur noch, dass alles endlich aufhört.

Es erschien mir wie ein »Game over« . In meinem Kopf nichts, außer hin und wieder ein Gedanke: *Du hast es an die Wand gefahren, Sarah. Vermasselt.*

Ich wusste weder vor noch zurück.

Und das erste Mal in meinem Leben kam mir der Gedanke: *Du beendest es jetzt. Jetzt und hier. Was soll das noch werden?* Sonst war ich immer jemand gewesen, der eine Lösung findet, auch im Schlechten das Gute sieht. Nun war ich an einem Punkt in meinem Leben angelangt, an dem ich keine Lösung mehr finden wollte. Jede Lösung hätte Kraft und Energie gekostet. Die wollte ich nicht mehr aufbringen. Lebensmüde, das war ich.

Mir das Leben zu nehmen, erschien mir am einfachsten. Einfach. Ja, es sollte einfach mal einfach sein! Rational, ohne jegliche Emotion, wägte ich ab. Wie soll ich es machen? Am einfachsten und schmerzlosesten erschien mir die Möglichkeit, Tabletten zu nehmen. Aber welche – und wie viele? *Wenn, dann richtig und mit Plan, Sarah! Nicht, dass du am Ende noch in der Klapse landest, sollte es nicht klappen.* Ich war zu erschöpft, zu leer, um selbst diesen Plan zu durchdenken. Musst du nachher noch mal alles in Ruhe überlegen. *Hat ja Zeit, rennt dir ja nicht weg.*

Und so lag ich dort. Ohne Gedanken, ohne Gefühle.

Einer der ruhigsten Momente, die ich in meinem Leben je hatte.

Zwei Tage lang lag ich auf der Matratze wie gelähmt. Anfänglich war da noch ein tiefer Schmerz, langsam stumpfte auch dieser ab, entwickelte sich zu einer großen Leere. Zu einem großen Nichts. Für den Zustand müssen andere jahrelang meditieren. Und dann kam es. Aus diesem Nichts. Berlin! *Du gehst nach Berlin. Ist doch ganz klar. Du gehst nach Berlin!* So absurd. Wie kam ich denn auf Berlin? Ich spürte: Das ist es! Und es fühlte sich so leicht an, so klar.

Wenn ich heute darüber nachdenke, schüttele ich selbst den Kopf, muss schmunzeln. Welchen Bezug hatte ich bisher zu unserer Hauptstadt? Keinen! Während meiner Internatszeit war ich einmal bei meiner Freundin Vanessa übers Wochenende dort zu Besuch gewesen. Sicher, als ich damals mit ihr am Potsdamer Platz stand, hatte ich irgendwie das Empfinden gehabt, schon mal dort gewesen zu sein. Diese große, rasende Stadt hatte sich vertraut angefühlt. Danach war sie aber nie wieder ein Thema bei mir gewesen. Also, wie nun nach Berlin? Und vor allem: wohin dort?

Google musste her. Da ich kein Internet hatte, schlüpfte ich schnell in die nächsten Klamotten, die verteilt in meiner Wohnung herumlagen, suchte meine Schlüssel und mein letztes Kleingeld zusammen und ging in das nächste Internetcafé. Ich startete den Messenger und bemerkte dabei, dass ich seit ewigen Zeiten nicht mehr online gewesen war. Ich überlegte noch, was eigentlich mein Plan war – einen solchen hatte ich nämlich nicht wirklich –, da ploppte auch schon das Messenger-Fenster auf. Vanessa – wir hatten seit über einem Jahr keinen Kontakt mehr gehabt – hatte sich gemeldet!

Vanessa: »Wie geht es dir?«

Ich: »Scheiße! Ich weiß nicht mehr weiter.«

Es war nur dieser eine Satz, den ich schrieb.

Vanessa: »Was willst du in diesem Kaff noch? Komm endlich nach Berlin!«

Ich: »Überlege ich gerade wirklich.«

Vanessa: »Berlin-Wedding musst du aussteigen. Meld dich, wenn du da bist.«

Es folgte ihre aktuelle Handynummer.

Ich: »Ich denk drüber nach.«

Wer jetzt glaubt, ich hätte mich unmittelbar darauf in den Zug gesetzt, der irrt sich. Ich brauchte noch ein paar Tage. Ich ging nachdenklich in die Wohnung zurück, packte wie betäubt zwei Rucksäcke mit Klamotten und ging zu einem Freund. Dem einzigen, den ich noch hatte. Ich hatte Angst vor mir selbst und vor meinen Gedanken. Angst, allein in der Wohnung zu sein. So lag ich bei ihm auf der Couch und schaute seine Decke weiter an. Ich fühlte mich genauso lebensmüde wie in meiner Wohnung. Aber immerhin war ich nicht allein. Er konsumierte mittlerweile auch die unterschiedlichsten Sachen. Ich merkte, dass wir uns in dieser Kombi nicht guttaten. Aber mir war alles egal. Ich lag einfach nur da, ganz gleich, was um mich herum geschah, ob Besuch kam oder nicht. Es änderte sich lediglich meine Körperhaltung – von liegend zu sitzend, von sitzend zu liegend. *Es ist jetzt, wie es ist, kannst du auch nicht mehr ändern.* All seine Aufmunterungsversuche scheiterten. Und er gab sich wirklich Mühe! Aber ich wollte nur liegen. Selten ließ er mich allein. Er kannte mich so nicht, und er machte sich wirklich Sorgen.

Das ging so einige Tage, vielleicht drei, vielleicht sieben. Raum und Zeit waren nicht greifbar. Küche, Bad, Dusche, Couch, Decke anstarren, ab und an mal in den Fernseher starren. Dann kam der Morgen, an dem ich allein in der Wohnung war. Ich erwachte, und für mich war klar: Es geht nach Berlin! Ich schrieb ihm einen Zettel, den ich auf den Wohnzimmertisch legte, nahm die Rucksäcke und stiefelte durch den Schnee zum Bahnhof. Die Energie war zurück. Ich war zurück. Die Gefühle waren zurück. Voller Zuversicht lief ich durch die Stadt, durch die Geschäftsmeile, alles war noch leise, die Geschäfte geschlossen, es war ein kalter verschneiter Sonntagmorgen. Ich sog alle Eindrücke noch einmal ganz tief in mich auf, denn ich spürte, dass ich so schnell nicht wiederkommen würde – und ich sollte recht behalten. Es war der 10. Januar 2010. Ein magisches Datum.

Ich stieg in die S-Bahn und fuhr in die nächstgrößere Stadt. Die Bahn war völlig leer. Ich setzte mich ans Fenster, schaute bewusst raus. Auch hier sog ich alle Eindrücke in mich auf.

Das Problem war nur: Ich hatte kein Cent mehr in der Tasche. Außer meinen zwei Rucksäcken hatte ich nichts bei mir. Im ICE würden sie mich rauswerfen. So entschied ich mich fürs Schwarzfahren in Regionalbahnen. Siebenmal musste ich umsteigen, es gab Verspätungen, ich glaube, ich war zwölf Stunden unterwegs gewesen. Mit jedem Meter, den ich mich von Nordrhein-Westfalen entfernte, fühlte ich mich wohler. Freier. Blühte innerlich auf. Ich spürte: *Das wird gut!*

Viermal wurde ich kontrolliert. Viermal ließ mich das Bahnpersonal weiterfahren. *Es sollte so sein. Ganz bestimmt.* Und so genoss ich meine Fahrt quer durch Deutschland; es fühlte sich so friedlich an. Bis auf das schlechte Gewissen, kein Ticket zu haben …

Mit dieser Fahrt brach ich den Kontakt zu meinem alten Leben ab, zu all den Menschen, die dazugehörten. Ich wollte komplett neu anfangen. Mich nicht rechtfertigen müssen, mein Lebenskonzept finden. War ich egoistisch? Ja, bestimmt! Verletzend? Sicherlich! Bereut? Niemals! Es war der richtige Schritt zur richtigen Zeit. Es sollte ein Neuanfang werden. Und es wurde ein Neuanfang. Dennoch stellte mir das Leben zunächst eine Prüfung – meine Angststörung.

Teil II

Die Entwicklung meiner Angststörung

4

Restart – Jetzt wird alles gut

Die S-Bahn fährt langsam in die Haltestelle ein. Es ist ein kalter Wintertag im Januar. Schneeflocken fallen vom Himmel, die Luft ist diesig. Schneeluft. Es herrscht diese ganz besondere Ruhe, wie man sie nur von solchen Wintertagen kennt. Als würde sich die Welt unter einer Art Käseglocke befinden. Alles ganz gedämpft, ganz leise. Friedlich.

S-Bahn-Station Berlin-Wedding. Da bin ich also. Hier will mich Vanessa abholen. Abholen in ein neues Leben. Ich steige mit meinen zwei Rucksäcken aus der Bahn und schaue mich um. Ich lasse den Blick umherschweifen, nehme dabei einen tiefen Atemzug. Ganz tief atme ich die kalte, feuchte Luft ein. Es fühlt sich unfassbar frei an. Selbstbestimmt! Als hätte ich sämtlichen Ballast abgeworfen, als hätte ich nur noch mich. Am Tiefpunkt angekommen, kann es nur besser werden. Vielleicht fühlt es sich deshalb so unbeschwert an. Vielleicht musste ich es erst mal so richtig gegen die Wand fahren, alles verlieren, um diesen Schritt zu gehen. Ich Kontrollfreak hätte mich sonst niemals – ohne Plan – in den Zug gesetzt und alles hinter mir gelassen. Im Leben nicht.

Vanessa holt mich ab. Die ersten Wochen wohne ich bei ihr, wir teilen uns ihre gemütliche Einzimmerwohnung. Sie steckt mitten in der Ausbildung und hat ein so wundervolles, für meine Verhältnisse geordnetes Leben. Die kleine süße Wohnung, eine Ausbildung, nachmittags kommt sie nach Hause, kocht, hat Freunde, treibt Sport – es ist alles so herrlich »normal«. Ruhig, geordnet – all das erscheint mir auf einmal wahnsinnig attraktiv. Einen soliden Tagesablauf, jenseits von Chaos, Drogen und Problemen – nach all den intensiven Monaten will ich das nun auch.

In Berlin fügt sich auf einmal alles mit Leichtigkeit. Nur wenige Tage nach meiner Ankunft finde ich einen Job in einer Bar und durch Zufall wenige Tage darauf eine Wohnung. Meine eigene Berliner Wohnung! Gerade mal zwei Wochen nachdem ich in der Hauptstadt angekommen war! Ein Wahnsinnsglück. Eine schnuckelige Zweizimmerwohnung, zentral gelegen in einem typischen Berliner Hinterhof, wo der Putz im Treppenhaus von den Wänden bröckelt, auf den Briefkästen aussortierte Bücher liegen und aus irgendeinem Fenster immer irgendwie ein bisschen Musik schallt. Ein liebenswertes, unkompliziertes Haus. Ich bin so happy.

Das Leben fühlt sich erstmals leicht, so frei an. So unfassbar frei und selbstbestimmt. Ich arbeite und von dem Geld mache ich mir die Wohnung hübsch. Mein erstes eigenes Zuhause. Es fühlt sich unbeschreiblich gut an, endlich wieder ein Zuhause zu haben, ganz allmählich komme ich zur Ruhe.

Bei der Arbeit lerne ich Badr kennen. Badr ist Gast in der Bar. Erst eine flüchtige Begegnung, schaut er später immer öfter vorbei. Er tut mir gut! Wir tun uns gut. Badr verbringt immer öfter Zeit bei mir, immer öfter auch die eine oder andere Nacht. Es ist nichts Ernstes. Es ist leicht, undefiniert, unkompliziert. Und so ist es gut. Er ist so anders als ich, aber auch anders als all die Männer, mit denen ich sonst zu tun hatte. Badr ist derzeit arbeitslos, lebt in den Tag hinein und nimmt das Leben nicht ganz so ernst. Er ist zehn Jahre älter als ich, gelernter Krankenpfleger und hat den Job vor einiger Zeit an den Nagel gehängt. Wir treffen uns genau zum richtigen Zeitpunkt, denn er gibt mir die Leichtigkeit, die ich so brauche, ich ihm Struktur.

Endlich geht es in meinem Leben mal nicht um Leistung, um machen, um imponieren, um Erfolg. Wie soll ich sagen, er entdrosselt mich. Bei ihm kann ich wirklich ich sein, ganz ungeschminkt und ohne Fassade, mit all meinen Seiten. Erstmals in meinem Leben muss ich nichts leisten, um gesehen zu werden. Kann mit ihm den ganzen Tag im Bett eine Serie nach der anderen schauen und einfach mal – ohne schlechtes Gewissen – nichts tun. Das kannte ich so nicht. Bis jetzt.

Ansonsten habe ich irgendwie weniger Lust, rauszugehen und Menschen kennenzulernen. Auch mit Vanessa treffe ich mich kaum noch, ich empfinde es als Anstrengung, den Kontakt zu halten. Ich verbringe meine Zeit am liebsten mit Badr zu Hause. So kenne ich mich selbst nicht. Früher war ich Einzelkämpferin, heute eine Klette? Aber er tut mir nun mal gut.

Bei der Arbeit blühe ich auf, mache erfolgreich mein Ding. Hier bin ich die offene, sympathische, gut gelaunte Servicekraft, die die Gäste unterhält, immer charmant mit einem Lächeln auf den Lippen. Small Talk hier, Small Talk da. Der Umgang mit den Gästen bereitet mir Freude. Dennoch ist es auch immer eine Rolle, die ich hinter der Bar oder im Service spiele. Es gilt, die Gäste zu unterhalten, Umsatz zu machen. Und so bin ich auch froh, wenn Feierabend ist und ich meine Zeit mit Badr verbringen kann. Langsam »hocken« wir immer mehr und mehr aufeinander. Ruhe habe ich mir nach den ganzen letzten Jahren aber auch verdient. Das wird sich alles von ganz allein wieder einpendeln. *Zumal: Du hast ihn gerade erst kennengelernt, vielleicht ist dieses Aufeinanderhängen normal. Wirst ja auch älter, Sarah …*

Clubs, feiern, andauernd unter Menschen sein – all das ist von jetzt auf gleich absolut unattraktiv geworden. Die Zeiten sind vorbei, sie dienten nur meiner Ablenkung, das spüre ich. Und so denke ich mir nichts dabei. Einfach eine Phase, der ich auch zuschreibe, dass ich insgesamt irgendwie reizempfindlicher, geräuschempfindlicher werde. In vollen Cafés, Restaurants und U-Bahnen fühle ich mich irgendwie etwas unwohl, überfordert. Das kannte ich so bisher nicht von mir. Auch an manchen Supermarktkassen fühle ich mich immer öfter unwohl. Wie aus dem Nichts bekomme ich den Impuls: *Geh raus, lass es Badr machen! Geh draußen eine rauchen.*

Ich warte dann immer im Auto. Es sind Kleinigkeiten, die sich ändern. Am wohlsten fühle ich mich, wenn Badr an meiner Seite ist. Ich meide die Situationen einfach und störe mich nicht weiter dran, so besuchen wir alternativ einfach ruhige, kleinere Cafés.

Ich entdecke mit Badr Berlin. Er zeigt mir die Stadt, in der er geboren wurde. So ziehen die ersten Monate vorbei. Ich fühle mich angekommen. Habe einen tollen Mann, der mich auf Händen trägt, einen Job ohne jegliche Verantwortung, der mir Freude bereitet, eine schöne Wohnung. Wir kaufen uns zwei Katzenbabys. Nun sind wir zu viert. Es ist wundervoll.

Der Frühling kommt, ich wechsle den Job. An einem Abend fahre ich in Berlin-Mitte an einer charmanten Strandbar vorbei. Feiner weißer Strand, Liegestühle, im Hintergrund Musik. Ein tolles Feeling. Dort will ich arbeiten, es gefällt mir auf Anhieb. Ich springe kurz entschlossen aus dem Auto und stelle mich vor. Sie nehmen mich. Zwei Tage später stehe ich hinter der Bar. Jackpot. Kurze Zeit später übernehme ich die Thekenleitung und die Organisation.

Ich habe einen wundervollen Sommer, der WM-Sommer von 2010. Ich arbeite von morgens bis abends in der Strandbar. Es ist stressig, aber genau meins. Ich gehe völlig darin auf und genieße es in vollen Zügen. Die Sonne scheint fast durchgehend. Morgens schließe ich die Bar auf, mache mir als Erstes meinen Cappuccino. Ich genieße ihn und die ersten Sonnenstrahlen in einem Liegestuhl, spüre den Sand unter meinen Füßen. Tanke kurz auf, bevor ich die Bar öffne und der Trubel losgeht. Und diesen Trubel liebe ich. Privat bin ich kein Freund von Small Talk und Oberflächlichkeit, bei der Arbeit bin ich in der Rolle super. Ich arbeite bis in die Nacht und mache meine Pausen in den Strandkörben. Im Hintergrund die Musik, ein tolles Team. Es ist ein Wahnsinns-Sommer. Jeden Moment sauge ich intensiv auf, denn ich weiß, dass mein freies und unbeschwertes Leben bald erstmal aufhören wird … Hätte ich allerdings gewusst, für wie lange, hätte ich ihn noch intensiver in mich aufgesogen.

In den letzten Monaten habe ich mir nämlich mit viel Einsatz einen Schulplatz organisiert. Ich bin einundzwanzig Jahre alt, habe keine abgeschlossene Ausbildung, noch nicht einmal das Abi durchgezogen. All das führt bei mir zu großen Selbstzweifeln und Selbstvorwürfen. Zum Gefühl, versagt zu haben. Vielleicht auch zu Zukunftsängsten? Definitiv zum Gefühl, nicht gut genug zu sein.

Mein lockerer, leichter Lebensstil gilt in der Welt, in der ich groß geworden war, nicht gerade als erstrebenswert.

Abitur, Studium, das macht man so. Dann bist du wer, dann bist du was, dann bist du liebenswert. Als Grundlage für ein »erfolgreiches« Leben, voller Anerkennung von außen. Ich bleibe trotz des vordergründig leichten Lebens eine Suchende, denn mein fest verankerter Glaubenssatz lautet unverrückbar: Das Leben darf nicht leicht sein.

Ich habe überhaupt keine Lust, nochmals die Schulbank zu drücken, doch es ist für mich ein notwendiges Übel. *Ein Jahr ziehst du schnell durch, Sarah. Genau genommen sind es sogar nur neun Monate. September bis Mai. Dann hast du es hinter dir und kannst ein Studium beginnen. Dann wird alles gut.* Da ich es diesmal erfolgreich zu Ende bringen möchte, ist für mich klar, dass ich die Gastronomie nicht zeitgleich machen kann. Ich war so lange raus, ich will erst einmal schauen, wie die Angelegenheit so läuft.

An einem lauen Sommerabend sitze ich mit meinem Chef und dessen Freundin zusammen. Ich verkünde ihnen, dass ich ab September raus wäre, schweren Herzens Abstand von der Gastro nehmen werde – und ernte leicht irritierte und enttäuschte Blicke. Ich verkünde weiter, dass ich ab September wieder zur Schule gehen und dann studieren werde. Wirtschaftsrecht! Seiner Freundin klappt endgültig die Kinnlade runter und sie schaut mich mit großen Augen an. Wie kommst du denn bitte auf die Idee? *Du* und Wirtschaftsrecht? Da gehst du doch ein! Sie sollte recht behalten … aber man macht es doch so …

Also arbeite ich noch bis zum September in der Strandbar in Berlin-Mitte. Genieße mein freies und unbeschwertes Leben. Und nun … kommen wir zur Angst!

5

Irgendwas stimmt nicht

5:30 Uhr, der Wecker reißt mich aus dem Tiefschlaf. Es ist ein grauer Septembertag, draußen plätschert der Regen. Mein erster Schultag. Lustlos steige ich aus dem Bett. *Nur keine Müdigkeit vortäuschen, du hast so für diesen Schulplatz gekämpft, Sarah, dich so stark dafür gemacht, dass deine bisherigen Noten angerechnet werden und du das Schuljahr in Berlin beenden darfst. Das ziehst du jetzt durch. In nur neun Monaten bist du wieder frei. Ziehst du davon noch die Schulferien ab, bleibt nun wirklich nicht mehr viel. Also los!*

Ich mache mich auf den Weg. Das war's erst mal mit der unbeschwerten Zeit, jetzt geht der Ernst des Lebens wieder los. In der Schule angekommen, folgt der Anmeldeprozess, ich lerne meine Klasse kennen. Während ich mich lieb und nett überall vorstelle, wird mir endgültig bewusst, dass ich auf all das hier so überhaupt gar keine Lust habe. Ich wähle einen Sitzplatz weit außen, möglichst weit weg von allen, denn ich möchte möglichst wenig mit ihnen zu tun haben. Mit meinen einundzwanzig Jahren könnte ich glatt als Referendarin durchgehen. Zum Vergleich: Die Jüngste im Raum ist gerade sechzehn geworden. *Bitte, lass dieses Jahr einfach schnell vorübergehen!* Ich habe über ein Jahr lang nicht die Schulbank gedrückt, letzte Woche noch eine Bar in Berlin-Mitte geschmissen und jetzt sitz ich hier.

Meine Klassenkameraden sind ziemlich verwundert, ich werde begutachtet und gemustert. Eigentlich möchte ich nur weg, aber ich bleibe sitzen und lächle nett. So vergehen die Tage. Ich lerne meine Klassenkameraden besser kennen, sie sind alle sehr freundlich, ich mag sie. Dennoch sind wir sehr verschieden. Während einige von ersten Partys, dem ersten Rausch oder dem ersten Joint erzählen, blicke ich auf ganz andere Erfahrungen zurück. Während es bei ihnen um heimliche Übernachtungspartys im Elternhaus geht, habe ich schon längst alleine gewohnt. Keine Chance für eine echte Basis, oder? Ich grenze mich ab, verbringe meine Pausen am liebsten allein und bin nur auf mein Ziel, die Prüfungen, fokussiert. Ist die letzte Stunde vorbei, packe ich schnell meine Sachen zusammen – und nichts wie weg.

Aber wie heißt es so schön? Der Mensch ist ein Gewohnheitstier. Nach einem Monat ist mir mein neuer Alltag in Fleisch und Blut übergegangen. Glücklich bin ich nicht, aber es ist okay, weil ich weiß, wofür ich es mache. Komme ich nachmittags von der Schule nach Hause, bin ich erschöpft und ausgelaugt. Anfangs dachte ich noch, das ist normal, ich muss mich bestimmt erst einmal an den neuen Tagesablauf gewöhnen. Die Erschöpfung wird bestimmt bald verschwinden. Doch die Wochen vergehen und die Erschöpfung verschwindet nicht, sie wird eher schlimmer.

In meiner Wohnung heißt es: Klamotten aus, erstmal auf die Couch und entspannen. Zwischendurch koche ich etwas und esse. Essen ist das, was mich entspannen lässt, dabei tanke ich Energie. Anschließend lerne ich. Ich bin schon recht alt und will nicht noch mehr Zeit verstreichen lassen. Wenn ich im Oktober direkt einen Studienplatz bekommen will, dann brauche ich gute Noten. Die Studienplätze in Berlin sind begrenzt, und da ich auf keinen Fall wegwill, habe ich große Angst, dass meine Leistung nicht reichen könnte. Nicht schon wieder möchte ich irgendwohin verpflanzt werden, das hatte ich jetzt schon oft genug in meinem Leben. Also lerne und lerne ich, verfalle in meine alten Leistungsmuster. Ich will die Beste sein! Wenn ich jetzt schon neun Monate die Zähne zusammenbeiße, dann soll es sich bitte auch lohnen. Meine Eltern sollen sehen, dass auch ich es zu etwas bringe und dass ich liebenswert bin und kein Versager. Ich will mir selbst beweisen, dass ich kein Loser bin und steigere mich so rein, dass ich sogar bei einer Zwei schlechte Laune bekomme. Früher habe ich in der Schule über Leute gelacht, die wegen einer Zwei heulten, jetzt bin ich selbst zu so einem Menschen geworden. Ich werde immer verbissener. Lerne und lerne. Mein Tagesablauf sieht so aus: Aufstehen, Schule, Couch, lernen, schlafen, aufstehen … Das gute alte Hamsterrad ist wieder voll im Einsatz.

Die Tage werden kürzer, der Herbst kommt, und Badr und ich verbringen die meiste Zeit zu Hause. Er ist mein Anker und mein einziger sozialer Kontakt neben der Schule. Dennoch fängt es auch zwischen uns immer öfter an zu kriseln. Die ersten neun Monate waren aufregend und neu, seine Unbeschwertheit und unsere Gegensätzlichkeit taten mir, taten uns so gut. Im alltäglichen Zusammenleben führt unsere Gegensätzlichkeit zu Herausforderungen, und ich stelle immer öfter fest, dass das mit uns nicht passt, dass wir zu verschieden sind. Auch wenn mein Lebensstil in der Vergangenheit aufgrund der Umstände nicht gerade als »geordnet« bezeichnet werden kann – in meinen eigenen vier Wänden war ich schon immer sehr ordentlich. Draußen kann noch so großes Chaos herrschen, in meiner Wohnung herrscht penible Ordnung. Und so treffen zwei Extreme aufeinander. Ich, die Perfektionistin, die penible, beinahe zwanghafte Ordnungsfanatikerin, die die Handtücher im Kleiderschrank nach Größen und Farben sortiert und Kante auf Kante faltet. Die ein Haushaltsbuch führt und für alles Listen und Pläne hat. Die das solide Leben mit dem Einfamilienhaus im Kopf hat, die etwas im Leben erreichen will, die Leistung und Sicherheit ganz groß schreibt. Und dann Badr, der liebenswürdige Chaot, der noch nie eine eigene Wohnung hatte, sondern mit einunddreißig noch zu Hause gewohnt hat und sich wie ein kleiner Pascha von seiner Mutter betüdeln ließ. Der mit einunddreißig nicht wusste, wie man ein Bett bezieht.

Wie sagt man so schön? Jede Medaille hat zwei Seiten: Einerseits gleicht Badr meinen Erfolgs- und Leistungsdruck wunderbar aus, weil er es von Zuhause ganz anders vorgelebt bekommen hat, andererseits hat er keine Struktur und Ordnung mit auf den Weg bekommen. Badr, der, als wir zusammenkamen, in einer Sinnkrise steckte, hat in den letzten Monaten seinen Taxischein gemacht und arbeitet jetzt pflichtbewusst täglich zehn Stunden als Taxifahrer. Ich habe ihn immer wieder gepusht, mit ihm gelernt und ihn motiviert. Jeden Morgen habe ich ihn geweckt, teilweise zehnmal hintereinander, bis er dann irgendwann mal aufstand. Mittlerweile steht er von selbst auf, wenn der Wecker klingelt.

Aber im Zusammenleben – vor allem in puncto Ordnung – macht er nur langsam Fortschritte. In der Zeit unseres Zusammenlebens habe ich die Erfahrung gemacht, dass reden allein bei ihm nicht hilft. »Zieh bitte die Schuhe aus«, »Lass bitte nicht das Geschirr nach dem Essen einfach rumstehen. Ich bin nicht deine Putzfrau, die dir die Sachen hinterherträgt ...«

In den letzten Wochen hatte die Ordnungsfanatikerin in mir keine Lust mehr, ihm den ganzen Tag wie einem kleinen Kind die Sachen hinterher zu räumen und so griff ich zu härteren Maßnahmen: »Wenn du noch einmal diese Wohnung – meine Wohnung – mit Schuhen betrittst, wirst du im Anschluss die komplette Wohnung saugen und wischen.« Er kam abends nach Hause und es kam wie es kommen musste: Er latschte mit Schuhen durch die Wohnung. Ohne ein Wort zu sagen, stellte ich ihm den Sauger und den Wischer vor die Füße. Er wollte noch diskutieren, von mir kam aber nur ein Satz: »Du machst das, ansonsten kannst du mir meine Wohnungsschlüssel wiedergeben«. Ich glaube, es war das erste Mal, dass er mit seinen 31 Jahren einen Sauger und Wischer benutzte, er war fürchterlich genervt, aber seit diesem Tag zieht er seine Schuhe aus. So ist unser Zusammenleben, ich erziehe ihn wie eine Mutter ihren kleinen Sohn.

Doch nicht nur in der Beziehung verändert sich etwas, auch ich verändere mich. Genauer gesagt: Mein Fokus verschiebt sich immer mehr aufs Außen. Es ist schwer zu beschreiben, aber ich fühle mich zunehmend unsicherer unter Menschen. Es beschäftigt mich immer mehr, was andere über mich denken könnten, und dadurch empfinde ich immer weniger Lust, unter Menschen zu gehen. Ich bin lieber allein und einfach nur für mich. Außerhalb der Wohnung – ganz gleich ob in der Schule oder beim Einkaufen – fühle ich einen inneren Druck und eine Schwere, die erst abfällt, wenn ich zu Hause bin. Ich denke mir aber nichts weiter dabei, nach all den Strapazen der letzten Jahre ist das bestimmt nur eine Phase.

So ist es für mich nicht weiter verwunderlich, dass ich mittlerweile seit elf Monaten mit Badr zusammen bin und seine Freunde bis heute nicht kennengelernt habe, obwohl ich von ihnen immer wieder mit eingeladen wurde. Pärchenabende, gemeinsame Kinobesuche oder zusammen kochen – ich lehnte alles ab. Ich habe keine Lust darauf, denn ich fühle mich unsicher und vor allem schäme ich mich insgeheim. Ich habe das Gefühl, als Freundin nicht gut genug, nicht hübsch genug zu sein. Was werden die Freunde über mich denken? Bestimmt fragen sie sich, wie Badr sich ausgerechnet mich als Freundin aussuchen konnte und diese Blamage will ich ihm und mir ersparen. Deshalb erfinde ich immer wieder Ausreden und Notlügen. Anfangs funktionierte das recht gut, jetzt fragt Badr immer öfter und das überfordert mich.

So wie die türkische Hochzeit eines Freundes, zu der wir beide eingeladen sind. Badr liegt mir damit seit Tagen in den Ohren, und ich bin einfach nicht darauf eingegangen. Ich will da auf keinen Fall hin, aber ich merke, dass er es mir diesmal wirklich übelnehmen würde, wenn ich ihn schon wieder nicht begleite. Die Situation setzt mich unter Druck. Allein bei der Vorstellung von diesem Abend, an den Trubel, die ganzen Menschen, die Lautstärke und an seine Freunde, fühle ich mich fürchterlich unwohl. Aber auch zerrissen und verzweifelt, denn Badr ist mir wichtig, und ich würde ihm so gerne diesen Gefallen tun, ihn begleiten und einen tollen Abend mit ihm haben. Ich möchte ihn weder verletzen noch enttäuschen, aber ich spüre, dass es nicht geht und ich aus meiner Haut nun mal nicht rauskomme. Ich will da nicht hin, ich will Badrs Freunde nicht kennenlernen. Was, wenn sie mich nicht mögen und hinter meinem Rücken über mich reden? Dann ausgerechnet noch eine Hochzeit. Alle werden sich hübsch zurechtgemacht haben, und dann komm ich da an. So unattraktiv wie ich bin, kann ich da unmöglich hin. Ich schäme mich so, und ich möchte nicht, dass Badr sich für mich schämen muss. Es ist ganz einfach: Solange sie mich nicht kennen, können sie nicht schlecht über mich reden. Ich beschließe, zu Hause zu bleiben. Außerdem ist Samstag. Die

Woche war anstrengend genug für mich, heute Abend möchte ich einfach – wie jeden Samstag – auf der Couch liegen und entspannen. Ganz ohne Druck.

Ich teile Badr meine Entscheidung mit, und ihm steht die Enttäuschung ins Gesicht geschrieben. Er versteht nicht, wieso ich nicht wenigstens ihm zuliebe mitkommen kann, und warum ich mich nicht für ihn, für sein Leben, für sein Umfeld interessiere. Es zerreißt mich innerlich, denn so ist es ja nicht. Besonders tragisch: Badr denkt jetzt, dass ich mich für ihn schäme und ihn deshalb nie begleite. Wie absurd! Es tut mir weh zu sehen, wie enttäuscht er ist und wie er den Fehler bei sich sucht. Ich versuche, ihm zu erklären, dass ich mich für mich selbst schäme und Angst davor habe, was seine Freunde über mich denken könnten. Er schaut mich nur mit großen Augen an und kann es nicht verstehen. Tut es einfach ab und zieht es ins Lächerliche, weil es für ihn so absurd klingt. Badr beteuert mir, wie wunderbar ich bin, wie attraktiv, sympathisch und klug, noch nie hätte er so eine tolle Frau wie mich gehabt, seine Freunde werden mich definitiv mögen.

Auch wenn er mit ganzem Herzen versucht, mich vom Gegenteil zu überzeugen, erreichen mich seine Worte nicht. Ich selbst fühle mich minderwertig. An meiner Gefühlslage ändert all das, was er erzählt, nichts – außer dass ich mich noch unverstandener fühle. Er wird sauer und wirft mir an den Kopf, was das für ein Quatsch ist, den ich da von mir gebe. Zum ersten Mal hat er kein Verständnis für mich, dazu ist er zu enttäuscht. Das tut mir weh.

»Sarah, sie kennen dich nicht. Warum sollten sie dich nicht mögen, wenn sie dich doch gar nicht kennen. Das ergibt keinen Sinn. Sie wollen dich kennenlernen, und das seit Monaten. Ich weiß langsam auch nicht mehr, was ich ihnen erzählen soll. Die denken langsam, du hast ein Problem mit ihnen. Lass uns wenigstens kurz vorbeischauen. Wir bleiben nicht lange. Bitte!«

»Sag ihnen, ich bin krank.«

»Habe ich beim letzten Mal schon gesagt.«

Badr ist sehr hartnäckig und genervt, ihm zuliebe überwinde ich mich und sage mit einem flauen Gefühl im Magen zu. Ich verstehe nicht, dass Badr sich das überhaupt antun will, es muss ihm doch peinlich sein!

Ich betreibe Schadensbegrenzung, stehe zwei Stunden im Bad, ziehe das tollste Outfit und die tollsten High Heels an. Badrs Augen glänzen, als er mich sieht, aber mich berührt es nicht. Ich stehe vor dem Spiegel und empfinde nur Minderwertigkeitsgefühle. Ich fühle mich so hässlich – warum kann ich mich nicht einfach irgendwo verkriechen?

Ein Freund von ihm holt uns ab, und ich begrüße ihn schnell und flüchtig. *Setz dich einfach nach hinten und lass es gut sein, Sarah.* Ich sitze wie versteinert auf der Rückbank und spüre, dass mein Herz schneller schlägt, meine Hände irgendwie feucht werden. Der Freund versucht ein paarmal, mich ins Gespräch einzubinden, aber ich bin so angespannt, dass ich nicht weiß, was ich antworten soll. Ein Gespräch kommt so natürlich nicht zustande. Was wird der bloß über mich denken? So wie ich mich hier verhalte, wird der mich für eine arrogante, unnahbare Zicke halten. Dabei dient mein unnahbares Verhalten doch nur meinem Schutz. Eine Fassade, die meine Unsicherheit überspielen soll, damit mein Außen meine Unsicherheit nicht bemerkt. Und irgendwie habe ich sowieso das Gefühl, dass er mich nicht mag. Ich wusste es doch! Er denkt nicht gut über mich. Sicherlich denkt er gerade, wie konnte Badr sich die als Freundin nehmen. Was für ein furchtbarer Stress! Die Gedanken in meinem Kopf hören nicht auf, sich zu drehen, sie werden immer abstruser. *Der Abend wird schon vorbeigehen, du machst es Badr zuliebe!*

Wir kommen bei der Hochzeit an, mit wackligen Knien betrete ich den Festsaal. Ein großer, bunt geschmückter Festsaal, laute Musik, stickige Luft und um die 200 Gäste. Halleluja, worauf habe ich mich da eingelassen? Die Menschen haben Spaß, tanzen und feiern. Ich suche mir schnell die abgelegenste und dunkelste Ecke und verkrieche mich dort mit einem Glas Wasser. So schnell, dass ich selbst Badr auf den Weg dorthin verliere. Von mir aus. Die Menschen, die Lautstärke, das ist mir alles zu viel. Mein Herz pocht, mir wird leicht schwindlig. Das wird an der Luft liegen, denk ich mir. Verrückt, noch vor einem Jahr konnte es mir nicht laut und bunt genug sein. Nun stehe ich hier wie ein scheues Reh mit meinem Glas Wasser in der abgelegensten Ecke des Raums und hoffe, dass mich bloß keiner anspricht.

Ich will hier weg, nach Hause auf meine Couch. Einfach lächeln, damit es bloß keiner merkt. Was die Leute wohl denken, dass ich hier so rumstehe wie die letzte Spaßbremse? Wie peinlich! Was werden Badrs Freunde über mich denken? Zum Glück gehe ich in dem Menschentrubel unter, und wenn ich ganz großes Glück habe, dann werden sie mich gar nicht erst sehen. Ich fühle mich so unwohl, meine Hände schwitzen unaufhörlich, und ich habe durchgehend dieses Druckgefühl im Brustbereich. Am liebsten würde ich einfach nur rausrennen. Ich lächle und lege zeitgleich wieder meine unnahbarste Ausstrahlung auf, damit mich auch bloß keiner anspricht.

Der Freund aus dem Auto entdeckt mich und will mich auf die Tanzfläche ziehen. Das hat mir noch gefehlt! Er meint es sicherlich nur nett, aber es überfordert mich in dem Moment maßlos. Er hört auch nicht auf. In meiner Überforderung bricht es ziemlich unfreundlich und giftig aus mir heraus, er solle mich jetzt bitte endlich in Ruhe lassen! *Super, Sarah, nun wird er wirklich denken, dass du eine arrogante Zicke bist.* Er verschwindet genauso schnell, wie er gekommen war.

Jetzt reicht es, das ergibt keinen Sinn. Ich habe es versucht, und jetzt ist Schluss. Ich werde mir ein Taxi bestellen und verschwinden. Wie von der Tarantel gestochen renne ich in meinen High Heels zum Ausgang, quetsche mich durch die Menschenmassen und will einfach nur raus. Weg, ganz schnell weg! An der Eingangstür läuft mir Badr über den Weg, er hat mich gesucht. Er sieht sofort, wie schlecht es mir geht und wie gestresst ich bin. Noch bevor ich etwas sagen kann, sagt er ganz ruhig zu mir: »Komm, wir fahren. Danke, dass du es versucht hast.«

Wir verlassen den lauten Festsaal, und augenblicklich fällt die Anspannung von mir ab. Ich kann wieder atmen und nehme mehrere tiefe Atemzüge. Sofort geht es mir wieder gut.

»Ich weiß auch nicht, ich habe mich dort so unwohl gefühlt«, versuche ich, Badr zu erklären. »Vielleicht, weil ich keinen kannte. Es tut mir so leid. Wirklich, glaub mir, ich hätte so gern einen schönen Abend mit dir verbracht. Ich glaube, dass ich zurzeit einfach nur meine Ruhe brauche. Und dann kommt sicher wieder eine Phase, in der ich auch wieder weggehen will. Ich war ja früher auch nicht so. Das bin nicht ich. Glaub mir. Das bin nicht ich.«

Ich erzähle ihm von der lebensfrohen »alten« Sarah, denn diese Sarah hat er nie kennengelernt. Für ihn ist es vollkommen in Ordnung. Keine Vorwürfe, kein schlechtes Gefühl. Er nimmt mich bedingungslos so, wie ich bin. Wir fahren noch zu einem Imbiss, um eine Kleinigkeit zu essen, und dann geht es endlich nach Hause auf die Couch. Selten in meinem Leben war ich so erschöpft.

Seit diesem Abend fragt Badr nicht mehr, ob ich mit zu seinen Freunden komme, er geht ohne mich. Wir leben immer zurückgezogener. Trotzdem bleiben Badrs Freunde ein sehr empfindliches Thema bei mir. Selbst wenn er alleine mit ihnen unterwegs ist, zerbreche ich mir den Kopf darüber, ob sie wohl über mich reden und was sie von mir denken. Ich löchere ihn mit Fragen, wenn er nach den Treffen nach Hause kommt. Ich will alles genau wissen und analysieren. Sowieso bin ich immer mehr damit beschäftigt, das Verhalten meiner Mitmenschen zu analysieren. Jedes Wort wird auf die Goldwaage gelegt, jede Geste, jede Mimik wird unter die Lupe genommen. Im Mittelpunkt meiner umfassenden Analysen steht immer der Aspekt, ob der- oder diejenige negativ über mich denken könnte, mich nicht mögen könnte, mich hässlich findet oder sich vor mir ekelt. Das ist ganz schön zermürbend. Dabei unterscheide ich nicht, ob es Mitschüler sind, mein Sitznachbar in der U-Bahn oder die Verkäuferin an der Supermarktkasse. Deshalb kostet mich der Kontakt mit anderen Menschen unglaublich viel Kraft, meine Wahrnehmung bezieht sich mehr auf das Äußere.

Weihnachten steht vor der Tür, wir sind bei Badrs Schwester eingeladen. Ich weiß, dass das nächste Drama ansteht, und es graut mir davor. Badrs Schwester und ihren Mann mochte ich anfangs sehr, ich lernte sie bereits kennen, als Badr und ich noch nicht so »richtig« zusammen waren. Wir kannten uns gerade mal eine Woche, da stellte er mich ihnen vor. Ich schloss sie direkt ins Herz, wir hatten ein inniges und freundschaftliches Verhältnis. Und bis zum Sommer hatten wir auch viel miteinander zu tun. In den letzten Monaten distanzierte ich mich aber immer mehr von ihnen, da ich Angst hatte, dass eventuell auch sie negativ über mich denken könnten.

Badrs Schwester spürt natürlich, dass ich mich von ihr distanziere und im Kontakt sehr sachlich bin. Folglich wird sie unsicher im Umgang mit mir. Ich wiederum schließe daraus, dass sie ein Problem mit mir haben könnte und werde noch distanzierter. Ein schlimmer Kreislauf. Seit Schulbeginn beschränkt sich unser Kontakt nun auf Telefongespräche. Ich bekomme mit, dass sie Badr in letzter Zeit am Telefon öfter auf mich anspricht und sich Sorgen macht. Badr erklärt ihr, dass die Schule mich ziemlich erschöpft. Sie glaubt es ihm nur bedingt und versteht nicht, weshalb man nichts anderes mehr machen kann, nur weil man zur Schule geht. Im Herbst wollten wir alle zusammen für ein paar Tage wegfahren, aber ich sagte spontan ab. »Die Katzen sind krank geworden.« Am dreißigsten Geburtstag ihres Mannes hatte ich »Migräne«, bei den gefühlt anderen zwanzig Einladungen musste ich leider absagen, weil ich lernen musste.

Nun steht das Weihnachtsfest vor der Tür, und es beschäftigt mich schon seit Tagen.

»Ich werde nicht hingehen«, erkläre ich. »Ich spüre doch, dass sie mich nicht mehr mag. Sie hat ein Problem mit mir. Ich muss mich nicht mit Menschen an den Tisch setzen, die mich eh nicht mögen.«

»Es ist absurd«, widerspricht Badr. »Einfach absurd. Sie mag dich so sehr. Sie hat dich so ins Herz geschlossen und ist einfach nur traurig, weil du dich immer mehr von ihr abwendest.« Es macht mich wütend. »Ich spüre es doch!« Ich spüre, dass sie denkt, ich sei nicht gut genug für ihren Bruder. »Deine Freunde, deine Familie, alle denken, ich bin nicht gut genug für dich. Vor allem zu hässlich. Die denken alle, ich bin zu hässlich für dich. Du merkst es nur nicht, weil sich keiner traut, es dir ins Gesicht zu sagen!« Mir kommen die Tränen. Tief im Inneren ist mir schon klar, dass das nicht stimmen kann, dennoch ist dieses Gefühl da. Und es fühlt sich fürchterlich an. »Mir egal. Mir ist alles egal. Soll deine Schwester doch so über mich denken. Ich werde nicht hingehen. Sag ihr, ich werde nicht kommen.«

Badr schaut mich verzweifelt an und ist überfordert. Er erklärt mir, wie dämlich es mal wieder ist, was ich da erzähle. Dass es immer schlimmer werden würde mit mir und dass ich damit aufhören müsse. In seiner Verzweiflung wird er richtig laut und gibt mir zu verstehen, dass ich mich mit meinem Verhalten nun langsam wirklich unbeliebt in seinem Umfeld machen würde. Keiner würde verstehen, wieso ich ihn nirgendwohin begleite.

»Siehst du, ich sag es dir doch. Sie reden über mich. Ich wusste es. Ich wusste es!« Heulend renne ich ins Schlafzimmer und will einfach nur allein sein. Ich fühle mich so unverstanden. Wieso versteht er mich denn nicht?

In der Schule kapsle ich mich ab, so weit es geht. Schlimm sind für mich Gruppenarbeiten. Ich rede dann nicht viel, halte mich zurück und nehme eine Beobachterperspektive ein. Überwiegend beobachte ich auch mich. Nicht nur, dass etwas mit mir nicht stimmt, ich spüre zudem, dass ich immer öfter die Kontrolle verliere und Situationen, Gedanken und Gefühlen ausgeliefert bin. Für einen Kontrollfreak ist das wirklich schlimm.

Heute steht eine Zweiergruppenarbeit an, das Ergebnis sollen wir in einem Vortrag präsentieren. Wirtschaftswissenschaften ist mein stärkstes Fach, und so ist das an sich kein Problem, jedoch setzt mich allein der Gedanke an diesen Vortrag unter Druck. Früher ging ich in Vorträgen auf, und war ich erst einmal im Redefluss, war ich nur schwer zu stoppen. Es machte mir Spaß, und ich war gut darin. Nun stehe ich unter Stress. Theoretisch weiß ich, dass ich den Stoff beherrsche und nichts zu befürchten habe, praktisch fühle ich eine riesige Angst, vor den anderen zu versagen. Wo kommt das so plötzlich her?

Ich stehe vor der Klasse, lege die Folie auf den Overheadprojektor und blicke in die erwartungsvollen Gesichter meiner Mitschüler und meiner Lehrerin. Dreißig Augenpaare sind auf mich gerichtet. Von jetzt auf gleich schießt eine Hitzewelle durch meinen Körper, ich spüre, wie die ersten Schweißtropfen sich auf meiner Stirn perlen und meine Beine zu Gummi werden. Alles um mich herum erscheint unwirklich. Mit großer Mühe halte ich mich gerade noch am Projektor fest – aus Angst umzukippen und ohnmächtig zu werden. Ein für mich nicht greifbares Gefühl fließt durch meinen Körper. Ich schäme mich so. Mein Kopf ist komplett leer. Ich versuche noch, etwas raus zu kriegen und die Zahlen auf meiner Folie zu erörtern, aber ich scheitere kläglich. Ein fürchterliches Gefühl. Mein stärkstes Fach, und ich stehe hier wie ein Häufchen Elend, bringe kein sinnvolles Wort mehr heraus. Bruttoinlandsprodukt, was war das noch mal? Wie peinlich!

In meinem Kopf herrscht ein riesiges Durcheinander, und ich schaue in das enttäuschte Gesicht meiner Lehrerin. Ich bekomme null Punkte. Fassungslos gehe ich zu meinem Platz zurück und könnte heulen vor Wut, vor Verzweiflung. Augenblicklich fällt die Anspannung von mir ab. Was war das bitte?

Diese Frage stelle ich mir seit neustem auch im Sportunterricht. Seit Schulbeginn habe ich mal wieder zugenommen, so um die acht bis zehn Kilo. Auf jeden Fall fühle ich mich in meiner Haut aktuell nicht so wohl. Liegt es daran, dass ich auf einmal Angst vor dem Sportunterricht habe? So stark, dass ich bereits gestern Abend Stunden wach im Bett gelegen habe und vor Unbehagen nicht einschlafen konnte?

In der Umkleide habe ich auf einmal Angst, mich vor den anderen umzuziehen. Was könnten die dann denken? Und was würden sie denken, wenn ich mich jetzt heimlich auf der Toilette umziehe? Das ist ja mindestens genauso peinlich! Sowieso ist auf einmal alles irgendwie peinlich und mit Scham behaftet. Ich fühle mich immer hilfloser und so unwohl. Also stehe ich wie versteinert in der Umkleide und weiß nicht, was ich machen soll. Ich lasse Zeit verstreichen, warte, bis alle in der Halle sind und ziehe mich dann alleine um. *Seit wann hast du Probleme damit, dich vor anderen auszuziehen?*

Die Tortur an diesem Tag geht weiter: Hindernislauf! Ich stehe in der Schlange und fange an, innerlich zu beben. Ich habe solch eine Angst vor diesem Hindernislauf, dass mein Körper zittert und mein Herz rast. Ich kann das nicht machen. Alle werden mich beobachten, wenn ich mich dabei blamiere, hinfalle, es nicht über den Bock schaffe ... *Wie peinlich, niemals kannst du das machen!* Ich stehe in der Schlange und habe das Gefühl, mich nicht bewegen zu können. Vor mir Mitschüler, hinter mir Mitschüler. Ich gehe zu meiner Lehrerin und sage ihr, dass mir schwindlig ist. Ich darf mich auf die Bank setzen. Puh, entkommen! *Aber was ist denn das, Sarah? Irgendwas stimmt nicht mit dir, das hattest du doch früher nicht. Du hast so viel in deinem Leben gemeistert, und jetzt scheiterst du an einem Hindernislauf? Es ist doch scheißegal, was die hier alle denken.* Das Zureden hilft mir nicht, das Gefühl ist gekommen, um zu bleiben.

Auch in meiner Beziehung mit Badr spüre ich mittlerweile das Gefühl, beziehungsweise die ganze Gefühlspallette: Angst, nicht gut genug zu sein, nicht zu genügen, abgelehnt zu werden, Hilflosigkeit, Scham. Nun fühle ich mich auch unwohl, wenn ich mich vor ihm ausziehe. Die Folge: Auch hier ziehe mich immer mehr zurück. Ich spüre kein Verlangen mehr, mit ihm zu schlafen, ihm nah zu kommen. Ich zucke zusammen, sobald er mich berührt und halte ihn mehr und mehr auf Abstand. Ich verkrieche mich in meine Welt, in mein kleines Schneckenhaus. In diesem Schneckenhaus ist nur Platz für mich. Gerade mal elf Monate sind wir ein Paar, und da ist keinerlei Lust mehr. Badr und ich leben wie Bruder und Schwester aneinander vorbei und es ist mir egal. Ich schiebe das Thema von mir weg und möchte mich nicht darüber unterhalten. Ich reagiere abweisend, wenn es um unser Sexualleben geht, selbst wenn er darüber sprechen will. Wie soll ich ihm etwas erklären, was ich selbst nicht verstehe? Ich habe genug mit mir zu tun.

Vielleicht liegt es daran, dass ich ihn seit Monaten bemuttere und dabei die leidenschaftlichen Gefühle auf der Strecke geblieben sind. Vielleicht liegt es an meiner Veränderung, mit der ich selbst überfordert bin. Vielleicht hatte ich nie Gefühle für ihn. Ich weiß es alles nicht, und irgendwie ist es mir auch egal. Ich werde immer aggressiver, wenn er mir zu nahekommt oder ich mich bedrängt fühle. Und bedrängt fühle ich mich mittlerweile bereits, wenn er seine Hand auf mein Knie legt. Vor kurzem lag ich mit ihm auf der Couch. Er umarmte mich von hinten, und ich wurde hysterisch. Ich fing an zu schreien und um mich zu schlagen. Es fühlte sich wie eine ganz tiefe Angst an. Werde ich nun endgültig irre? Badr schaute mich total entsetzt an. Das ist doch alles nicht mehr normal. So war ich doch früher nicht! Es soll aufhören.

Diese Veränderung, diese Phase soll aufhören. Das bin nicht ich. Immer öfter fühle ich mich hilflos und der Veränderung ausgeliefert. Er will wissen, warum ich keinerlei Nähe mehr zulasse. Ich weiß es nicht, wenn ich es doch wüsste. Ob ich mich vor ihm ekeln würde? Wie absurd. Er versteht es nicht, glaubt langsam, dass es an ihm liegt, und das verletzt mich so. Ich reiße mich zusammen, der arme

Mann. Ihm zuliebe und vor allem, um nicht mit ihm diskutieren zu müssen, schlafe ich mit ihm. So hören zumindest die täglichen Diskussionen auf. Ein Problem weniger.

Dann bricht es aus dem Nichts beim Sex aus mir heraus und ich fange an zu heulen. Tränen laufen mir übers Gesicht. Fühle mich leer, wie innerlich tot. Und dieses Gefühl, wie ich es damals auf der Matratze zwischen den leeren Alkoholflaschen hatte, bricht aus mir heraus. Ich heule und heule! *Wieso, Sarah?* Es macht mich fassungslos, und wütend. Ich kam nach Berlin, es war alles so toll, so schön, so leicht wie nie zuvor. Ich war glücklich wie nie zuvor. Dieser Scheiß macht mich langsam wirklich wütend. *Wieso entgleist dir alles? Jetzt, wo du glücklich sein könntest, keine Sorgen mehr hast und nicht kämpfen müsstest, passieren dir Sachen, die du nicht steuern kannst. Eine tolle Wohnung, einen tollen Freund, der Schulplatz, den du so wolltest. Erstmals in deinem Leben ist alles gut.* Ich verstehe es nicht!

Die Situation ist schwierig für Badr und mich, und es kriselt zunehmend. Auch das ist mir egal. Ich bin irgendwie abgespalten von meinen Gefühlen und hab genug mit mir selbst zu tun. Da kann ich mich nicht auch noch um seine Probleme und um seinen Leidensdruck kümmern. Soll er doch gehen. Ich spüre ja eh die ganze Zeit, dass ich nicht gut genug für ihn bin.

Er geht nicht. Er wird immer ruhiger und diskutiert nicht mehr. Er passt sich der Situation immer mehr an, um mich nicht zu verlieren. Es kommt mir so vor, als würde er sich dabei selbst ein Stück verlieren.

Wir haben Februar, und im April stehen die Prüfungen an. Bisher lief alles gut und bald ist es vorbei. Dann bin ich wieder frei! Dann bin ich wer und kann endlich studieren. Im Unterricht habe ich immer öfter nasse Hände, so nass, dass das Papier, auf dem ich schreibe, wellig wird. Es kommt mir seltsam vor. Ja, in meiner Familie schwitzen sie alle recht viel, das ist keine neue Thematik. Und mir ist prinzipiell immer eher zu warm als zu kalt. Aber dass ich permanent nasse Hände habe und unter den Achseln stark schwitze, nervt mich total. Ich versuche, meine Hände möglichst zu verstecken, weil es mir so peinlich ist. Wenn das meine Mitschüler sehen, was sollen die dann denken? Meine Lösung in der Not: Ich setze ich mich immer öfter auf meine Hände. Meine Arme presse ich nur noch an den Körper, damit bloß keiner meine Schweißflecken unter den Achseln entdeckt. Dadurch schwitze ich natürlich automatisch stärker, und kriege vermehrt Angst. Wieder ein fürchterlicher Kreislauf. Ich ziehe nur noch dunkle Oberteile an und die Jacke meistens nicht aus, damit die Schweißflecke nicht auffallen. Die Leute werden mich eklig finden. Und je mehr ich mich darauf fixiere, umso schlimmer wird es.

Ich frage mich, was das ist, und google es zu Hause. Hyperhidrose: übermäßiges, krankhaftes Schwitzen. Das ist es. Nun habe ich eine Erklärung: *Sarah, du leidest unter Hyperhidrose.* Laut Google kann man das behandeln, entweder mit Botox oder man lässt sich die Schweißdrüsen herausoperieren. Gott sei Dank! Ich recherchiere, suche nach Ärzten und rufe bei der Krankenkasse an. Ich merke, dass es nicht so einfach wird mit der Finanzierung. Gut, dann zahle ich es eben selbst. Sobald die Schule vorbei ist, kann ich den Sommer über wieder arbeiten, dann kann ich mir den Spaß erlauben. Ich lasse mir die Schweißdrüsen herausoperieren, das wird mein Problem bestimmt lösen. Bestimmt bin ich unter Menschen nur wegen des Schwitzens so verunsichert. Wenn das erst mal aufhört, dann fühle ich mich unter ihnen auch wieder wohler. Das ist doch völlig logisch.

Die Vorklausuren stehen an. Deutsch war seit jeher ein Fach, für das ich noch nie lernen musste und mit Leichtigkeit gute Noten schrieb. Okay, abgesehen von den Diktaten in der ersten und zweiten Klasse. Deutsch-Vorklausur: Ich sitze vor meinem Blatt und bekomme keinen einzigen vernünftigen Satz heraus. Ich werde nervös, schreibe zwei Sätze. Sie sind Mist. Ich fang von vorne an. Aber mein Kopf ist völlig blockiert, nichts geht mehr. Ich weiß jetzt, was mit der Redewendung »Ein Brett vor dem Kopf haben« gemeint ist. Ich spreche zu mir und versuche, mich zu beruhigen. *Sarah, nicht durchdrehen, du kommst gleich rein. Es gibt genug Zeit.*

Ich komme nicht rein und fange immer wieder an zu schreiben. Links neben mir stapelt sich das Papier mit den Fehlversuchen. Ich werde zunehmend nervöser und bekomme wirklich Bammel. *Das hier ist die Vorklausur, wenn du jetzt null Punkte schreibst, Sarah, dann war es das. Dann wirst du nicht zu den Prüfungen zugelassen. Dann waren all die Monate, die ganzen Einbußen, die ungelebten Monate umsonst.* Ein Katastrophen-Szenario spielt sich in meinem Kopf ab. Ein Umstand, über den ich bisher nie nachgedacht hatte, da die Vorstellung, null Punkte in einer Deutschklausur zu schreiben, weit entfernt lag. So utopisch erschien.

Das Blatt bleibt leer, drei Stunden lang. Vor Verzweiflung läuft mir eine Träne über mein Gesicht, platscht aufs Papier. Mein persönliches Drama bleibt auch von meiner Deutschlehrerin nicht unbemerkt: »Sarah, schreib etwas. Hauptsache, irgendwas. Gib auf keinen Fall ein leeres Blatt ab.« Und so schreibe ich. Wirrwarr. Hauptsache, dort steht irgendetwas, dann besteht die Chance, dass es keine null Punkte werden. Ich gebe dieses Blatt ab, eine halbe Seite habe ich voll bekommen. Von meiner Lehrerin erhalte ich einen Mitleidspunkt. Was war das? Wie kann man drei Stunden vor einem leeren

Blatt sitzen? *Sarah, bitte, was machst du?* Zunehmend entgleiten mir Sachen. Und ich kann dabei nur fassungslos zusehen.

Ich werde zum Abitur zugelassen! Seit Monaten beschäftige ich mich mit Studiengängen und Hochschulen. Ich stoße auf die Hochschule des Bundes für öffentliche Verwaltung. Super, das geht runter wie Öl, wenn das nicht solide und sicher klingt, dann weiß ich auch nicht. Bereits während des Studiums wird man Beamtin auf Widerruf und erhält Anwärterbezüge. *Das ist es, Sarah, du wirst Beamtin, wie deine Mutter. Beamtin und ein Studium, fehlt nur noch die Doppelhaushälfte, dann bist du angekommen.* Ich bewerbe mich, bestehe das Online-Vorabverfahren und werde zum Auswahlverfahren eingeladen. Es gibt einen kleinen Haken: Das Studium würde in Nordrhein-Westfalen stattfinden. Zurück nach NRW? Ich muss kurz schlucken. Aber wenn es dem soliden und sicheren Leben dient, dann ist es halt so.

Ich bereite mich auf das Auswahlverfahren vor und fahre gut vorbereitet frühmorgens mit dem Zug los. Seit meinem abrupten Abgang bin ich nie wieder nach NRW zurück, ein Jahr und vier Monate ist das nun her. Und je näher ich NRW komme, desto unwohler wird mir. Eigentlich will ich nur möglichst schnell zurück nach Berlin. *Sarah, was muss, das muss! Du ziehst das jetzt durch.*

Rechtzeitig komme ich an der Hochschule an. Ich stehe vor dem großen grauen Gebäude und bin nur wenige Schritte von dem Auswahlverfahren entfernt. Ich merke, wie dieses unwohle Gefühl, das ich seit der Abfahrt aus Berlin habe, mächtiger wird und meinen Körper flutet. Es fühlt sich an, als würde ich die Kontrolle über meinen Körper verlieren. Ich habe das Gefühl, neben mir zu stehen, meine linke Körperhälfte fängt an zu kribbeln, mein rechtes Bein wird taub. Mein Herz rast, wird schneller und schneller, ich fühle

Stiche in der Herzgegend. Drehschwindel setzt ein, die Sicht wird unscharf. Ich habe Todesangst, Angst, hier jetzt durchzudrehen, zu sterben, die Kontrolle zu verlieren. Ich will in dieses Gebäude gehen und kann es nicht. Mein Körper ist stärker. Ich, die ihrem Körper damals im Fitnesswahn alles abverlangt und ihn immer unter Kontrolle hatte, hat nun gar keine mehr. Bekomme ich jetzt einen Herzinfarkt?

Ich will um Hilfe schreien, doch noch nicht einmal das kann ich. Ich kann erst recht nicht in dieses Gebäude gehen, denn ich spüre, wenn ich da jetzt reingehe, kommt der ganz große Knall. Ich muss hier weg. Sofort weg. Wohin? Mein Herzschlag wird immer noch schneller, meine Atmung ungleichmäßiger. Berlin und Badr sind 700 Kilometer entfernt. Ich rufe Badr an.

»Ich kann da nicht rein. Ich habe fürchterliche Angst. Ich sterbe, werde sterben, wenn ich das Gebäude betrete. Ich will hier weg!«

Ich muss nicht viel reden, ich spüre, dass er mich versteht, so wie er es immer tut. Ganz ruhig sagt er zu mir: »Nimm dir jetzt bitte ein Taxi zum Bahnhof, steig in den nächsten ICE und komm zurück. Es ist nicht schlimm, du brauchst da jetzt auch nicht reingehen, komm einfach zurück. Es wird alles gut.« »Mein Zug fährt erst heute Abend. Weißt du, wie viel es kostet, wenn ich ein neues Ticket kaufe?«

»Das ist doch egal. Es ist nur Geld. Komm her.«

Eine Eigenschaft, die ich an Badr seit jeher schätze: Geld ist für ihn nur ein Zahlungsmittel, nicht mehr und nicht weniger. Ich bestelle mir ein Taxi und nehme den nächsten Zug zurück. Hauptsache zurück.

Total erschöpft und frustriert erreiche ich den Berliner Hauptbahnhof. Ich steige erleichtert aus, bin aber von mir selbst so enttäuscht: Ich lernte für das Auswahlverfahren, fuhr sieben Stunden quer durch Deutschland, um dann wie gelähmt vor einem Hochschulgebäude zu stehen und schließlich unverrichteter Dinge wieder sieben Stunden zurückzufahren. Heute weiß ich: Es war eine starke Panikattacke – und sie kam aus dem Nichts.

Nun gut, Plan A ist gescheitert. Dann eben Plan B, ein Studium in Berlin. Der Studiengang »Wirtschaft und Politik« klingt vielversprechend; denn hier reizen mich nicht nur die Verdienstmöglichkeiten. Ich war schon immer politisch interessiert gewesen und voller Unmut darüber, was »die da oben« veranstalten und was in der Welt so vor sich geht. Nur meckern, das gilt nicht! Die letzten Wochen vor den Abi-Klausuren lerne ich nur noch, ich will unbedingt einen Platz in diesem Studiengang bekommen.

Die Prüfungstage stehen an, und ich meistere sie alle. Läuft! Und dann kommt Deutsch. Meine Blockade hatte sich in den letzten Wochen nur noch verstärkt. Klatschnass geschwitzt verlasse ich den Prüfungsraum. Wie ist es nur möglich, dass der Kopf auf einmal sämtliche Fähigkeiten und Begabungen komplett blockieren kann? Ich gebe ein leeres Blatt ab. Das muss man sich mal vorstellen, ich gebe ein weißes, leeres Blatt in der Prüfung ab! Ich fasse es nicht. Aber ich konnte mit Mathe ausgleichen – und bestand. *Puh! Sarah geschafft, das Ziel ist erreicht. Jetzt wird alles gut.*

Zur Zeugnisausgabe und zu den Feiern gehe ich erst gar nicht. In der letzten Deutschklausur hatte ich Idiotin eine weiß-hellblau gestreifte Bluse an und Schweißflecken unter dem Arm in der Größe des Bodensees. Hinter mir die Reihen lachten bereits darüber, ich schäme mich noch immer dafür. Ich bin einfach nur froh, dass diese Zeit vorbei ist, und so lasse ich Badr mein Zeugnis im Sekretariat abholen.

Für den Studiengang »Wirtschaft und Politik« erhalte ich eine Zusage. Dennoch bleibt die große Freude darüber irgendwie aus. Wir haben Juni 2011. Das Semester beginnt erst im Oktober, und so habe ich viel Zeit zum Leben. Darauf habe ich neun Monate hingefiebert. Die ganze Zeit dachte ich, die Lebensfreude kehrt zurück, sobald ich die Schule beendet habe. Pustekuchen. Im Gegenteil, es ist, als würde ich von jetzt auf gleich in ein riesiges graues Loch fallen. Ich komme morgens nur noch mit Not aus dem Bett. Ich, die sonst eher zu viel Energie hat, hat jetzt überhaupt keine mehr.

Nur mit Mühe schaffe ich es, mich um den Haushalt zu kümmern. Ich mache den Haushalt und bin wieder erschöpft. Erschöpft vom Saubermachen? Ich liege größtenteils im Bett und schlafe den halben Tag. Schlafe und schlafe. Noch nie zuvor habe ich so viel geschlafen, und trotzdem fühle ich mich nur noch müde. Mir fehlt die Lust auf einfach alles. Ich gehe immer weniger vor die Tür. Am liebsten bin ich zu Hause, dort fühle ich mich sicher und frei von Anspannung. Zudem haben wir Sommer, draußen ist es warm. Im Sommer schwitzt man noch mehr, und ich mit meiner Hyperhidrose … *Sarah, solange es so warm ist, kannst du auch nicht rausgehen, du wirst noch mehr schwitzen. Was sollen die Leute dann denken? Sie werden sich ekeln.*

Ich bin auch zu erschöpft, um zu arbeiten. Doch ohne Geld kann ich mir die Schweißdrüsen nicht rausoperieren lassen. Es geht einfach nicht. *So wie du aussieht, kannst du definitiv nicht in der Gastro arbeiten. Dich wird keiner einstellen. Was sollen die Leute, die Gäste denken?* Ich schäme mich so.

Im Oktober beginnt das Studium. *Bis zum Oktober musst du dich erholt haben, dann brauchst du Kraft. Also, erhole dich.* Ich liege im Bett, esse und schaue TV. Gleichzeitig fühle ich mich so nutzlos, so wertlos. Immer wieder will ich etwas machen, raffe mich auf und bin nach kurzer Zeit fürchterlich erschöpft.

Um wenigstens etwas vor die Tür zu kommen, melde ich mich im Fitnessstudio an. Dort gehe ich ab und an hin und mache etwas Cardio. Ich würde so gern wieder in die Gruppenkurse, die machten mir immer so einen Spaß. Heute habe ich mich dazu aufgerafft und all meinen Mut zusammengenommen. Ich betrete den Kursraum, hole mir eine der pinkfarbenen Matten und suche mir einen Platz weit hinten. Möglichst weit weg von den anderen, möglichst weit weg von der Spiegelwand. Nun liege ich hier und habe das Gefühl, von allen gemustert zu werden. Ich fühle mich schrecklich unwohl. Die zwei neben mir unterhalten sich. Mit einem Ohr hänge ich die ganze Zeit im Gespräch, weil ich hören will, ob sie über mich sprechen. So fühlt es sich zumindest an. Währenddessen sage ich mir die ganze Zeit: *Sarah, es ist doch so egal, was die anderen über dich denken.* Es ist aber diese Gefühls-Schallplatte, die immer und immer wieder abgespielt wird, die mich so beeinträchtigt und die ich mit dem Verstand nicht stoppen kann. Die Trainerin kommt rein, und zeitgleich ist mein Impuls: *Sarah, raus!*

Es ist eine Phase Sarah, die geht wieder vorbei. Langsam bin ich mir da nicht mehr ganz so sicher. Aber was soll es sonst sein? Ich verändere mich eben, meinen Charakter, mein Wesen. Alle sieben Jahre soll sich der Körper erneuern, ja, sogar die Persönlichkeit, das las ich noch letztens in der Zeitung. *Vielleicht ist jetzt einfach dein Charakter dran? Du hast viel erlebt, und das ist nun das Ergebnis: Du wirst zum Freak. Sicherlich liegt es auch am Alter. Du wirst älter, dann ist das vielleicht einfach so.* Ich bin zweiundzwanzig!

Psychische Krankheiten gibt es in meiner Welt nicht, und deshalb verschwende ich da auch keinen Gedanken daran. Meine Eltern sind von der Sorte, die nie krank werden und sogar mit einer Grippe pflichtbewusst zur Arbeit gehen. Und so wurde es mir vorgelebt. Psychische Krankheiten sind eine Einbildung des Geistes. Krankheiten für faule Leute, damit sie nicht arbeiten müssen. Ich redete mir auch diese Sache schön. Es waren stressige Monate, also tank einfach etwas auf. *Gönn dir bis Oktober eine Pause, und dann geht es in alter Frische wieder los. Mit Studienbeginn wird es wieder vorbeigehen, du brauchst eine Beschäftigung, einen Tagesablauf. Du hast den Studienplatz, den du unbedingt wolltest, jetzt freu dich. Es sind nur dreieinhalb Jahre. Dann hast du einen Studienabschluss. Eine Karriere, Geld, ein selbstbestimmtes Leben. Dann wird alles gut!*

Nur: Wie soll ich das in diesem Zustand schaffen? Mit jedem Tag, den das Studium näher rückt, fühle ich mich unwohler.

6

Die Angst siegt immer

Ich sitze auf meinem Bett und schaue die Abendnachrichten. Die Wetterfee verkündet euphorisch extrem warmes Spätsommerwetter, einen rekordverdächtigen Oktoberstart mit bis zu 29 Grad. Mist. Bis zuletzt hatte ich gehofft, dass es in den Tagen vor Semesterbeginn abkühlen würde, damit ich weniger schwitzen würde … Aber so ist es ein zusätzlicher Druck.

Morgen geht der Studienalltag los, und ich habe Angst, dass ich zu erschöpft sein könnte und der Sache nicht gewachsen bin. Na ja, irgendwie werde ich mich schon durchkämpfen. Ich lege mich mit einem mulmigen Gefühl ins Bett und will schnell einschlafen, damit ich morgen fit bin. Dummerweise bin ich so aufgeregt und ängstlich, dass ich nicht schlafen kann. Ich wälze mich hin und her, dabei spielt mein Kopf jedes Szenario immer und immer wieder durch. Ich sehe: Vorstellungsrunden im Kreis, Gruppenprojekte, Teams, die ihre Ergebnisse pitchen. Small Talk hier, Small Talk da. Wie soll ich das bloß schaffen? Ich schlafe kurz ein, werde wieder wach, schlafe kurz ein, werde wieder wach. Und dann schlafe ich vor Angst überhaupt nicht mehr. Ich liege hellwach im Bett, starre die weiße Decke an – und in meinem Kopf dreht sich alles. *Hallo, Gedankenkarussell, da bist du ja wieder.*

Der Wecker klingelt. Völlig gerädert ziehe ich meine Decke über den Kopf. Ich will nicht und ich schaffe das nicht. Gleich muss ich eine Stunde mit öffentlichen Verkehrsmitteln quer durch Berlin zur Hochschule fahren … Allein bei der Vorstellung läuft mir ein Schauer über den Rücken. Müde steige ich aus dem Bett und kämpfe mich mit schweren Schritten ins Bad. Dusche, putze mir die Zähne, schminke mich und ziehe mich an. Zum Schluss werfe ich noch einen letzten Kontrollblick in den großen Spiegel im Flur. *Sarah! So wie du aussiehst, kannst du unmöglich die Wohnung verlassen! Was werden die über dich denken?* Ich gehe zurück ins Schlafzimmer, spring aus den Klamotten, wühle im Kleiderschrank und versuche es mit einem anderen Outfit. Die Prozedur wiederholt sich, ich stehe vorm Spiegel, fühle mich wertlos. *Ich kann das nicht anlassen, was werden die denken, schau mal, wie du aussiehst.*

Ich werfe einen Blick auf die Uhr und stelle fest, dass ich gleich losmuss. Was mach ich denn jetzt bloß? Ich kann so unmöglich die Wohnung verlassen! Auch ein anderes Oberteil bringt keine Linderung des Gefühls. *Sarah, dreh nicht durch, diese Woche ist »nur« die Orientierungswoche und dient dem persönlichen Kennenlernen. Vergiss die Orientierungswoche, du gehst schließlich nicht hin, um Kontakte zu knüpfen, sondern um zu studieren. Keiner zwingt dich, zu dieser fürchterlichen Woche zu gehen, für dein Studium brauchst du sie eh nicht. Soziale Kontakte brauchst du auch nicht, und im Studienalltag wirst du in der Menge untergehen. Das wird leichter.* Notgedrungen entscheide ich mich, zu Hause zu bleiben.

Eine Woche später, es ist der erste reguläre Studientag. Ich plane morgens lieber mal zwei Stunden länger ein, da ich befürchte, dass sich das Szenario vorm Spiegel wiederholen wird. Badr hat mir angeboten, mich zu fahren. Mit flauem Gefühl steige ich in sein Auto, und wir kämpfen uns durch den morgendlichen Berufsverkehr. Meine Hände sind mal wieder ganz feucht. Das erlebe ich mittlerweile ständig: Sobald ich draußen unterwegs bin, habe ich feuchte Hände und bin unterschwellig angespannt.

Ich rede mir selbst Mut zu: *Sarah, reiß dich zusammen, du schaffst das schon.* Badr lässt mich an einer Kreuzung aus dem Auto, und ich laufe bei strahlendem Sonnenschein die letzten Meter zum Hochschulgebäude. Dann bleibe ich stehen und nehme einen tiefen Atemzug. Ich lasse das imposante Backsteingebäude, das gediegene Ostalgie versprüht, auf mich wirken. Sonnenstrahlen erwärmen mein Gesicht. *Sarah, da bist du! Genau für diesen Moment hast du die letzten Monate alles gegeben. Du hast es geschafft!* Ich steige die Eingangstreppen hoch, öffne die schwere Tür, steige wieder ein paar Stufen hoch und stehe im Foyer. Um mich herum wuseln Studenten. »Raum 108« steht auf dem Schreiben, das ich in meinen Händen halte. Entschlossen laufe ich die nächsten Treppenstufen hoch. *Sarah, du schaffst das. Deine erste Vorlesung – Grundzüge des Verfassungsrechts.* Klingt spannend.

Ich betrete unsicher den bereits vollen Vorlesungsraum. In der Fachhochschule (FH) sind die Räume eher klein, nur vierzig bis fünfzig Studenten. Mir wird bewusst, dass ich hier nicht in der Masse untergehen werde. Mist! Ich gehe durch die Reihen und suche mir einen freien Sitzplatz – natürlich möglichst weit hinten.

Meine Kommilitonen kennen sich schon alle, sie waren schließlich bei der Orientierungswoche und haben gemeinsam gefeiert. Mir kommt es vor, als würden sie sich seit Ewigkeiten kennen, sie wirken so vertraut. Keiner beachtet mich und das ist mir ganz recht.

Der Professor betritt den Raum, die erste Vorlesung beginnt, aber ich bin in meinem eigenen Film unterwegs. Ich will dem Professor zuhören, mich auf ihn konzentrieren, es geht nicht. Immer wieder schweife ich ab, denn ich bin nur auf das Außen, auf die anderen fokussiert. Ich beobachte sie, und ich beobachte mich – ich beobachte einfach alles! Sitzt mein T-Shirt richtig? Schaut der mich irgendwie komisch an? Und hinter mir? Tuscheln die etwa über mich? Es ist wahnsinnig anstrengend. Gefühlt bekomme ich jedes Räuspern, jeden Reiz, jede Mimik, jede Empfindung meiner fünfzig Kommilitonen mit. Körper und Geist sind so in Alarmbereitschaft, dass ich selbst eine Feder, die zu Boden gleitet, wahrnehmen würde. Da bleibt nicht mehr viel Aufmerksamkeit übrig für die Vorlesung, und so weiß ich am Ende nicht wirklich, um was es ging. *Egal, Sarah, du hast die erste Vorlesung geschafft, immerhin.*

Nach der Vorlesung flüchte ich erstmal auf die Toilette, ich brauche einen ruhigen Moment nur für mich. Ich schließe mich in der Toilettenkabine ein, setze mich auf den geschlossenen Klodeckel und gönne mir eine kleine Pause. Ein kurzer Moment frei von Anspannung. So kämpfe ich mich durch den Tag.

Schließlich ist der erste Tag vorüber. Erschöpft geht es mit den öffentlichen Verkehrsmitteln nach Hause. Die ganze Heimfahrt über habe ich mich auf den Moment gefreut, in dem ich meine Wohnungstür aufschließe. Nun ist dieser Moment gekommen, und die Tür fällt hinter mir ins Schloss. Was bin ich erleichtert! Augenblicklich fällt die Anspannung von mir ab – sie fühlt sich heute noch kräftezehrender an als zur Schulzeit.

Ich schlüpfe schnell aus meinen Klamotten und werfe die Tiefkühllasagne in den Ofen. *Die hast du dir nach dem Tag verdient, Sarah, ebenso die Packung Eis.* Ich setze mich auf die Couch, schalte den Fernseher an, esse und komme runter. Lasse mich berieseln. Für einen Moment kann ich alles vergessen.

Von nun an kämpfe ich jeden Morgen mehr und mehr mit mir, überhaupt loszufahren, und mit jeder U-Bahn-Fahrt steigt die Angst. Jeden Morgen, an dem ich vor diesem imposanten Backsteingebäude stehe, vor dieser großen schweren Eingangstür, kostet es mich mehr und mehr Kraft, sie zu öffnen. Aber ich will dieses Studium erfolgreich abschließen, ich will dieses Studium! Deshalb kämpfe ich und lasse mich nicht unterkriegen. Es fühlt sich an wie der schwerste Kampf, den ich in meinem bisherigen Leben geführt habe. Die Gewalterfahrung zu Hause – ich war stärker. Alleine mit siebzehn, irgendwo im Nirgendwo – ich war stärker. Drogensumpf – ich war stärker. Ein Neuanfang aus dem Nichts – ich habe ihn geschafft! Und nun? Erstmals mache ich die Erfahrung, dass Willenskraft begrenzt sein kann. Bisher war es so: Hatte ich mir ein Ziel gesetzt, konnte mich nichts und niemand aufhalten. Marschierte ich los. Geht nicht, gab's nicht! Wo ein Wille, da ein Weg! Und jetzt scheitere ich Tag für Tag an mir selbst. Wahnsinn! Einfaches U-Bahn-Fahren kann ich nicht mehr. In einer Menschenschlange stehen kann ich nicht mehr. Würde mir das jemand über sich erzählen, ich würde mir denken: Stell dich nicht so an, du Weichei. Und genau deshalb rede ich mit dem Außen nicht darüber. *Reiß dich endlich mal zusammen, Sarah. Marschiere!*

So vergehen die Wochen. Die Angst schwebt wie eine dunkle Wolke über meinem Tag, sie begleitet mich von früh bis spät und bestimmt meinen Tagesablauf. Meine Wohnung ist schließlich der einzige Ort, an dem ich mich sicher fühle. Also fange ich an, meine eh schon hübsche Wohnung noch hübscher zu machen. Ich gestalte alle Räume um, denn so habe ich eine Aufgabe, und es macht mich »glücklich«, wenn ich sehe, wie die Zimmer schöner und schöner werden.

Badr und ich wollen am Wochenende zu Ikea fahren, ich mag den Laden, könnte dort den ganzen Tag verbringen. Ich freu mich richtig, denn der Ausflug ist für mich ein Highlight in meinem mittlerweile »beschaulichen« Leben. Es ist ein verregneter Samstagmittag, wir machen uns auf den Weg, und ich bin gut gelaunt. Wie immer fühlt es sich so viel besser an, wenn Badr an meiner Seite ist.

Badr lacht: »Weißt du, an was du mich erinnerst, wenn ich dich da so auf deinem Beifahrersitz beobachte?«

»Ne, sag, an was?«

»An ein Erdmännchen. Du sitzt dort wie ein kleines Erdmännchen. Die ganze Zeit auf der Lauer, das Erdmännchen schaut aus der Erde, du aus dem Autofenster. Die ganze Zeit auf Adrenalin, links, rechts, links rechts, scannst alles ab.«

Er findet das süß – ich nicht. Ich beobachte mich selbst, und ja, er hat recht. Ich, das Erdmännchen, bin nur noch auf der Lauer, das gehört mittlerweile schon irgendwie zu mir und zu meinem Tag. Ich habe mich daran gewöhnt, mir fällt es gar nicht mehr auf. Immer auf der Lauer nach Angstauslösern, um diese zu vermeiden, möglichst noch, bevor das Angstgefühl auftritt. Meine Mission: schneller zu sein als die Angst.

Bei Ikea angekommen, will Badr einen Wagen holen.

»Warte, ich will mit!"

Wie ein kleines, schutzbedürftiges Kind laufe ich ihm hinterher. Er wartet, und ich fühle mich gut. Generell fühle ich mich hier gut. Badr ist an meiner Seite, Ikea ist groß, es sind sehr viele Menschen hier und ich gehe in der Masse des Samstagstrubels unter. Außerdem habe ich mit Badr eine Abmachung: Immer wenn wir unter Menschen sind, ist es seine Aufgabe, darauf zu achten, ob ich Schweißflecken unter den Achseln habe. Da ich mir manchmal nicht sicher bin, ob er die Aufgabe pflichtbewusst erfüllt, frage ich alle fünf Minuten nach. Dreimal hintereinander, sicher ist sicher. Badr macht es mit, da ich so noch einigermaßen entspannt mit ihm rausgehen kann.

Um die sechs Stunden haben wir bei Ikea verbracht, Möbel ausgesucht und darüber diskutiert, welcher Schrank es werden soll. Besser gesagt, ich habe es beschlossen, Badr hat mit Inneneinrichtung nicht viel am Hut. Für ihn ist Schrank gleich Schrank, aber er genießt es, dass wir endlich mal wieder etwas zusammen machen. Glücklich und erschöpft freue ich mich auf die Heimfahrt und auf mein Zuhause.

Kurz vor Ladenschluss kommen wir im Kassenbereich an, der gnadenlos überfüllt ist. Vierzehn Kassen nebeneinander, und an jeder Kasse häufen sich die Leute, es ist ein riesiges Gedränge und Gewusel. Mit jedem Schritt auf die Kassen zu, fühle ich mich nervöser und gestresster. Im Brustbereich breitet sich dieser Druck aus, so, als ob er mir den Atem nehmen will. Ich stelle mich in der Schlange an. Jede Zelle meines Körpers ist augenblicklich angespannt und in Alarmbereitschaft. Diese ganzen Geräusche, wie ein nasser Schwamm sauge ich sie auf, das Piepsen der Kassen, im Hintergrund die Info-Durchsage, dass der Laden gleich schließt, das schreiende Kleinkind nebenan, das Handygebimmel vor uns, dazu der Geruch der Hotdogs, die stickige Luft.

Ich nehme alles gleichzeitig wahr, und es ist, als würde jeden Moment eine Sicherung in meinem Kopf durchknallen. Mir ist schlecht. Heiß, kalt, heiß, kalt. Ich kann nicht mehr klar denken. Ich habe Panik, Angst, Angst, die Kontrolle zu verlieren. Ich komme hier nicht raus, ich drehe durch!

»Du, mir geht es gerade gar nicht gut, ich muss hier weg!«

Badr entgegnet ruhig, beinahe amüsiert: »Du hast es super gemeistert. Ich bin auch erschöpft von der Shoppingtour. Ich muss nur noch eben zahlen, dann geht's ab nach Hause. Es ist gleich geschafft, wir werden jetzt ganz sicher nicht einfach den Laden verlassen!«

Ich schweige, bleibe wie ein trotziges Kind bei unseren zwei vollgepackten Einkaufswagen stehen und konzentriere mich auf die Atmung. *Gleich ist es vorbei, Sarah, dir wird nichts passieren, dir wird nichts passieren. Alles ist gut.* Hinter uns wird die Schlange immer länger, ich fühle mich bedrängt, eingekesselt. Es kommt mir so vor, als ob der Großteil der Menschen nur auf mich fokussiert ist und mich bewertet. Immer wieder sage ich mir in Gedanken: *Halte durch, dir wird nichts passieren.*

Dann bricht es aus mir heraus: »Ich kann nicht mehr, ich muss hier weg. Du musst mit. Ich will hier sofort weg!«

»Sarah! Wir haben sechs Stunden in diesem Laden verbracht. Ich hasse shoppen. Wir zahlen das jetzt schnell, dann ist es vorbei. Ansonsten waren diese ganzen Stunden in diesem Laden umsonst. Und ich habe echt keine Lust, nächsten Samstag nochmal hierherzufahren. Setz dich ins Auto und reiß dich zusammen. Wir lassen die Sachen doch nicht hier stehen. Du spinnst doch!«

Die letzten Worte rauschen an mir vorbei. Fluchtartig verlasse ich den Kassenbereich, ich will nur noch zum Ausgang. Nichts wie weg, alles andere ist mir egal. Ich drehe sonst durch. Ich höre, wie Badr ruft: »Das Portemonnaie. Du hast das Portemonnaie!« Aber ich will nur noch fort und rase zum Auto. Dort angekommen, sacke ich zusammen. Badr ist mir hinterhergelaufen.

»Ich geh da nicht mehr rein, ich will hier weg. Sofort!« Ich werde laut und aggressiv. »Badr! Ich will hier weg. Jetzt. Und das ist keine Bitte. Was bist du denn für ein Freund? Für mich fühlt es sich gerade an, als ob die Welt sich spaltet und ich in ein riesengroßes schwarzes Erdloch falle. Ich sterbe, und du erzählst mir was von Schlafzimmermöbeln? Was stimmt denn nicht bei dir?«

Ich werde gemein, ungerecht, laut, böse – aus Verzweiflung und Wut. Ich bin wütend auf mich, auf mein Versagen und auf den Kampf, den ich mal wieder verloren habe. Und Badr ist mein Ventil. Es ist ungerecht, ich weiß es, aber ich kann und will es nicht stoppen. Er lässt sich nicht provozieren, es wirkt, als ob er gern das Ventil ist – wenn`s mir hilft.

»Sarah, mir sind die Möbel so egal. Sowieso, ich finde, wir haben ein sehr schönes Zuhause. Von mir aus kann alles genauso bleiben, wie es ist. Nur wenn wir diese zwei Einkaufswagen jetzt hier stehen lassen, weiß ich, dass dein Abend gelaufen ist. Du wirst den ganzen Abend traurig und wütend auf dich sein. Und genau deshalb werden wir die Sachen an der Kasse bezahlen. Ich fahre das Auto jetzt in eine Parknische, irgendwo wo keine Menschen sind, und du setzt dich rein. Du wartest, und ich regle den Rest. Bitte!«

Ich weiß, dass er recht hat und nicke ihm zu.

Danke, du wunderbarer Mensch!

Ich sitze im Auto und warte auf Badr. Leeren Blickes schaue ich aus dem Fenster in den verregneten Tag. Ich spüre, dass die Angst in meinem Leben immer mächtiger wird und sich ausbreitet. Ich spüre die Dynamik dahinter, aber ich kann diesen Prozess nicht aufhalten, kann nur machtlos zusehen. Es ist eine furchtbare Abwärtsspirale …

Diese Erlebnisse hinterlassen natürlich Spuren, und so fange ich an, meinen Alltag immer mehr durchzuplanen, um die Kontrolle zu behalten. Ich überlege mir weitere Strategien, wie ich die Angst vermeiden beziehungsweise überlisten kann. Ich gehe mit Badr einkaufen, wenn ich weiß, dass das Geschäft leer ist. Lebensmittel kaufen wir also nun überwiegend um 23:00 Uhr ein. Das Portemonnaie schnappen und einfach mal eben spontan in den nächsten Supermarkt flitzen, weil die Eier ausgegangen sind, das ist nicht mehr möglich. Diese Spontaneität, die Unbeschwertheit, das »Normale«, ich vermisse es so sehr. Öffentliche Verkehrsmittel nutze ich nur noch, wenn es gar nicht anders geht. Am liebsten gehe ich nur noch mit Badr raus.

Seit meinem fünfzehnten Lebensjahr bin ich Kundin im Nagelstudio, und diese Besuche sind mir wirklich wichtig. Die letzten Monate wurden sie aber mehr und mehr zur Qual. Sobald ich den Laden betrat, schwitzte ich, bekam Herzrasen, Atemnot. Ein acht Quadratmeter kleiner Raum, in dem man neunzig Minuten lang jemandem an einem Behandlungstisch gegenübersitzt, der die ganze Zeit den Fokus auf einen richtet, und dazu der Körperkontakt – was für eine Katastrophe für mich. Beim letzten Besuch zerfloss ich regelrecht. Meine Hände waren nass wie zwei große Seenplatten, so nass, dass das Nagelgel nicht hielt. Neunzig Minuten Todeskampf, ich hatte solch eine Angst. Das tue ich mir nicht mehr an. Eine meiner letzten Alltagsfreuden ist damit nun auch futsch.

Heute habe ich einen Termin beim Friseur, ich möchte mir etwas Gutes tun, mich wenigstens für einen kurzen Moment normal fühlen. Ich habe den Besuch lange hinausgezögert, weil der Friseur ähnlich problematisch wurde wie das Nagelstudio, nur mit dieser Horrorkonstellation: Dort zu sitzen, mit der Farbe auf dem Kopf, mit dem Wissen, nicht einfach aus der Situation raus zu können … na, vielen Dank!

Als ich dann auf dem Friseurstuhl sitze, fühle ich mich so unwohl und angespannt, dass ich mir wünsche, gar nicht erst hierhergekommen zu sein. Mit der Friseurin rede ich kaum, und ich versuche, möglichst nicht in den Spiegel zu schauen. Lass es bitte schnell vorbeigehen! Die Friseurin legt mir einen durchsichtigen Plastikumhang um und fängt an, die schwarze Farbe aufzutragen. Ich erstarre vor Angst. Ich werfe einen Blick im Spiegel, um zu schauen, wie weit sie ist. Dabei bemerke ich, wie die durchsichtige Plastikfolie von unten beschlägt, weil ich so am Glühen bin. Oh Gott, ist das peinlich. Im Nacken perlen die Schweißtropfen, ich zähle die Minuten, es ist so anstrengend. Erschöpft verlasse ich den Laden. So schnell tue ich mir das nicht mehr an ...

Alles was mir noch irgendwie blieb, die kleinen Momente, die mir in meinem mittlerweile tristen Leben noch Freude bereitet haben, funktionieren nicht mehr. Badr, meine Katzen und meine Wohnung, das sind meine einzigen Lichtblicke. So kann das alles nicht weitergehen. Das ist doch kein Leben.

Ich telefoniere mit meiner Mutter. Als ich mich für den soliden Weg entschied, suchte ich wieder den Kontakt zu ihr – vielleicht um Bestätigung und Anerkennung von ihr zu bekommen? Wie dem auch sei, die 700 Kilometer Abstand tun uns gut. Meist reden wir über Belanglosigkeiten, pflegen eine klassische Schönwetter-Beziehung. An diesem Tag erwischt sie mich an einem Tiefpunkt, ich hatte einen besonders kräftezehrenden Studientag, bin traurig und frustriert. Am Telefon fang ich an zu weinen. Sie fragt mich, was denn los sei. Ich habe das Bedürfnis, mich jemandem anzuvertrauen, und versuche, es ihr zu erklären.

»Ich kann nicht mehr, ich habe solch Angst. Ich habe nur noch Angst. Ich kann aus Angst nicht mehr U-Bahn fahren, ich kann nicht mehr Einkaufen gehen, ich kann immer weniger. Eigentlich kann ich nichts mehr, außer zu Hause herumzusitzen.«

»Wie, du hast Angst?«

»Ich habe Angst! Richtige Angst!«

»Mäuschen, das verstehe ich nicht.«

»Sobald ich rausgehe und unter Menschen bin, sobald der Fokus auf mich gerichtet ist oder ich das Gefühl habe, aus Situationen nicht flüchten zu können, ist es, als würde mein gesamter Körper durchdrehen. Ich habe keinerlei Kontrolle mehr über meinen Körper, ich kann ihm kein bisschen mehr vertrauen, er macht, was er will. Eine Hitzewelle flutet ihn innerhalb von Millisekunden, ich habe das Gefühl, neben mir zu stehen und in meinem Brustbereich entwickelt sich ein schrecklicher Druck. Ich bekomme Herzrasen, Atemnot, Kribbeln in den Armen und Beinen, ab und an sogar Schwindel und Sehstörungen. Dabei spüre ich so eine Angst, ich spüre ganz starke, reale Angst. Ich weiß nicht, wie ich es dir logisch erklären soll, denn es ist nicht logisch. Das weiß ich! Man muss es erlebt haben. Ich bekomme dieses Scheiß-Gefühl einfach nicht gestoppt. Es hört erst auf, wenn ich aus der Situation gehe. Ich kann nicht mehr, mir geht die Kraft aus, ich verstehe das alles nicht.« In meiner Not weine ich immer mehr.

Meine Mutter spürt meine Verzweiflung, und gibt sich wirklich Mühe, mich zu verstehen – das hätte ich so gar nicht erwartet. Aber es fällt ihr schwer nachzuempfinden, was ich durchmache und das kann ich ihr nicht verübeln, schließlich verstehe ich es selbst nicht. Sie fragt immer genauer nach und das wird mir zu viel des Guten, ich reagiere gereizt und blocke ab. Ich wollte von ihr auch keine Lösung für mein Problem, ich wollte es ihr nur kurz erzählen, einfach mal Druck ablassen und kein Riesenthema daraus machen. Für jemanden, der Sachen am liebsten alleine regelt, war das schon ein großer Schritt. Aber sie hört nicht auf.

»Sarah, wie schaffst du denn dann überhaupt das Studium?«

»Frag ich mich auch. Ich kämpfe jeden Tag und bin nur noch am Funktionieren.«

»Und was befürchtest du?«

»Ich befürchte, dass ich nicht gut genug bin. Habe Angst, dass Menschen schlecht über mich denken. Ich habe Angst, negativ bewertet zu werden, und ich schäme mich so vor den Menschen.«

»Sarah, Mäuschen, du musst doch keine Angst vor Menschen haben, es ist doch völlig egal, was andere über dich denken.«

Dieser eine Satz – ich hatte auf ihn gewartet. Irgendwie absurd, ihn nun ausgerechnet von meiner Mutter zu hören. Ich hatte es befürchtet. Aus dem Mund der Frau, die mir das meine ganze Kindheit über vorgelebt hat: »Sarah, setz dich gerade hin!« – »Schau mal, wie du aussiehst, wie läufst du wieder draußen rum« – »Zieh dir vernünftige Sachen an« – »Du bist zu dick«. Ausgerechnet diese Frau erzählt mir gerade, dass es egal ist, was andere über mich denken? Ich kann es ihr nicht recht glauben, aber ich spüre, dass sie es ernst meint. Sie will mich aufmuntern, und auch sie ist älter und gelassener geworden.

Nur dummerweise kann ich diesen einen Satz – »Es ist doch scheiß egal, was andere über dich denken« – nicht mehr hören. Badr predigt ihn mir rauf und runter. Leute, denkt ihr, ich weiß das nicht? Ja, es ist scheißegal, was andere über mich denken. Wie gerne würde ich das auch fühlen, aber mein Problem ist, ich kann es nicht. Es erreicht mein Innerstes nicht. Jedoch macht es keinen Sinn, dies jemandem zu erklären, der das Gefühl nicht selbst spürt. Also bejahe ich freundlich ihre – wirklich nett gemeinten – Weisheiten. Hauptsache, dieses Gespräch geht rasch vorbei.

Später klingelt das Telefon, wieder ist meine Mutter dran. Sie hat mit ihrem Lebensgefährten geredet, und bei dem Gespräch ist ihnen eingefallen, dass seine Mutter mal Panikattacken hatte und sie vor Angst auch kaum noch die Wohnung verlassen konnte. Es stellte sich heraus, dass ihre Schilddrüsenwerte entgleist waren. Sie bekam Schilddrüsenhormone, und die Angst verschwand. Für meine Mutter, die selbst unter einer Schilddrüsenproblematik leidet, ist die Angelegenheit sonnenklar: »Du hast was an der Schilddrüse, deshalb bist du auch so erschöpft, anders lässt sich das ja alles nicht erklären. Geh zum Arzt, der wird dir helfen.«

Warum habe ich mich ihr bloß anvertraut? Das habe ich jetzt davon. Natürlich meint sie es nur nett, sie ist besorgt und will mir helfen.

Vielleicht wäre ich auch gleich am nächsten Tag zu einem Arzt gegangen, wenn derartige Besuche mir nicht so wahnsinnige Angst machen würden. Ein Wartezimmer voller Menschen, auf engem Raum, stickige Luft und dann alleine mit dem Arzt im Behandlungsraum? Eine grauenhafte Vorstellung.

Die Tage vergehen, und obwohl ich mir eigentlich sicher bin, dass es nicht die Schilddrüse ist, spiele ich mit dem Gedanken, es doch mal organisch abklären zu lassen. Ich habe nach dem Telefonat mit meiner Mutter im Internet recherchiert und herausgefunden, dass es einige organische Krankheiten gibt, die Ängste und Panikattacken verursachen können. Eine organische Abklärung ist daher wichtig. Und ja, die Schilddrüse und die Psyche stehen in einem engen Zusammenhang, ich sollte es wirklich abklären lassen, dann bin ich auf der sicheren Seite. Aber einfach nur zum Arzt zu gehen, eine organische Krankheit zu haben, eine Pille zu nehmen – und zack ist die Angst weg? Hm, das erscheint mir in meinem Fall zu einfach. Sollte es so leicht sein, dieses Monster zu besiegen? Ich befürchte: nein, denn ich spüre, dass es bei mir etwas ganz tief Verwurzeltes ist. Aber gut, das Herumspekulieren bringt ja alles nichts, ein Hausarzt muss her.

Seitdem ich in Berlin lebe, war ich bei keinem Arzt, also suche ich nach dem nächstgelegenen. Ich betrete den Anmeldebereich der Praxis, und es steht eine Schlange vor dem Tresen. Das fängt ja gut an. Und schon ist sie wieder da, die Angst. Langsam gewöhne ich mich daran, dass die Angst mein ständiger Begleiter ist, nach außen hin lasse ich mir nichts anmerken. Ich stelle mich vor, und die gereizte Empfangsdame übergibt mir den Anmeldebogen. Im überfüllten Flur fülle ich diesen aus. Wenn der Flur bereits so voll ist, wie voll wird dann erst das Wartezimmer sein? Ich befürchte Schlimmstes. *Da musst du jetzt durch, Sarah, es muss aufhören.* Ich muss und ich will mein Studium schaffen, so geht es nicht mehr lange weiter, die Kraft geht mir aus. Notfalls soll mir der Arzt irgendwelche Tabletten verschreiben. Ich will Tabletten, damit es aufhört, also ziehe ich es durch.

Der Warteraum ist ein schlauchförmiges tristes Zimmer von rund zwölf Quadratmetern. Ein Stuhl steht dicht neben dem anderen, im Halbkreis. Jackpot! Mit zwölf anderen Patienten ist der Warteraum voll. Ich zerfließe innerlich, ich spüre, wie meine Atmung ungleichmäßiger wird, mein Herz schneller und schneller schlägt. Ich setze mich auf einen Stuhl und versteinere vor Anspannung. Gegenüber von mir sitzen Menschen, neben mir sitzen Menschen. Ich bekomme immer schlechter Luft und öffne in meiner Not das Fenster hinter mir.

Irgendwann werde ich aufgerufen und betrete das Praxiszimmer. Hier muss ich nochmals warten, und mein Kopf hört nicht auf zu arbeiten. Muss ich mich ausziehen? Was wird der dann denken? Was wird er denken, wenn ich ihm gleich meine nasse Hand entgegenstrecke und wenn der meinen Blutdruck misst? Der wird denken, ich bin irre. Ob der wohl so einen Fall wie mich schon mal hatte? Einen Patienten, der Angst vor Menschen hat, der es noch nicht mal schafft, U-Bahn zu fahren? Ich kenne den Arzt nicht, trotzdem schäme ich mich.

Ein sympathischer, südländisch aussehender Mann um die vierzig mit einem charmanten Lächeln betritt den Raum und fragt mich, wie er mir helfen kann. Ich erkläre ihm, dass ich seit geraumer Zeit körperliche Änderungen an mir bemerke. Dass ich immer mehr schwitze, eigentlich ständig, sobald ich die Wohnung verlasse, und dass ich auch immer öfter Herzrasen und Herzschmerz verspüre. Dass ich Schwindelgefühle, zittrige Hände und starken Haarausfall habe, nur noch erschöpft und antriebslos bin, auf nichts mehr Lust habe und immer seltener die Wohnung verlasse. Dass meine Mutter eine Schilddrüsenproblematik hat und ich nun auch gern mal meine Schilddrüse abklären lassen möchte, da ich gelesen habe, sie könne die ganzen Symptome verursachen.

Relativ unbeeindruckt von meiner schwerwiegenden Schilderung fragt mich der Arzt, was ich denn beruflich machen würde. Ich erzähle ihm, dass ich bis zum Sommer zur Schule gegangen sei und nun seit zwei Monaten studieren würde. Er schaut ganz beruhigt und nickt zustimmend.

»So geht es ganz vielen Studenten, das habe ich hier täglich. Sie sind einfach nur erschöpft. Das ist eine depressive Episode, die geht vorüber. Ich schreib Sie jetzt erst einmal krank, ruhen Sie sich aus, und dann schreib ich Ihnen noch Tabletten auf. Suchen Sie sich einen Therapeuten, und nehmen Sie, bis Sie dort einen Termin haben, die Tabletten. Und morgen früh machen wir noch ein großes Blutbild, sicher ist sicher."

»Und die Schilddrüse?«

»Die können Sie gern noch kontrollieren lassen, ich mache Ihnen auch noch eine Überweisung zum Nuklearmediziner fertig.«

»Und der Therapeut?«

»Ich notiere Ihnen eine Telefonnummer, der Therapeut ist gleich um die Ecke. Sagen Sie, dass Sie von mir kommen, dann geht es schneller. Aber ein halbes Jahr werden Sie schon warten müssen. Bis dahin schön die Tabletten nehmen. Und wenn Sie dann einen Termin haben, melden Sie sich bei mir, dann schleichen wir die Tabletten gemeinsam aus. Auf keinen Fall von heute auf morgen alleine die Tabletten absetzen, das ist gefährlich und könnte alles schlimmer machen.« Der Arzt überreicht mir einen Zettel mit der Telefonnummer.

Ich gehe in die Apotheke und besorge mir die Tabletten. Zu Hause landen sie in der Schublade. Jetzt, wo ich sie habe, will ich sie nicht mehr nehmen. Ich reagiere beinahe trotzig. Als ob Tabletten mein Problem lösen könnten! Und irgendwie bin ich enttäuscht, beinahe frustriert, denn insgeheim hatte ich mir mehr von dem Termin erwartet. Ich weiß nicht genau was, aber irgendwie mehr. Ein Therapeut soll mir helfen? Ich will nicht zum Therapeuten, denn ich habe keine Lust zu reden. Ich habe nicht das Gefühl, dass Reden mir weiterhilft. Also bestelle ich mir im Internet ein Buch zum Thema »Ängste selbst lösen«. Das Buch hat eine Verhaltenstherapeutin geschrieben, und es enthält »Tools«, um Ängste selbst zu lösen. »Selbst lösen« – das kommt mir als Einzelkämpferin sehr gelegen. Das Buch wurde im Netz super bewertet, also wird es wohl schon irgendwie helfen.

Es ist Winter, ein neuer Tag beginnt. Ich steige aus dem Bett und weiß jetzt schon, was gleich folgen wird. Der übliche Kampf vor dem Spiegel. So auch heute: Ich ziehe etwas an, stehe davor, schäme mich, denke: *Sarah, so kannst du niemals die Wohnung verlassen.* Ich reiße mir die Klamotten vom Leib, werde hektischer, weil ich unter Zeitdruck komme. Die Sachen landen verteilt in der Wohnung auf dem Boden, etwas Neues muss her. Das Ganze mache ich so lange, bis meine Wohnung aussieht, als sei ein Tornado durchgefegt. Und täglich grüßt das Murmeltier!

Es ist ein kalter Dezembermorgen, dreckiger Schneematsch liegt an den Straßenseiten. Ich laufe die wenigen Meter zu meiner S-Bahn-Station. Ironischerweise ist es dieselbe Station, an der ich damals von Vanessa in mein neues, »freies« Leben abgeholt wurde. Gerade mal zwei Jahre ist dieser Moment her. Und genau an dieser S-Bahn-Station führe ich nun jeden Morgen seit zwei Monaten den intensivsten Kampf meines Lebens. Nirgends ist die Angst so groß wie hier, es ist, als würde dieses Monster hier alles geben, damit ich umdrehe und wieder nach Hause gehe. Aber ich bin stärker. Ich will mein Studium schaffen, und ich werde verdammt noch mal mein Studium schaffen!

Und so habe ich mir heute etwas ganz Raffiniertes überlegt, damit ich nicht schon völlig verschwitzt in die Bahn steigen muss: Ich laufe nur mit T-Shirt und ohne Jacke zur Station, denn so kann man an einem kalten Wintertag definitiv nicht schwitzen. Mensch, dass ich da nicht schon früher draufgekommen bin, der Plan erscheint mir so logisch! Auf halber Strecke muss ich zu meinem Erschrecken feststellen: Ich schwitze trotzdem. Scheiße!

Frustriert komme ich an der Bahn an und nehme die große, steile Treppe nach oben, denn Aufzugfahren ist in letzter Zeit auch schlimm gewesen. Am Bahnsteig angekommen, fährt die S-Bahn direkt ein, ich höre noch das Quietschen beim Einfahren, da öffnen sich schon die Türen. Berlin, 8 Uhr morgens, Menschenmassen verlassen schnell die Bahn, alles rast an mir vorbei. Die nächsten Massen steigen ein, in der Bahn geht es weder vor noch zurück. Mein Puls rast, mir ist kotzübel, jeden Morgen das Gleiche, ich kann nicht einsteigen. Nichts ist so schlimm wie diese Situation, wie dieser Moment, an dem ich morgens hier stehe und in meinen Angst-Alltag fahre, ich kenne den Ablauf zur Genüge. Tagein, tagaus. Immer und immer wieder. Ich muss am Bahnsteig erst mal in Ruhe ankommen, Kraft tanken und mir gut zureden, bevor es losgehen kann. *Du schaffst das. Aufgeben ist keine Option. Stell dich nicht so an. Steig in die Bahn und fahre zu der Vorlesung. Es sind nur drei Jahre.* Deshalb stehe ich hier mittlerweile jeden Morgen so um die zwanzig Minuten am Bahnsteig herum. Auch weil ich hoffe, eine möglichst leere Bahn zu erwischen. Und so kann es schon mal passieren, dass ich eine Bahn nach der anderen an mir vorbeifahren lasse. Unbeschreiblich, ich bin dreiundzwanzig Jahre alt und kann nicht Bahn fahren.

Die nächste Bahn ist dann meine. Ich steige ein, die Jacke lasse ich weiterhin aus. Die Luft ist stickig, alle stehen dicht gedrängt, ich bleibe an der Tür stehen, um jederzeit flüchten zu können und Luft zu bekommen. Ist das fürchterlich. Die Türen schließen. *Jetzt bist du auf dich gestellt, Sarah!* Mein Puls wird schneller, mir ist so fürchterlich heiß, der Schwindel kommt … Ich halte mich an der Stange fest, um nicht umzukippen, bekomme immer schlechter Luft. *Du schaffst das, Aufgeben ist keine Option. Ich lasse mich nicht in die Knie zwingen – von keinem! Bleib drin! Du schaffst das!* Zeitgleich habe ich so eine Angst, nicht flüchten zu können und die Kontrolle zu verlieren, gepaart mit der Sorge, was die anderen in der Bahn über mich denken könnten. Über mich und über die Schweißperlen, die über meine Stirn fließen, als sei ich gerade einen Marathon gelaufen. Ich erinnere mich an die Atemtechnik aus dem Angst-Buch und wende sie an. Es hilft nicht. Sowieso habe ich nicht das Gefühl, dass mir hier irgendwas oder irgendwer helfen kann, außer dass die Bahn anhält und die Türen sich öffnen.

Kurz darauf passiert genau das, die Bahn fährt in den nächsten Bahnhof ein, die Türen öffnen sich und sofort schnappe ich nach Luft. Ich sauge jeden Atemzug bewusst ein. *Nicht aussteigen! Du schaffst das!* Die Türen schließen sich wieder und weiter geht der Kampf.

Man muss sich der Situation stellen, und mit jedem Mal wird es besser – so stand es in dem Buch. Ganz ehrlich, wer schreibt denn so etwas? Sorry, aber so etwas kann nur jemand sagen, der es nicht selbst erlebt hat. Ich stelle mich tagtäglich der Situation, den vielen Situationen, und mit jedem Mal wird es schlimmer. Hier wird nichts besser, nichts! Diese Überzeugung, diese Spule in meinem Hirn, dass Bahnfahren Horror ist, breitet sich mit jedem Erleben mehr und mehr aus. Es zementiert sich tief in meinem Innersten, wird fest getrampelt. Wie ein Feldweg, der jahrelang jeden Tag benutzt wird. Irgendwann ist aus diesem Weg eine Straße geworden, danach eine Autobahn. Ja, genau. Eine Autobahn!

Mein Weg zur Hochschule dauert normalerweise sechzig Minuten, davon ganze achtundzwanzig Minuten in dieser S-Bahn. Oder besser gesagt: sieben Stationen. Dann ist der Schwindel so schlimm, dass ich bei der nächsten Haltestelle – die Türen noch nicht ganz geöffnet – aus der Bahn flüchte. Luft schnappe! Es geht einfach nicht mehr. Ich erhole mich auf dem Bahnsteig und tanke auf. *Sarah, es ist nur eine Bahnfahrt. Du schaffst das. Du musst zur FH.*

Ich steige in die nachfolgende Bahn, die Türen schließen sich, die Anspannung steigt und steigt, sie fährt in die nächste Haltestelle – die Türen sind noch nicht ganz geöffnet – ich flüchte. Luft holen, atmen. Wow! Für die Fahrt brauche ich heute um die neunzig Minuten, da ich von nun an an jeder Station aussteige und mich erholen muss, gefühlt geht gar nichts mehr. Die Bahn erreicht die Station Frankfurter Allee, ich bin angekommen.

Jeden Morgen, wenn ich an dieser Station aussteige, fühle ich mich für einen kurzen Moment wirklich gut. Stark. *Du Scheiß-Angst, du kriegst mich nicht unter, du nicht! Ich war stärker, ich bin nicht umgekehrt, habe nicht aufgegeben.*

An der Haltestelle Frankfurter Allee muss ich nun in die U-Bahn umsteigen. U-Bahn-Fahren ist nicht ganz so schlimm, denn oft ist der Zug sehr leer. Ich kann mich hier zurückziehen, und es sind nur sieben Minuten, nur drei Stationen. Das geht meist. Nach dem Aussteigen laufe ich die letzten Meter zur Hochschule und rauche dabei eine Zigarette nach der anderen. Irgendetwas muss geschehen, das schaffe ich definitiv keine weiteren drei Jahre.

7

Kraftlos

Ich komme an, vor mir die schwere Eingangstür. Ich dachte, ich hätte das Schlimmste bereits überstanden, da geht es schon wieder von vorne los. Herrlich. Die Angst setzt ein, meine Sicht wird unscharf, ich fühle mich wie ein Häufchen Elend. Ich kann nicht in dieses Gebäude gehen, erst recht nicht in die Vorlesung. Die Angst ist zurück, nur ist meine Kraft komplett für die Fahrt draufgegangen, mein Akku ist leer. Ich will nur noch heim. Was mache ich denn jetzt? Es kann doch nicht sein, dass ich mich hierher kämpfe und dann vor lauter Angst und Erschöpfung nicht in die Vorlesung gehe.

Mit Mühe öffne ich die schwere Eingangstür und laufe wie ferngesteuert zu meiner Toilette. Schließe mich in der Kabine ein, trockne mich ab, wechsle das Oberteil und sacke auf der Toilette zusammen. Ich mag nicht mehr. Was soll ich tun? Am liebsten würde ich nur noch heulen, aber sogar dafür fehlt mir die Kraft. Mir ist klar, dass ich nicht in die Vorlesung gehen werde, es geht einfach nicht. Ich bin mal wieder an mir selbst gescheitert.

Irgendwann verlasse ich die Toilette, irre ohne Ziel durch die leeren Flure der Hochschule, bin dabei wie betäubt, es gibt nur mich und meine Verzweiflung. *Lass gut sein Sarah, du hast alles gegeben, fahre nach Hause.* Ich verlasse das Gebäude und fahre zurück. Ich habe versagt, ich bin eine Versagerin. Zu Hause esse ich wie im Rausch, zum Trost und aus Traurigkeit stopfe ich alles in mich hinein, was der Kühlschrank hergibt. Danach falle ich wie tot in mein Bett. Ich schlafe sofort ein – mit nur einem Gedanken im Kopf: Wo soll das bloß noch hinführen?

Als ich am späten Nachmittag erwache, habe ich eine Eingebung: die Tabletten! Die Tabletten in der Schublade, vielleicht sind sie doch die Erlösung? Die Schilddrüse hatte ich in der letzten Woche abklären lassen, ohne Befund; auch das große Blutbild war unauffällig. Fast hätte ich mir gewünscht, ich hätte eine organische Erkrankung, denn dann wäre es greifbar. Dann gäbe es einen Behandlungsplan, an dem man sich abarbeiten könnte. Momentan fühlt es sich alles andere als greifbar an. Depressive Episode, meinte der Arzt. Und was jetzt? Eine depressive Episode ist doch reine Kopfsache. *Mensch, Sarah, höre jetzt endlich auf damit, stell dich nicht so an! Kämpfe!* Ich hole die Tabletten aus der Schublade und schaue mir den Beipackzettel an: Antidepressiva. Tabletten können nicht die Lösung sein, aber was sonst? Ich brauche etwas, das schnell hilft, ich bin ja sonst nicht mehr lebensfähig.

Als Angsthase werfe ich natürlich auch einen Blick auf die Nebenwirkungen. Müdigkeit wird genannt, Antriebslosigkeit, Gefühllosigkeit und dann auch noch Angst. Wie absurd, von all dem habe ich doch nun wirklich genug, aber einen Versuch ist es wert. Und so nehme ich in meiner Verzweiflung die erste Tablette. Die nächsten Tage nehme ich sie täglich, und bereits nach kurzer Zeit habe ich das Gefühl, dass ich mich noch erschöpfter fühle als zuvor. Ich bin so dermaßen antriebslos, lustlos und müde, ich schaffe es kaum noch aus dem Bett. Ob das jetzt von den Tabletten kommt? Ich weiß es nicht. Ich fühle mich nur noch wie betäubt, schlafe die ganze Zeit.

Ich setze das Medikament wieder ab, denn ich will mich nicht von Tabletten abhängig machen. Meine innere Stimme sagt: Es muss eine andere Lösung geben.

Depressive Episode, das hört sich irgendwie so putzig an, nach einer absehbaren Zeit. Eine Episode ist für mich greifbar, eine Episode hat einen klaren Anfang und ein klares Ende, doch mir kommt es langsam so vor, als würde all das von alleine niemals enden. Mal schauen, was Google dazu sagt. Ich öffne den Browser und gebe meine Symptomatik ein. Ich beschränke mich auf die Angst, denn da sehe ich den Ursprung meines Problems. Wie soll ich Lebensfreude empfinden, wenn mir der Umgang mit Menschen Angst macht? Draußen sind nun mal überall Menschen. Und wenn mich dieser Kampf nicht solch eine Kraft kosten würde, wäre ich auch nicht so erschöpft.

Das Riesenthema ist eigentlich überschaubar. Eine negative Abwärtsspirale, die sich verselbständigt hat. Ich gebe »Angst im Umgang mit Menschen« ein, und sofort liefert Google mir Ergebnisse. Die Überschrift des zweiten Suchtreffers lautet »soziale Phobie«, ich klicke ihn an und überfliege den Text. Bei einer sozialen Phobie handelt es sich um ausgeprägte Ängste in sozialen Situationen, um die Angst, negativ bewertet zu werden. Menschen mit sozialer Phobie fühlen sich im Umgang mit anderen Menschen ständig beobachtet und kritisch bewertet, deshalb meiden sie den Kontakt zu anderen Menschen. Besonders ausgeprägt ist die Angst vor der prüfenden Betrachtung in kleinen, überschaubaren Gruppen. Wie bekannt mir das alles vorkommt!

Ich überfliege die Seite weiter und lese: Angst, die Aufmerksamkeit auf sich zu ziehen, im Fokus zu stehen. Angst, in der Gesellschaft vor anderen zu essen und zu trinken und vor anderen zu sprechen. Typische Symptome: Schweißausbrüche, Zittern, häufiges Harnlassen,

Erröten. Mensch, das passt alles! Ich bin überwältigt, es gibt für das, was ich habe, einen Namen: soziale Phobie. Ich habe eine soziale Phobie. Und eines ist klar: Wenn es dafür einen konkreten Namen gibt, dann werde ich nicht die Einzige sein, die darunter leidet.

Ich gebe nun »soziale Phobie« ein: 500 000 Suchergebnisse! Ich bin tatsächlich nicht die Einzige. Für einen kurzen Moment fühlt es sich leichter an, dass mein Problem nun einen Namen hat. Doch was jetzt? Irgendwer muss mir doch helfen können – und da fällt mir der Zettel meines Hausarztes ein. Ich hole ihn aus meiner Tasche, er ist zerknittert, aber Name und Telefonnummer des Therapeuten sind noch lesbar. Ich google ihn, um mir auf seiner Homepage einen ersten Eindruck zu verschaffen, aber leider hat er keine. Na gut, dann rufe ich einfach mal an. Zögernd tippe ich die Nummer in mein Telefon und drücke die Anruftaste. Es klingelt zweimal, dann folgt eine Ansage: »Die Praxis hat Urlaub und ist in den nächsten zwei Wochen geschlossen.« Das hat mir gerade noch gefehlt.

Was nun? Sie müssen zu einem Therapeuten sagte der Arzt. Und wie finde ich den bitte? Gibt es da Unterschiede? Wer zahlt den? Kann ich da einfach hingehen? Und wann werde ich wohl den nächsten freien Termin bekommen? Fragen über Fragen, ich scrolle mich durch die Homepage meiner Krankenkasse, lese mich ein und rufe dann die Servicehotline an. Ich schildere der netten und hilfsbereiten Dame am Telefon mein Problem, und sie schickt mir per E-Mail eine Liste mit Therapeuten in meinem Umfeld sowie einen Link zu einer Homepage, auf der ich – geordnet nach Postleitzahlen – alle kassenärztlichen Therapeuten finde. Die solle ich dann bitte abtelefonieren. Ich sitze vor meinem PC, schaue mir die Listen an und fühle mich irgendwie alleingelassen und definitiv überfordert. Ich habe doch keine Ahnung von Therapien.

Ich google die Therapeuten auf der Liste, dummerweise haben die meisten von ihnen keine Homepage, dabei würde ich mich so gern über sie und ihre Arbeitsweise informieren. Also rufe ich an. Beim ersten nimmt keiner ab, beim zweiten auch nicht, beim dritten erreiche ich nur den Anrufbeantworter, aber ich traue mich nicht draufzusprechen und lege unverrichteter Dinge wieder auf. Beim nächsten Versuch meldet sich eine Frau, sie sagt, sie seien komplett überfüllt, sie könne mich aber auf die Warteliste setzen.

»Was meinen Sie, wie lange kann das dauern?«, frage ich.

»Das weiß ich leider auch nicht«, antwortet sie. «Probieren Sie es lieber noch bei jemand anderem!«

Und so rufe ich beim nächsten Therapeuten an, er bietet mir einen Termin in einem Dreivierteljahr an. Ein Dreivierteljahr, wie soll ich das bitte schaffen? Außerdem überzeugt mich das alles nicht, die ganzen Anrufe überzeugen mich nicht. Sie sind alle kurz angebunden, keiner hört mir wirklich zu. Ich habe keine Lust mehr, bin genervt, überfordert. All das kostet mich Kraft, Kraft die ich nicht mehr habe. Und der Gedanke, mit einem Therapeuten in einem Raum zu sitzen, die Aufmerksamkeit dabei die ganze Zeit auf mich gerichtet, macht mir Angst. Werde ich irgendwo sitzen und über meine Kindheit reden müssen? Dazu habe ich überhaupt keine Lust. Außerdem habe ich doch in den letzten Jahren immer wieder über meine Kindheit gesprochen, damals beim Jugendamt, bei den Anwälten, bei der Sportlehrerin, auf den Ämtern. Ständig musste ich erzählen, was los ist, damit sie mich verstehen.

Es fühlt sich für mich nicht so an, als könne mich das wirklich befreien, und das macht mich traurig. Aber ich habe auch keine Kraft mehr, mich damit weiter zu beschäftigen. Und so verdränge ich mein Problem, lege mich auf die Couch und lasse mich vom Fernseher berieseln. Draußen wird es bereits dunkel.

Ich höre die Schlüssel in der Eingangstür, Badr kommt nach Hause. Nach der Arbeit ist er noch bei seiner Schwester gewesen. Nach wie vor weiß sie nichts von meinem »Problem«. Mir ist es wahnsinnig wichtig, dass keiner was davon erfährt. Badr würde gerne mit seinem Umfeld darüber reden, und ich weiß, wie sehr es ihn belastet. Aber es geht nicht, ich will es nicht. Würde er es tun, würde ich die Beziehung sofort beenden, denn es wäre ein absoluter Vertrauensbruch. Ich schäme mich so sehr für meine Ängste und fühle mich so schwach mit ihnen – wer soll das schon verstehen? Die würden sich alle das Maul über mich zerreißen. Deshalb muss Badr sein Umfeld anlügen, beziehungsweise hat er gelernt, einfach nicht darauf einzugehen. Zum Glück haben wir ja nicht allzu viele soziale Kontakte. Wir streiten deshalb immer wieder, er würde sich so gern mal alles von der Seele reden. Auch sind meine Ängste für ihn nichts, wofür man sich schämen muss. Gern würde ich ihm diesen Druck nehmen, aber das geht nicht. »Wenn du es nicht aushalten kannst, dann müssen wir uns trennen!« Und das meine ich so.

Es gibt für mich genau zwei Möglichkeiten: Entweder er hält die Scheinwelt der erfolgreichen Studentin nach außen hin aufrecht oder wir trennen uns. Ich bin da sehr straight, auch wenn ich insgeheim weiß, dass ich ohne ihn eigentlich gar nicht mehr lebensfähig wäre. Mit dem Kopf durch die Wand, so bin ich, schwarz oder weiß. Auch wenn ich mir damit selbst schade. Denn wenn mir etwas wichtig ist, dann, dass das Außen nicht mitbekommt, wie es mir wirklich geht. Deshalb versuche ich auch, mir vor meinen Kommilitonen nichts anmerken zu lassen. Sicher, mein Verhalten und die ganzen Vermeidungsstrategien, die ich mir überlegt habe, um der Angst so gut wie möglich aus dem Weg zu gehen, werden nach außen hin einen skurrilen Eindruck machen. Doch lieber sollen sie mich für einen unnahbaren Sonderling halten, als für einen Angsthasen. Angst, wie peinlich! Angst assoziiere ich mit Schwäche, wer sich vor etwas fürchtet, ist schwach. Wer in dieser Leistungsgesellschaft nichts leistet, ist nichts wert, so empfinde ich das. Dagegen kämpfe ich an, Tag für Tag. Ich bin nicht schwach, ich bin kein Versager, ich will nicht wertlos sein. Aus diesem Grund halte ich die Fassade aufrecht, mit all meiner Kraft und mit einem Lächeln auf den Lippen.

In der Realität wird das immer schwerer. Es passiert mir immer öfter, dass ich nach einer kräfteraubenden Hinfahrt morgens an der FH ankomme, vor der schweren Eingangstür stehe und die Hochschule aus Angst nicht betreten kann. Manchmal muss ich sogar auf halbem Weg umkehren, weil ich es nicht mehr schaffe.

Eine Gefangene meiner eigenen Angst zu sein – was für ein demütigendes Gefühl. Ich, die Versagerin, die täglich aufs Neue an sich selbst scheitert. Wie ich diese ganzen Erlebnisse und Erfahrungen jemals wieder ausgleichen, ja, vergessen will, das weiß ich beim besten Willen nicht. Traumatisiert durch die Angststörung – so fühlt es sich an. Mein Selbstvertrauen – das Vertrauen in mich und meinen Körper – ist völlig zerstört, im untersten Minusbereich. Von meinem Selbstbewusstsein brauchen wir gar nicht erst zu reden. Ich hielt mich mal für stark, war überzeugt von mir und meiner Willensstärke, aber was ich hier abliefere, das passt nicht zu meinem Selbstbild. Wer bin ich überhaupt, wenn ich nicht die bin, für die ich mich immer gehalten habe? Nichts ergibt mehr einen Sinn.

Jeden Morgen flüstert mir nun die Stimme in meinem Kopf zu: »Sarah, du wirst es eh nicht schaffen, in die Hochschule zu fahren und die Vorlesung zu besuchen, also bleib lieber gleich zu Hause!«

Und diese Stimme wird von Tag zu Tag lauter. Im Zeitalter des Internets ist das auch überhaupt kein Problem, denn sämtliche Skripte und Materialien sind im Online-Bereich der Hochschule verfügbar. Wofür soll ich mir weiter den Stress antun?

Ich entscheide mich fürs Selbststudium, nun brauche ich die Wohnung nicht mehr verlassen. Da ich zu meinen Kommilitonen keinen Kontakt habe – ich kenne noch nicht mal ihre Namen –, kann ich auch keinen fragen, was behandelt wurde, und so lerne ich einfach alles. Ich sitze nur noch zu Hause und lerne. Mindestens um die neun Stunden täglich, teils bis zur Erschöpfung, auch um meine Selbstvorwürfe und meine Versagensgefühle zu mindern. Auf meinem Schreibtisch türmen sich für jedes Studienfach Unmengen von Skripten und Bücher über Bücher. Ich will diesen Studiengang schaffen, ich werde es nicht zu jeder Vorlesung schaffen, aber zu den Prüfungen. Es fühlt sich gut an, wieder ein wenig Kontrolle zu haben.

Schnell wird mir klar, dass ich, wenn ich mich zu ausführlich und perfektionistisch mit den Unterlagen auseinandersetze, niemals mit dem kompletten Stoff durchkomme. Ich kenne das bereits aus anderen Lebensbereichen, egal wie gut ich etwas mache, am Ende ist es für mich nie gut genug. Egal welche Leistung ich erbringe, nichts stellt mich auch nur annähernd zufrieden. Dieser Perfektionismus ist anstrengend, er lähmt mich und zieht sich wie ein roter Faden durch mein Leben. Und so lerne und lerne ich, penibel und immer penibler. Wir haben Januar, der erste Prüfungszeitraum steht kurz bevor, und um mir den Druck zu nehmen, melde ich mich nur für vier statt für sechs Prüfungen an. Besser vier als keine, die Angstphase wird schon wieder vorbeigehen, und spätestens im nächsten Semester kann ich die anderen Prüfungen entspannt nachholen. Ich rede mir die Sache schön, die Hoffnung stirbt ja bekanntlich zuletzt.

Die erste Prüfung steht an, »Grundzüge des Verfassungsrechts«. Zu meiner eigenen Überraschung bin ich recht freudig gestimmt. Mit Badr ist abgemacht, dass er mich fährt, damit ich so entspannt wie möglich in der FH ankomme. Ich fühle mich gut vorbereitet, der Stoff sitzt. Als wir dann allerdings im Auto sitzen, bin ich plötzlich furchtbar aufgeregt. Badr versucht, mich abzulenken und mich in ein Gespräch zu verwickeln.

»Ich setze mich in die Mensa, während du die Prüfung schreibst. Du brauchst dir keine Sorgen zu machen, ich bin da und warte. Wenn du magst, können wir danach auch noch etwas unternehmen, du warst ja jetzt schon länger nicht draußen.«

»Badr, bitte rede nicht mit mir. Einfach nicht reden.«

Ich sage mir immer und immer wieder mein Mantra auf. *Du schaffst es, es ist nur eine Prüfung, du hast den Stoff perfekt drauf!*

Ich betrete den Prüfungsraum und werde von meinen Mitstudenten nicht weiter beachtet. Für die anderen bin ich die, die nur ab und an mal kommt. Es ist die allererste Prüfung im Studium, und so ist jeder mit sich selbst beschäftigt. *Sie werden sich nicht um dich kümmern, du brauchst keine Angst haben, Sarah.* Und tatsächlich fühle ich mich verhältnismäßig entspannt. Ich suche mir einen Sitzplatz, der Professor kommt, erklärt die Formalitäten und teilt die Prüfungen aus.

Ich halte die Prüfungsblätter in den Händen und verschaffe mir einen Überblick, überfliege dazu alle fünf Seiten. Ein Gefühl der Entspannung und der Sicherheit setzt ein. *Das hast du alles drauf, Sarah.* Es kann losgehen. Nun gilt es, mein Wissen aufs weiße Blatt zu bringen. Mein Ziel ist es nicht, die Prüfung zu bestehen, sondern eine Eins zu schreiben, alles andere wäre inakzeptabel für mich. *Was willst du mit einem mittelmäßigen Bachelor heutzutage schon erreichen, Sarah?*

Nach kurzer Zeit fangen meine Hände so zu zittern an, dass es mir kaum möglich ist, entspannt zu schreiben. Was bitte ist denn jetzt schon wieder? Ausnahmsweise bin ich mal nicht auf meine Umgebung konzentriert, habe gerade keine Angst vor den anderen, im Gegenteil, meine Aufmerksamkeit ist komplett auf die Prüfung fokussiert – und dennoch verspüre ich Angst. Eine wahnsinnige Angst. Prüfungsangst. Das kannte ich so bisher auch nicht. *Sarah, lass dich nicht verwirren, zieh es durch!* Und so ziehe ich die Prüfung durch, ganze drei Stunden lang, schaffe es aber nicht, mein ganzes Potenzial zu nutzen.

Als ich zu Badr ins Auto steige, bin ich davon überzeugt, dass ich die Prüfung vermasselt, sie niemals bestanden habe.

»Und, wie war's?«, fragt er.

»Ich hab es in den Sand gesetzt. Kannste vergessen.«

»Wie, in den Sand gesetzt? Niemals! So wie ich dich abgefragt habe, du konntest alles. Perfekt!«

»Ich will darüber jetzt nicht reden. Fakt ist, ich werde zu den anderen Prüfungen nicht gehen. Ich werde die sowieso alle vermasseln.«

»Wie, du gehst nicht zu den anderen Prüfungen? Sag mal, du lernst seit Monaten tagein, tagaus. Du hast es drauf. Glaub mir …«

»Du hast schon mitbekommen, dass ich nicht mit dir reden will, oder?«

Wir fahren nach Hause. Ich bin enttäuscht von mir, traurig und wütend. Da hatte ich so für die Prüfung gelernt, und hab dann doch nur Mist geschrieben, konnte auf mein Wissen nicht vollumfänglich zugreifen. Vielleicht bin ich auch einfach zu dumm für ein Studium? Schließlich hielt ich mich ja auch mal für stark und wurde eines Besseren belehrt. Vielleicht bin ich einfach dumm.

In den nächsten Tagen stehen die weiteren Prüfungen an, aber ich gehe zu keiner einzigen, da ich befürchte zu versagen wie in der ersten Klausur. Nicht gut genug zu sein. Badr hat alles versucht, schrie mich in der Not wütend an: »Sarah, bitte fang doch endlich an, an dich selbst zu glauben. Wieso siehst du nicht, was ich sehe? Bitte! Du versaust dir deine Zukunft. Geh zu den Prüfungen!« Er bettelte mich förmlich an, doch nichts half, ich ging zu keiner Prüfung.

Drei Wochen später werden die Ergebnisse der Verfassungsrechtsprüfung veröffentlicht: eine 1,3 …

Es zerreißt mich innerlich. Das Gefühl, das eigene Potenzial nicht nutzen zu können, in der Angst gefangen zu sein, sich aus Angst selbst im Wege zu stehen. Angst, du fürchterliches Monster!

Die bittere Erkenntnis: Zuhause zu bleiben und im Selbststudium zu lernen, ist auch keine Lösung, wenn du Weichei dann nicht in die Prüfungen gehst.

Der Prüfungszeitraum ist vorbei, die Semesterferien fangen an, und ich habe zwei Monate Pause. Ich muss nun erst mal entspannen, um die Angst weiter bekämpfen zu können. Anfangs schlafe ich überwiegend, um mich von meinem persönlichen Drama zu erholen. Ich bin so fertig, mehr als jemals zuvor. Was bleibt mir denn noch? Sobald ich meine Haustür öffne und meine Wohnung verlassen will, meldet es sich, dieses große, dunkle Wollknäuel aus verschiedenen Gefühlen. Besonders mächtig ist die Angst vor der Angst, und sie lässt erst von mir ab, wenn ich zurück in meinen eigenen vier Wänden bin. Daher verlasse ich kaum die Wohnung.

Ich bin am Limit, brauche dringend eine längere Auszeit. Eine Lösung? Die habe ich nicht. Nur die übliche Einsicht, dass der Kampf so nicht weitergehen kann. Denn was ich hier veranstalte, fühlt sich so sinnlos, so erniedrigend, so unfassbar kräftezehrend an. Ich bin in dieser Sinnlosigkeit gefangen, und als das Semester wieder anfängt, schaffe ich es aus Erschöpfung nicht, zu den Vorlesungen zu gehen. Ich vegetiere weitere zwei Monate zu Hause herum.

Dann kommt mir plötzlich ein Gedanke: *Sarah, ganz klar, es liegt am Studiengang! Du fühlst dich da nicht wohl.* Der Stoff war mir die ganze Zeit zu BWL-lastig, und mit den Kommilitonen bin ich eh nie in Kontakt gekommen. Das Studium bereitet dir keinerlei Freude, du zwingst dich da nur so durch. Ohne Freude, das kann doch nichts werden. Du musst den Studiengang wechseln, dann wird alles gut. Ganz klar! Und vorher lässt du dir endlich die Schweißdrüsen entfernen. Und wir ziehen um, suchen uns am besten eine Wohnung direkt neben der FH, dann muss ich keine S-Bahn mehr fahren. Ganz klar, das ist die Lösung. Du wolltest doch eh immer Jura oder Psychologie studieren. »Wirtschaft und Politik«, das konnte doch nichts werden. Gesagt getan, ich fülle den Antrag zum Studiengangwechsel aus. Wirtschaftsrecht soll es jetzt sein.

Zwei Wochen später halte ich meine neuen Immatrikulationsunterlagen in der Hand. Bis zum Wintersemesterbeginn sind es noch drei Monate. Gestärkt durch die letzten fünf Monate »Ruhe« versuche ich, wieder mehr die Wohnung zu verlassen. Gehe mit Badr einkaufen, überwinde mich sogar, im Fitnessstudio zu trainieren oder mit ihm Inliner zu fahren. Ich gebe mein Bestes, will wieder am Leben teilnehmen. Mit einer noch größeren Entschlossenheit will ich ins Leben zurückzufinden. Ich werde das jetzt packen. Leben, ich komme zurück! Zwischendurch gibt es aber auch immer mal wieder Tage oder Wochen, in denen ich nicht die Wohnung verlasse.

Die Monate ziehen an mir vorbei.

8

Ein letzter Versuch

Das Wintersemester beginnt, und wir sind nicht umgezogen, denn Badr legte ein Veto ein. Ich weiß, was mich erwartet, denn an den Gefühlen hat sich nichts geändert. Aber immerhin habe ich Kraft getankt in den acht Monaten Stillstand. Und so kämpfe ich mich mit all meiner Kraft durch die ersten Semesterwochen, ich gebe alles. Ich reiße mich zusammen, aber es ist immer dasselbe: Ich muss eine Vorlesung so um die dreimal verlassen, da ich, sobald ich in ihr sitze, Panik verspüre. Ich flüchte dann auf die Toilette. Meist stelle ich auch eine Tasche neben mir ab, damit der Platz frei bleibt; da meine Hände so zittern, ist es mir peinlich, vor anderen zu schreiben. An den Tagen, an denen sich jemand neben mich setzt, schreibe ich erst gar nicht mit.

Das schaffe ich ganze sechs Wochen – bis zu dieser einen Vorlesung. »Einführung in juristisches Arbeiten«. Auf dem Hinweg musste ich wieder alle paar Stationen aussteigen, ich bin deshalb spät dran und erwische nur noch einen Platz in der mittleren Reihe. Links und rechts neben mir jemand, ebenso wie in den vier Reihen hinter mir. Der Raum ist völlig überfüllt, wir sind um die achtzig Studenten, eigentlich viel zu viele für diesen kleinen Saal. Es ist sehr warm, die Luft ist stickig, alle sitzen eng aneinander gequetscht, wie die Hühner auf der Stange – und ich mittendrin. Zu allem Überfluss ist es eine Vorlesung bei einem Professor der alten Schule, bei dem es untersagt ist, während der Vorlesung auf die Toilette zu gehen oder den Raum überhaupt zu verlassen.

Mir ist von Anfang an unwohl. Ich schaue auf die Uhr: 9:58, noch zwei Minuten bis zum Beginn der Vorlesung. Mein Gehirn spielt wieder mal den Schwamm, der alles aufsaugt. Die Studenten hinter mir scheinen immer näher zu rücken, es ist, als ob ich ihren Atem in meinem Nacken spüren würde. Der Professor schließt die Tür. Mir wird noch unwohler. Ich schaffe es, das Gefühl unter Kontrolle zu behalten, und versuche, mich auf die Vorlesung zu konzentrieren. Völlig aus dem Nichts – schießt es hoch. Schwindel! Ein Wahnsinnsschwindel! Mir wird schwarz vor Augen, ich kriege kaum noch Luft. Ich werde ohnmächtig. *Ich muss hier raus.* Vergesse alles um mich herum und springe von meinem Stuhl auf, quetsche mich durch die enge Reihe. Ich höre noch »Die ist käseblass, ich glaube, sie braucht Hilfe!«, aber ich quetsche mich weiter hektisch durch die Reihe, schubse alles zur Seite, Stühle, Taschen. *Ich muss hier raus!* »Dürfte ich mal, bitte!« – »Danke!«, »Dürfte ich mal bitte vorbei?« – »Danke!« Alles um mich erscheint unwirklich, verschwommen und zum allerersten Mal ist es mir gerade wirklich scheißegal, was um mich herum geschieht und was irgendwer denken könnte, Hauptsache ich komme hier schnell raus. In diesem Film gibt es gerade nur mich. Ich will nur weg und flüchte aus dem Raum. *Luft, ich brauche frische Luft. Sofort.*

Ich laufe aus der Hochschule, will nur allein sein. Dort drüben, neben dem Gebäude, ist ein kleiner Weg, der in eine Schrebergartensiedlung führt. Wie betäubt gehe ich diesen schmalen, einsamen Weg entlang. Links die Schrebergärten, rechts verwilderte Sträucher, dahinter Bahngleise. Regelmäßig höre ich die Bahn an mir vorbeifahren, ein Rauschen, das ich im Hintergrund, ganz entfernt, wahrnehme. Fahrradfahrer radeln an mir vorbei, ich grüße keinen, bin wie weggetreten. *Hoffentlich hört dieser Weg nie auf.* Mein Kopf ist völlig leer, und so laufe ich diesen Weg entlang – ohne Gefühl für Zeit und Raum.

Wieder bei Sinnen, ist mir mein fluchtartiger Abgang derart peinlich, dass ich auf keinen Fall zurückwill. Meine Tasche, mein Handy, alles liegt im Vorlesungsraum. Die Sachen hatte ich in der Eile vergessen. Deshalb verbringe ich die zwei Stunden bis zum Ende der Vorlesung auf meinem kleinen Weg. Im Anschluss hole ich meine Sachen und fahre nach Hause, ich will nur noch heim. Was für eine blöde Idee, überhaupt wieder die Wohnung zu verlassen. *Im Ernst, Sarah!*

Von diesem Zeitpunkt an folgt regelmäßig eine Panikattacke, sobald ich in einer Vorlesung sitze. Ich kann nicht mehr, ich schaffe es nicht mehr, ich kann keine Angst mehr spüren. Deshalb: Planänderung. Ich lerne wieder zu Hause. Ich gebe nicht auf, ich doch nicht. Im Gegenteil, ich lerne von früh bis spät, verlasse ansonsten kaum mehr meine Wohnung – vier Monate lang. Mit letzter Kraft und Beruhigungstabletten im Blut kämpfe ich mich durch die nächsten Prüfungen – und schaffe sie alle. Als ich nach der letzten Prüfung zu Hause ankomme, breche ich heulend zusammen.

Meine Erkenntnis: Die Ängste sitzen am längeren Hebel, dagegen anzukämpfen macht keinen Sinn. Ich kann nicht mehr!

Drei Prüfungen bestehe ich sogar mit der Bestnote. *Jetzt müsstest du dich doch liebenswert fühlen, Sarah.* Ich fühle es nicht.

Ich mag nicht mehr.

Teil III

Stillstand

9

Der einzige sichere Ort – meine Wohnung

Ich spüre einen warmen Luftzug, weiche Sommerluft, die über meine Haut streicht und nach Badesee, Grillen mit Freunden und Erdbeereis riecht. Doch bei diesem Sommertag bin ich nur noch Zuschauerin, am Leben da draußen nehme ich einzig durch mein gekipptes Schlafzimmerfenster teil. Und so liege ich auf dem Bett, links und rechts neben mir schnurren die Katzen. Gemeinsam schauen wir fern, im Hintergrund höre ich die Nachbarskinder unten im Innenhof munter Ball spielen, dazwischen erklingt die Musik meines Nachbarn und lautes Vogelgezwitscher. Von meinem sicheren Ort – meiner Wohnung – aus betrachtet, erscheint die Welt da draußen friedlich frei. Und dennoch ist sie es für mich nicht. Meine gesamte Welt findet nun zu Hause statt. Seit sechs Monaten habe ich meine Wohnung nicht mehr verlassen. Öffne ich die Haustür, dann wartet dieses dunkle Gefühlsknäuel auf mich, deshalb lasse ich sie besser zu.

Ich bin gefangen in meiner eigenen Wohnung – und doch fühle ich mich nicht wie eine Gefangene. Ein Widerspruch, keine Frage, aber meine Wohnung ist kein Gefängnis, nein, sie ist mein Zufluchtsort, der einzige Ort, an dem ich wirklich sicher bin. Ich bin so erleichtert, hier sein zu können. Hier, und nur hier, kann ich mich frei von Angst fühlen. Und trotzdem macht es mich traurig, wenn ich das sommerliche Treiben da draußen höre und in meinem Innersten spüre, dass ich nicht daran teilhaben kann, dass ich abgeschnitten bin vom Außen.

Wie ferngesteuert greife ich zur Schokolade, die auf meinem Nachtisch liegt, und stopfe sie in mich rein. Dabei fallen mir die Unmengen an leeren Verpackungen daneben auf. *Oh, habe ich die etwa alle gegessen?* Ich versuchte mal wieder, dieses Loch in mir mit Essen zu stopfen. *Wird die Angst jemals wieder aufhören? Werde ich jemals wieder unbeschwert am Leben, am Außen teilnehmen können? Einen Sommer in Freiheit erleben?* Ich weiß es nicht. Und wenn ich meine Fenster auf Kipp habe, all die Geräusche höre, wird mir bewusst, dass das Leben da draußen weitergeht. Nur für mich hier drinnen ist es, als würde die Welt stillstehen. Und die schmerzhafte Erkenntnis lautet: Das Außen vermisst mich nicht. Die Welt dreht sich weiter und das macht mich traurig.

Es ist ein kurzer, schmerzvoller und nachdenklicher Moment, der mich da überkommt, aber er geht recht schnell wieder vorbei. Hey, ich bin hier sicher, das ist das Wichtigste!

Ich sehe nun mal keine Lösung für mein Problem und ich habe nicht das Gefühl, dass mir irgendwer oder irgendetwas aus dieser Angst heraushelfen kann. Meine Situation erscheint mir aussichtslos, und nach all den Jahren des Kämpfens fehlt mir einfach die Kraft, weiter gegen die Angst anzukämpfen. Das habe ich mir lange genug angetan, und vor allem: Wofür soll ich es tun? Hier drinnen habe ich nun endlich meinen Frieden. Meine Devise: *Bloß nicht drüber nachdenken, Sarah. Bloß nicht drüber nachdenken.* Ich will mich nicht mit meiner Situation auseinandersetzen, denn das würde wahrscheinlich verdammt wehtun, könnte meinen Frieden gefährden. Deshalb blende ich alles, was meinen Scheinfrieden ins Wanken bringen könnte, völlig aus. Verdränge. Damit mir das auch gelingt, lenke ich mich ab. Ich suche mir eine Beschäftigung nach der nächsten, und am Abend bin ich so erschöpft, dass ich müde ins Bett falle und einschlafe. Keine Zeit für das gute alte Gedankenkarussell.

Wenn Badr mit mir über die Situation reden will, blocke ich energisch ab, darin bin ich gut. Er hat keine Chance, zu mir durchzudringen. »Ich will nicht darüber reden!« – »Es ist mein Leben!« – »Halt dich da raus!« Das werden meine Standardantworten.

Zudem achte ich strikt darauf, was ich im Fernsehen konsumiere. Bloß keine Sendungen anschauen, die Übergewicht oder psychische Krankheiten thematisieren, schnell wegschalten! In meiner Blase ist für all das kein Platz, besser alles fernhalten, was mir mein Leid vor Augen führen könnte. Genauso verhält es sich mit Musik. Früher lief bei uns rund um die Uhr das Radio, und draußen war ich immer mit Kopfhörern unterwegs. Jetzt ist unsere Wohnung zum Sperrgebiet für Musik geworden, denn auch sie erzeugt Emotionen, und die will ich nicht spüren.

Durch all diese Unterdrückungs- und Verdrängungsmaßnahmen gelingt es mir, keinen Schmerz zu fühlen und alles von mir fernzuhalten. Und so erschaffe ich mir meine eigene Welt in meinem kleinen Universum.

7 Uhr

Es ist ein beliebiger Sommermorgen, mein Wecker klingelt, und die Sonnenstrahlen scheinen mir durchs Fenster ins Gesicht. Ich höre draußen die Bauarbeiter, die seit einigen Wochen die Außenfassade nebenan sanieren, auf dem Gerüst miteinander sprechen. Die stickige Luft steht in meiner schlecht isolierten Hinterhauswohnung, 29 Grad zeigte das Thermometer gestern an. Angenehm ist das nicht, und dementsprechend unruhig war die Nacht. Ich drücke bei meinem Wecker die Snooze-Taste und wälze mich noch ein paarmal hin und her …

7:15 Uhr

Der Wecker klingelt wieder: *Jetzt aber aufstehen und leise sein, Sarah, Badr hatte Nachtschicht.* Ich versorge die Katzen, stelle die Kaffeemaschine an und gehe ins Bad, um mich fertig zu machen. Zähne putzen und in mein Tagesoutfit – T-Shirt und Jogginghose – schlüpfen, mehr brauche ich nicht zu machen, jetzt, wo ich die Wohnung nicht mehr verlasse …

8 Uhr bis 14 Uhr

Badr ist mittlerweile selbstständig, deshalb kümmere ich mich zunächst um seine Abrechnungen und um seine Buchhaltung. Ist das erledigt, wird geputzt. Die zwanghafte Ordnungsfanatikerin in mir ist in den letzten Monaten noch viel penibler geworden, darum putze ich beinahe ständig. Meist nehme ich mir vier Stunden Zeit für einen Raum, und jeden Tag kommt ein anderer an die Reihe. Mein »Schöner-Wohnen«-Projekt der letzten Jahre war erfolgreich und so sieht es bei uns mittlerweile aus wie in einem Einrichtungskatalog. Jedes Teil muss glänzend und akkurat an seinem Platz stehen, sonst werde ich unruhig. Die Fronten – alle in Hochglanz-Optik – werden mindestens alle zwei Tage von mir poliert, für jedes Möbelteil habe ich einen extra Lappen. Im Schlafzimmer wollte ich unbedingt einen schwarzen Teppich, und in Anbetracht dessen, dass wir eine weiße Katze haben, darf ich diesen fürchterlich empfindlichen Teppichboden jeden Tag absaugen. Und dann diese arbeitsintensive

Couch, dieses XXL-Sofa in Beige mit doppelter Liegefläche, drapiert mit zwölf großen, acht kleinen und vier länglichen Kissen.

Jeden Morgen verbringe ich rund fünfundvierzig Minuten damit, die Kissen zu sortieren. Ich bin erst entspannt, wenn jedes ordentlich an seinem Platz steht. Wehe, ein Kissen fällt um oder die Katzen bringen es beim Rumtoben durcheinander, dann fängt die ganze Prozedur von vorne an. So ist man schön beschäftigt. Selbstverständlich benutzen wir die Couch nicht, die Gefahr, dass die Kissen verrutschen, ist zu groß. Manchmal blitzt in mir kurz der Gedanke auf, dass ich unsere Wohnung vielleicht extra so pflegeaufwendig eingerichtet habe, damit sichergestellt ist, dass ich eine Beschäftigung habe. Außerdem soll mein »sicherer Ort« perfekt sein.

14 Uhr

Nach der Buchhaltung und der stundenlangen Putz-Action bin ich meist ziemlich erschöpft: Mittagspause. Ich esse etwas vor dem Fernseher, bevor ich mit dem Nachmittagsprogramm starte. Zeitgleich macht sich Badr fertig, er muss zur Arbeit. Ich werde somit den restlichen Tag allein sein, aber das ist okay, ich habe noch genug zu erledigen. Badr schnappt sich seine Schlüssel und verlässt in seinen grünen Shorts die Wohnung. Für einen kurzen Moment bin ich etwas neidisch, wie einfach er die Wohnung verlassen kann, während ich hier in unserer stickigen, 29-Grad heißen Wohnung sitze. Dass ich nicht rausgehe, akzeptiert er, er setzt mich nicht unter Druck. Wahrscheinlich, weil er mich liebt und das Ganze auch für eine Phase hält.

15 Uhr

Am Nachmittag beginnt immer der stressigste Part des Tages, denn da kümmere ich mich sehr fürsorglich und pflichtbewusst um die Probleme und Sorgen meiner Mitmenschen. Ich lebe mein Helfersyndrom aus. Ich mache ihre Probleme zu meinen – und darin bin ich inzwischen Profi. Meine Mitmenschen sind in diesem Fall: meine Mutter, mein Bruder und Badr.

Meiner Mutter fragte anfangs noch ab und zu nach meiner Angst, ich wich jedes Mal aus und blockte ihre Fragen ab. Nach einer Zeit hörte sie auf, Fragen zu stellen. Jetzt telefonieren wir, weil sie für ihre Fahrten von der Arbeit nach Hause einen Lückenfüller braucht. Und weil ich für jede nachmittägliche Beschäftigung dankbar bin, sprechen wir täglich miteinander. Eigentlich müsste es ihr komisch erscheinen, dass ich mit meinen vierundzwanzig Jahren jeden Nachmittag zu Hause sitze und auch sonst nicht viel über mein Leben zu erzählen habe, doch wir reden überwiegend über ihre Probleme und Sorgen, die ich dann an mich nehme.

Gib mir ein Problem, ich schaffe Abhilfe. Ich habe die tollsten Ratschläge parat und sowieso für alles und jeden eine Lösung. Außerdem weiß ich prinzipiell, für wen was das Beste ist. Würde ich nur einmal mit so viel Eifer bei mir selbst hinschauen. Doch das muss ich ja nicht, weil mein Helfersyndrom mich von meinem eigenen Leid ablenkt.

Die Telefonate mit meiner Mutter enden jedes Mal mit einer langen To-do-Liste für mich, dadurch fühle ich mich gebraucht und wichtig. Erhalte Bestätigung, Lob und Anerkennung. Auch habe ich etwas Gutes getan! Wie selbstlos von mir … Meine Mutter, die von Natur aus sehr gerne Aufgaben an andere delegiert, füttert mein Helfersyndrom liebevoll: So schnell wie ich Aufgaben von ihr bekomme, kann ich gar nicht schauen. Es ist ein wundervolles Bedürftigkeitsverhältnis, das wir da führen. Was ich nicht alles tun kann: Ihre Steuererklärung machen, ihren nächsten Winterurlaub buchen, die Sommerjacke ihrer besten Freundin für sie im Internet suchen und bestellen, weil sie leider im Geschäft ausverkauft war. Damit werde ich auf jeden Fall einige Nachmittage beschäftigt sein. Als Gegenleistung unterstützt sie mich finanziell sehr großzügig. Eine klare Win-win-Situation für uns beide.

Wenn ich mich nachmittags mal nicht um die Aufgaben meiner Mutter kümmere, dann um die Probleme meines Bruders. Als ich aufs Internat kam, brach unser Kontakt ab, wahrscheinlich, weil wir nie eine geschwisterliche Bindung aufgebaut hatten. Jeder von uns buhlte auf seine Art nach Aufmerksamkeit und Liebe, unser Verhältnis war seit jeher geprägt von Missgunst, Intrigen und Neid. Nun haben wir seit unserer Kindheit erstmals wieder Kontakt. Es ist das gleiche Spiel wie bei meiner Mutter, mit großer Hingabe nehme ich mich all seiner Probleme an, mache sie kurzerhand zu meinen. Zum Glück hat auch er täglich Aufgaben für mich: Bewerbungen und Lebenslauf schreiben, im Internet nach einer Wohnung suchen, finanzielle Angelegenheiten klären, mit seiner Ex-Freundin telefonieren und vermitteln. Und, und, und. So ist nun wirklich gewährleistet, dass mir nicht langweilig wird. Sarah macht das schon. Und dann habe ich auch noch Badr, dessen Leben und Selbstständigkeit ich nach wie vor plane und organisiere. Alle laden sie ihren Müll bei mir ab, aber nur, weil ich ihn wie ein Magnet anziehe, förmlich darum bitte und es mit mir machen lasse. Ich missbrauche sie, um bei mir selbst nicht hinschauen zu müssen. Ein Vollzeitjob, der mich bis in die Abendstunden beschäftigt.

20 Uhr

Feierabend – jetzt wird gechillt. Müde lege ich mich in mein Bett und schalte den Fernseher an. Ich habe heute wieder viel von meinen Listen abgearbeitet, unter anderem habe ich die Steuererklärung von meiner Mutter endlich fertigbekommen. Jetzt raucht mein Kopf, aber ich fühle mich gut. Meine Katzen kommen an, und gemeinsam schauen wir einen Film. So wie jeden Abend.

Dieses Programm erlebe ich Tag für Tag. Ich lebe in einem tranceartigen Zustand, ich weiß nicht, welcher Wochentag ist, und manchmal muss ich sogar ein wenig überlegen, bis mir einfällt, welchen Monat wir haben. Beim Blick in den Kalender stelle ich fest, dass ich bereits seit neun Monaten meine Wohnung nicht mehr verlassen habe. Für mich ist das überhaupt nicht greifbar. Es könnten genauso neun Tage sein oder auch neun Jahre, aber das ist sowieso total unwichtig. Ich fühle mich hier sicher – und Sicherheit hat nun mal ihren Preis.

Hin und wieder gibt es allerdings einen lichten Moment in meiner Trance, und mir wird bewusst, dass das so nicht ewig weitergehen kann. Dann Iiege ich mit meinem Laptop im Bett und schaue mich nach Therapiemöglichkeiten um. Eine Therapiesitzung wöchentlich erscheint mir nicht ausreichend. Sicherlich würde ich es dorthin schaffen, wenigstens einmal, doch ich kenne mich, spätestens beim zweiten Mal würde ich aus Angst wahrscheinlich nicht mehr hingehen. *Vielleicht eine Klinik?* Ich suche im Netz nach Tageskliniken. Wenig entschlossen lese ich mir durch, wie der Klinikalltag ablaufen würde, und verschaffe mir einen Überblick über das Therapieangebot. In mir sträubt sich alles dagegen, es fühlt sich einfach nicht richtig an. Alles ist besser, als zu Hause herumzusitzen und sich keine Hilfe zu suchen, sagt das Engelchen. Hilft dir eh alles nicht, lass es, sagt das Teufelchen.

Badr betritt das Schlafzimmer.

»Und wenn ich in eine Tagesklinik gehe?«, frage ich ihn.

»Die Schwester eines Freundes war in einer Klinik«, erwidert er. »Die hatte eine Depression. Ihr hat es sehr geholfen.«

»Wenn ich das Gefühl hätte, dass mir das irgendwie helfen könnte, ich würde es sofort machen. Ich fühle es aber einfach nicht. Im Gegenteil. Es fühlt sich nicht stimmig an.«

Ich klappe den Laptop zu und lege ihn beiseite. Badr will das Gespräch weiterführen, aber ich verlasse den Raum. Er hat keine Chance, mit mir weiter darüber zu reden, da ich mal wieder abblocke. Es ist, als ob sämtliche Abwehrmechanismen in Sekundenschnelle hochfahren, wie eine Schutzwand, die sich um mich aufbaut, wenn es um meine Angst, um mich geht – und an der jeder scheitert. Ich will das mit mir ausmachen, das ist meine Angst, keiner hat sich einzumischen. Wie eine Schildkröte verkrieche ich mich unter diesem Schutzpanzer, fühle mich darunter gut und sicher.

Heute ist es jedoch anders. Ich liege müde in meinem Bett und will einschlafen. Der Raum ist abgedunkelt, und auf einmal spüre ich: Angst. Ich mache schnell meine Nachttischlampe an, doch die Angst bleibt. Um wieder einschlafen zu können, schalte ich den Fernseher an, aber es hilft nicht. Angst, meine alte Freundin, da bist du ja wieder, was habe ich dich vermisst. Aber was machst du hier an meinem sicheren Ort?

Ich habe solche Angst – aber wovor? Ich weiß es nicht. Vor der Dunkelheit, vor der Einsamkeit, vor dem Alleinsein, vor Gefahr? Ich schaue auf mein Handy, es ist 00:15 Uhr. Noch drei Stunden, bis Badr von seiner Arbeit zurückkehrt. *Das schaffst du, Sarah. Dir wird nichts passieren. Hey, du bist an deinem sicheren Ort.* Bis eins bleibe ich stark, ich liege wie versteinert in meinem Bett, jeder Muskel ist angespannt, und innerlich bebe ich. Diese Angst fühlt sich anders an, aber nicht schwächer als vor einem Jahr. Schließlich schicke ich Badr eine Nachricht: »Kannst du bitte früher nach Hause kommen. Ich habe so eine Angst. Irgendwas stimmt nicht.« Unmittelbar darauf klingelt mein Handy.

»Was ist los?«, fragt Badr.

»Ich weiß nicht, ich hab so eine Angst«, versuche ich zu erklären. »Und im Treppenhaus höre ich die ganze Zeit Geräusche.«

»Wieso flüsterst du?«

»Keine Ahnung, bitte komm jetzt. Bitte!«

Um meiner Verzweiflung Nachdruck zu verleihen und nicht mit ihm diskutieren zu müssen, lege ich einfach auf. Badr ruft noch ein paarmal an, aber ich gehe nicht mehr dran. Jetzt aus Angst. Ich liege starr im Bett und wage kaum zu atmen.

Zwanzig Minuten später steht Badr abgehetzt und total aufgelöst im Schlafzimmer. Ich fühle mich so erleichtert.

»Sarah, was ist los?«, fragt er wieder. »Ich habe mir solche Sorgen gemacht. Wieso gehst du nicht mehr ans Handy? Ich habe meinen Fahrgast rausgeworfen und bin durch halb Berlin gerast!«

»Danke. Jetzt wo du da bist, ist alles wieder gut. Ich hatte auf einmal Angst, aber jetzt ist alles wieder gut. Kannst du hierbleiben?«

Widerwillig bleibt er. Badr ist sauer, aber auch erleichtert, dass ansonsten alles gut ist. An seiner Seite gleite ich bald in den Schlaf.

Komisch, was das bloß war?

Für mich und Badr ist es »normal« geworden, dass ich nicht rausgehe, wir haben uns mit der Situation arrangiert. Er kümmert sich um den Einkauf, ich schreibe ihm auf, was er besorgen soll. Ansonsten erledige ich alles online. Wir feiern Geburtstage, Jahrestage, Weihnachten – so wie andere Pärchen auch, wir feiern nur drinnen.

Weihnachten steht mal wieder vor der Tür. Badr hat zwei Wochen frei, und wir freuen uns beide auf diese Zeit. An Heiligabend wollen wir ein Raclette machen, und so saß ich gestern den ganzen Tag vorm PC und habe alles beim Lieferservice bestellt. Die Sachen werden geliefert und Badr nimmt sie in Empfang. Währenddessen verstecke ich mich im Schlafzimmer, ich meide jeden Menschen.

Am schlimmsten sind für mich die Momente, in denen der Paketzusteller unerwartet an unserer Tür klopft. Wow! Augenblicklich schießt dann Adrenalin durch meinen Körper. Auf Zehenspitzen schleiche ich dann ins Schlafzimmer, schließe leise die Tür und bleibe dahinter auf der Stelle stehen. Hat er mich zuvor in der Wohnung gehört und klopft weiter, ist das der pure Horror für mich. Bitte keine Eindringlinge in meiner Blase. Es kommt mir vor, als sei die Angst vor Menschen noch intensiver geworden, seitdem ich die Wohnung nicht mehr verlasse. Sobald ich höre, wie jemand das Treppenhaus hochkommt, flutet Angst meinen Körper. Der einzige Unterschied: Früher flüchtete ich vor Angst, heute erstarre ich. Na ja, wohin sollte ich auch flüchten?

Badr verabschiedet den Liefermenschen, und ich höre, wie die Tür ins Schloss fällt. Ich gehe zu ihm in die Küche und helfe, die Tüten auszupacken. Ich freue mich auf unser Weihnachtsfest und packe im Anschluss die restlichen Weihnachtsgeschenke ein, die ich online für ihn gekauft habe.

So genießen wir die Weihnachtstage, bereiten ein tolles Essen zu, machen unsere Bescherung im geschmückten Wohnzimmer. Badr, meine Katzen – meine Familie.

Ich lebe in meiner Welt, in meiner Realität.

Heute ist Silvester, der Jahreswechsel 2014/2015. Ich habe mit Badr vereinbart, dass er arbeiten geht, denn als Taxifahrer ist das der stärkste Umsatztag im Jahr. So liege ich in meinem Bett, schaue fern und schlafe dabei ein. Um Mitternacht werde ich von den Knallern wach. Ich gehe ins Bad, denn hier habe ich die beste Aussicht auf den Berliner Himmel. Ich setze mich auf den Badewannenrand, lasse das Licht aus und schaue aus dem Fenster, betrachte das Feuerwerk. Ein ruhiger Moment. *2015 Sarah, da gehst du es an. 2015 wirst du wieder rausgehen. 2015 wird alles gut.* In mich gekehrt beobachte ich das Feuerwerk, schicke Badr noch einen Neujahrsgruß und lege mich wieder schlafen. 2015 wird alles gut.

10

Umgeben von Angst

Die letzten achtzehn Monate »Wohnung nicht verlassen« taten mir gut, wie eine Auszeit, die ich mir nahm, eine Pause vom Leben. Nun spüre ich, dass ich mich mehr und mehr hängen lasse. Ich muss mich morgens regelrecht aufraffen, überhaupt aus dem Bett zu kommen. Wozu noch aufstehen? Ein Tag gleicht doch sowieso dem anderen.

Meine Fressattacken haben Spuren hinterlassen, ich habe sehr stark zugenommen. Wie viel, das weiß ich nicht, da ich seit Ewigkeiten nicht mehr auf der Waage stand. Beim Anblick meines Körperumfangs befürchte ich allerdings Schlimmstes. Meinen Körper, ich erkenne ihn selbst nicht mehr. Es fühlt sich so an, als würde dieser Körper nicht mehr zu mir gehören. Das hat nicht unbedingt nur etwas mit dem Gewicht zu tun, vielmehr verstärkt es dieses ablehnende, fremdartige Gefühl nur. Irgendwie kommt es mir sogar so vor, als würde ich fressen, um fetter und fetter zu werden, um endlich einen Grund zu haben, mich abzulehnen. Ein Symptom, hinter dem ich mich verstecken kann. Die Spiegel in meiner Wohnung habe ich – bis auf den Badezimmerspiegel – schon vor einiger Zeit entfernt, ich wollte meinen Anblick nicht mehr ertragen müssen. Was den Spiegel im Bad betrifft, habe ich gelernt, ihn auszublenden. Immer wenn ich mir die Zähne putze, stehe ich vor ihm, schaue hinein, sehe mich aber nicht.

Meine Klamotten sind mittlerweile alle zu klein geworden oder haben Löcher. Ich bestelle auch nichts Neues. Ich fühle mich so minderwertig, lehne mich selbst so ab, dass es für mich keinerlei Unterschied macht, ob ich schöne und gepflegte Kleidung trage oder verwaschene Sachen mit Löchern, die zu klein sind. Die äußere Hülle ändert an meinem Gefühl nichts. Und deshalb spare ich das Geld für neue Klamotten.

Es ist, als hätte ich mich selbst völlig aufgegeben. Nur jetzt, wo die Klamotten alle zu klein geworden sind, muss Nachschub her. Ich bestelle online, und die Auswahl fällt mir sehr leicht: Ich entscheide mich für die billigsten Jogginghosen und Shirts. Meine Kleidergröße weiß ich nicht mehr. Ich bestelle auf gut Glück und entscheide mich für Größe 48. Zum Vergleich: Mit Kleidergröße 38 kam ich nach Berlin, und Kleidergröße 42 hatte ich zu der Zeit, als ich anfing, die Wohnung nicht mehr zu verlassen.

Meine Bestellung wird geliefert, ich probiere die Sachen an – und nichts passt. Alles zu klein! Ein Schock. Ich muss die komplette Bestellung zurückschicken, und bin wirklich verwirrt. Dann bestelle ich Größe 50. XXXL passt – gerade so. Für einen kurzen Moment lasse ich die Gefühle an mich heran und denke: *Scheiße, Sarah, mach was!* Augenblicklich flüchte ich zurück in meine Blase und verdränge.

Jeglichen Respekt habe ich vor mir verloren. Ich dusche noch, aber nur, weil es sich so gehört, und immer unregelmäßiger. Ich putze meine Zähne, weil es sich so gehört, und immer unregelmäßiger. *Du bist wertlos Sarah. Nicht liebenswert. Abschaum. Ekelhaft.* Bislang konnte ich das Außen aussperren, das brachte mir Ruhe und Entspannung. Das Gefühl, nicht liebenswert, nicht gut genug, ja wertlos zu sein, das konnte ich leider nicht aussperren, ganz einfach, weil es in mir verankert ist. Es ist ein fester Bestandteil meiner Festplatte und bombenfest darauf abgespeichert.

Ich komme aus der Dusche, schaue in den beschlagenen kleinen Badezimmerspiegel und bemerke, wie lang und fusselig meine Haare geworden sind. Der letzte Friseurbesuch ist über zwei Jahre her, und so gehe ich in die Küche, hole die Küchenschere und schneide die Längen ab. Sache erledigt! Die eitle Frau, die früher morgens eine Stunde vorm Spiegel stand, nie ungeschminkt das Haus verließ, ihren letzten Cent für Friseur, Nagelstudio, Sonnenbank, Schuhe und Taschen ausgab, die ist auf dieser Reise gestorben. Ich weiß nicht, wann. Die Person, die mich aus dem Spiegel anblickt, kenne ich nicht. Und ich will sie auch nicht kennen, deshalb wird sie abgelehnt. Besser nicht weiter in den Spiegel schauen – ich kann ihren Anblick nicht ertragen.

Badr lässt mich. Er lässt mich einfach, und das ist das Beste, was er für mich tun kann. Er leidet auf seine Art, aber er macht es mit sich selbst aus, um mich nicht zusätzlich zu belasten. Sicherlich ist er mit der Situation überfordert, aber er will mich nicht verletzen und nichts falsch machen. Ich bin ihm unfassbar dankbar dafür, dass er mich nicht unter Druck setzt. Ich weiß, wenn ich Hilfe einfordern würde, ich würde sie sofort bekommen. Was ich dagegen nicht weiß, ist, wie lange diese Phase dauert und ob ich jemals wieder die Wohnung verlassen werde. Ich weiß nicht, wo das alles noch hinführt, aber wenn ich etwas weiß, dann, dass Badr immer an meiner Seite sein wird und mich so nimmt, wie ich bin. Das ist das Beste, das mir jemals passiert ist – und damit tut er mehr für mich, als ihm selbst bewusst ist. Der Wille, es anzugehen, frei zu werden, zu leben, muss aus mir selbst kommen. Und so absurd es klingt, er ist aktuell nicht da. Ich bin in einer Warteposition. Ich warte auf etwas, und weiß selbst nicht, worauf. Stillstand.

Ein weiterer Abend, ich liege wieder alleine im Bett. Die Nachttischlampe und den Fernseher lasse ich mittlerweile an, wenn ich mich schlafen lege, da ich mich in der Dunkelheit nicht mehr wohlfühle. Ich will einschlafen, spüre aber erneut eine starke Angst. Mein Körper erstarrt, jeder Muskel ist augenblicklich angespannt. Ich kann die Angst auch dieses Mal nicht greifen und nicht genau fassen, was mir Angst macht. Am ehesten lässt sie sich mit Angst vor Einbrechern beschreiben, mit Angst davor, dass mir jemand etwas antun, dass ich sterben könnte. Gleiches Spiel. Ich kämpfe mit mir, bis es nicht mehr geht, rufe Badr an, flüstere am Telefon, heule und bettle wie ein kleines Kind, dass er bitte kommen soll. Und Badr kommt. Er sieht, wie verzweifelt ich bin, nimmt mich in den Arm, und entspannt schlafe ich ein. Das passiert immer öfter, immer wieder muss Badr in der Nacht heimkehren, weil ich nachts nicht mehr alleine bleiben kann. Mich verunsichert, dass die Angst nun auch zu mir nach Hause kommt.

2015 wird die Angst zur regelmäßigen Besucherin in meinen vier Wänden. Mit jedem Tag wird sie vielfältiger, als hätte sie lange überlegt, wie sie es am besten anstellt. Das Nachdenken hat sich gelohnt, denn nach und nach macht mir beinahe alles Angst. Es macht mir Angst, den Gasherd zu benutzen, er könnte ja bei der Zündung explodieren; und so traue ich mich nicht mehr, ihn anzuschalten. Gas an sich ist ein heikles Thema geworden, ich habe Angst, dass die Gastherme im Badezimmer explodieren könnte und sowieso, was da alles passieren könnte, wenn Gas austritt. Ich befürchte nun, dass wir an einer Gasexplosion sterben könnten. Die Folge: Ich bestelle Kohlenmonoxid-Melder und hänge sie in der Wohnung auf. Sicherheitshalber gleich mehrere, falls einer defekt ist.

Bei Flugzeugen oder Hubschraubern, die übers Haus fliegen, befürchte ich, dass sie abstürzen und ich sterben könnte. Heute Nachmittag erst kreiste ein Hubschrauber über unserem Haus, mein Körper bebte vor lauter Angst, ich erwartete, dass er jeden Moment ins Haus krachen könnte. Die Ängste werden immer verrückter, lauter und intensiver. Sie sind wie die Sirene auf einem Polizeiauto – je mehr ich sie nicht wahrnehmen will, desto eindringlicher wird meine Sirene, so als wolle sie sagen: Sarah, schau endlich hin!

Meine neue Hauptangst: die Angst zu sterben. Die Angst vor dem Tod schwebt nun drohend wie eine dunkle Wolke über meinem Alltag. Sie unterteilt sich in ganz viele Unterängste, schließlich gibt es viele Situationen, in denen man sterben kann.

Ich liege im Bett mit meinem Kater im Arm, im Hintergrund höre ich den Fernseher laufen und döse vor mich hin. Kurz vorm Einschlafen springt mir ein Gedanke in den Kopf: Was, wenn ein Feuer ausbricht, während du schläfst? *Mensch Sarah, dass du da noch nie daran gedacht hast, was machst du dann? Du wirst verbrennen, elendig verbrennen.* Augenblicklich flutet die Angst meinen Körper. Ich müsste dann ja erst mal die Katzen einfangen, doch dafür brauche ich die Transportboxen. Wo sind die noch mal? Und sollte im Treppenhaus schon Feuer sein, wie komme ich dann aus dem dritten Obergeschoss runter? Oh Gott! Wie gefährlich ist das bitteschön, im dritten Obergeschoss zu wohnen? Es ist um einiges sicherer, im Erdgeschoss zu wohnen … Nein, stopp, da werden sie dann einbrechen.

Mein Kopf dreht jetzt so richtig auf, spielt das komplette Szenario durch. Ich fühle die Angst, als würde ich all das gerade wahrhaftig erleben. Ich schlingere hilflos durch die Gedankenspirale. Ich fühle so eine Angst, ich will nicht verbrennen. Und schon kann ich mich nicht mehr beruhigen. Keine Chance. Ich rufe Badr an.

»Hast du dir schon mal überlegt, was wir machen, wenn unten im Erdgeschoss ein Feuer ausbricht? Wir werden verbrennen. Ich kann so nicht schlafen, ich hab so eine Angst zu verbrennen, zu sterben!«

»Sarah, bitte, ich arbeite. Ich muss mich auf meine Kasse konzentrieren. Nicht schon wieder. Das kannst du dann auch nicht ändern, dann ist es halt so.«

»Badr, ich mein es ernst!«

»Das habe ich befürchtet. Ja, was soll ich jetzt tun?«

»Badr, ich will nicht sterben!«

»Du wirst heute nicht sterben. Und wenn‘s so kommt, dann soll es wohl so sein, so ist das Leben, Sarah.«

Mich beruhigt das alles überhaupt nicht, ich bin so verzweifelt und aufgebracht, dass ich erst Ruhe gebe, als Badr endlich vorbeikommt. Natürlich weiß ich nach all den Jahren, welche Knöpfe ich drücken muss, damit er alles stehen und liegen lässt. Ich habe Angst, und in meiner Angst sehe ich nur mich. Am nächsten Tag bestelle ich für jeden Raum Rauchmelder und einen Feuerlöscher. Sicher ist sicher.

Das Leben fühlt sich so gefährlich, so unsicher an, immer wieder denke ich über den Tod nach – eigentlich nur noch. Dadurch fühle ich mich auch zu Hause durchgehend angespannt, und mein Körper spielt dieses Spiel mit, spinnt nur noch herum. Er produziert die verrücktesten Symptome, und ich fange an, mich die ganze Zeit auf meinen Körper zu konzentrieren. Ich scanne ihn von Kopf bis Fuß ab – aus Angst vor schlimmen Krankheiten. Ständig entdecke ich neue Symptome, und in meiner Not google ich sie. Vor wenigen Tagen ertastete ich zum Beispiel einen Knoten in der Brust, und seitdem befürchte ich, an Brustkrebs erkrankt zu sein. Eigentlich bin ich mir fast sicher: Ich werde sterben.

Ich sitze auf meinem Schreibtischstuhl und habe solche Angst, an Brustkrebs zu sterben. Todesangst. Ich müsste eigentlich sofort zum Arzt, um es abklären zu lassen. Aber ich kann die Wohnung unmöglich verlassen, dann sterbe ich eben. Ich recherchiere alles über Brustkrebs, was das Internet hergibt: Statistiken, Krankheitsverlauf et cetera. Wie schlimm, ich werde sterben. Mir laufen die Tränen über die Wange. Kurz darauf spüre ich einen Schmerz im linken Auge und Empfindungsstörungen in einem Bein. Ich google diese Symptome und lande bei Multipler Sklerose. Das sind Frühsymptome von MS, ganz klar. Und ich spüre ganz tief in mir: *Du hast MS, nicht auch noch das.* Es ist ein Alptraum.

Alle paar Tage habe ich von nun an eine neue Krankheit, Borreliose, Sehnerventzündung, Gebärmutterhalskrebs, Eierstockkrebs, Schlaganfall, Hautkrebs, Leukämie, Kiefertumor, Lungenembolie, Aneurysma, Gehirntumor, Herzinfarkt. Jedes einzelne Mal befürchte ich, dass ich bald sterben werde, habe die dazugehörigen körperlichen Symptome und fühle die Todesangst.

Abends schaue ich im Fernsehen oft irgendwelche Arztserien. Gestern Abend ging es um einen Patienten mit einer verschleppten Grippe – Herzmuskelentzündung. Heute spüre ich jedes Symptom, hab solch eine Angst, nun eine Herzmuskelentzündung zu haben. Letzte Woche ging es um einen Patienten, der ein seltenes Tropenvirus aus dem Urlaub mitbrachte. Natürlich hatte ich am nächsten Tag das Tropenvirus. Ich, die seit über zwei Jahren die Wohnung nicht verlassen hat. Es klingt absurd, und dennoch ist die Angst real. Von all den Ängsten, die ich bisher kennenlernen musste, ist das hier – die Hypochondrie – definitiv mit am ekeligsten. Wie der Körper mitspielt, auf Knopfdruck die Symptome produziert und folglich die Angst, die sich so real anfühlende Todesangst, in jeder Zelle zu spüren ist. Von nun an werde ich keine Arztserien mehr schauen. Keine einzige mehr! *Auch dieses Rumgegoogle, das hört jetzt auf, Sarah, das macht alles noch schlimmer!*

Generell fühlt sich mein Körper immer mehr wie ein Wrack an. Die Sirene, die ständig lauter wird, hat nun auch die körperliche Ebene erreicht. Je mehr ich psychisch nicht hinsehen will, desto stärker werden die körperlichen Beschwerden. Mindestens einmal im Monat überkommt mich seit Neustem eine derart schlimme Migräne, dass ich tagelang mit einem Kühlakku auf der Stirn im dunklen Schlafzimmer liege und mich vor Schmerz kaum bewegen kann, da jeder Schritt, jede Bewegung meinen Kopf erschüttert. Mein oberer Rücken und mein Nacken sind derart verspannt, dass sich der Schmerz bis in den vorderen Kopfbereich zieht. Auch leide ich unter Menstruationsstörungen, an sehr starken, nicht enden wollenden Dauerblutungen. Da sie über Monate hinweg andauern, frage ich mich ernsthaft, wie viel Blut ein Mensch verlieren kann, bis es bedrohlich wird. (Verursacht wird das durch das sehr starke Übergewicht, wie mir eine Frauenärztin Jahre später erklären wird.) Mein Haarausfall ist ebenso schlimmer geworden, sodass ich manchmal selbst überrascht bin, dass ich überhaupt noch Haare auf dem Kopf habe. Dazu kommen permanentes Muskelzucken, insbesondere am Augenlid oder an der Lippe, und Empfindungsstörungen in den Beinen.

Vor allem der starke Blutverlust, den ich auf den Gebärmutterhals- oder den Brustkrebs zurückführe, macht mir so eine Angst, dass ich – wieder einmal – gefühlt kurz vorm Durchdrehen bin. Ich befürchte zu sterben, wenn ich nicht bald einen Arzt aufsuche, dennoch bleibe ich zu Hause. Ich kann einfach nicht. Meine Angst, die Wohnung zu verlassen und einen Arzt aufzusuchen – mit dem starken Übergewicht und der fahlen, weißen Haut, die seit über zwei Jahren kein Sonnenlicht gesehen hat –, ist stärker, als die Angst zu sterben. Der Arzt wird denken: selbst schuld mit dem Übergewicht. Zumal ich eh in keine Klamotten mehr passe, und ich gehe sicherlich nicht im Jogginganzug zum Arzt. Was soll der von mir denken? Ich wäge meine Ängste gegeneinander ab, und mein Ergebnis lautet: Ich kann nicht.

Nun bin ich nicht mehr sicher. Mein Zufluchtsort hat sich zu einem Gefängnis entwickelt, zu einem Gefängnis aus purer Angst. Meine Angst und ich leben nun gemeinsam in meiner Schöner-Wohnen-Wohnung. Besonders belastend: Ich muss meine Angst und meine körperlichen Symptome vor Badr verheimlichen, vor dem Menschen, für den ich ein offenes Buch bin, der mir auf zehn Kilometer Entfernung ansieht, wie es mir geht. Die Angst, dass er mich zum Arzt zwingt, ist zu groß. Denn bei Badr gibt es zwei Dinge im Leben, bei denen er selbst ein echter Angsthase ist. Er ist ein kleiner Hypochonder – bei körperlichen Symptomen hört bei ihm der Spaß auf. Und seine größte Angst ist die, mich zu verlieren. So wie er meine Familie ist, bin ich seine Familie, denn bis auf seine Schwester hat er zu niemanden mehr Kontakt. Ich bin sein Ein und Alles. Würde ich ihm von meinen körperlichen Beschwerden erzählen, würde ich ihn mit in den Angststrudel ziehen, und das will ich nicht. Er würde keine Nacht mehr durchschlafen, würde leiden – ich kenne ihn.

In Gedanken plane ich meine Beerdigung. Ich suche im Internet nach Friedhöfen, lieber Berlin oder zurück nach NRW? Ich werde sterben und will damit keinem zur Last fallen, also kümmere ich mich vorsichtshalber schon mal um alles. Besonders traurig für mich ist die Erkenntnis, dass mich bis auf Badr keiner vermissen wird. Was werden die Menschen denken, wenn keiner zur Trauerfeier kommt? Passe ich mit meinem Gewicht noch in einen normalen Sarg?

Ich kann keinen klaren Gedanken mehr fassen, durch diese permanente Anspannung fühlt es sich an, als würde ich bald platzen. Ich muss zu einem Arzt. Dringend. Etwas muss geschehen. Ich muss die Wohnung verlassen, um die Dauerblutungen abklären zu lassen. Einmal zum Frauenarzt. Aber dafür muss ich die Angst zumindest etwas in den Griff kriegen.

Nachdenklich sitze ich vorm PC und tippe in die Suchmaske ziellos irgendwelche Keywords ein, so etwas wie »Ängste lösen«. Ich weiß selbst nicht genau, was ich überhaupt suche. Und so stolpere ich zufällig über ein Buch mit dem Titel *Nie wieder Angst. So lösen sie Ängste in Minuten*. Irgendetwas zieht mich zu dem Buch, ich klicke den Link an und lese den Namen des Autors: Dr. Norbert Preetz. Nun ist es der Name, der mich anzieht. Ich öffne einen zweiten Internetbrowser und gebe den Namen ein, irgendwie interessiert es mich, wer hinter diesem Namen steckt. Wollen wir doch mal sehen … Ich lande auf seiner Homepage: »Dr. Norbert Preetz, Diplompsychologe und Hypnosetherapeut«.

Als alte Skeptikerin weiß ich noch nicht so recht, was ich davon halten soll, aber meine Neugierde ist zumindest geweckt. Hypnose – was es nicht alles gibt. Bei Hypnose denke ich an Unterhaltungsshows aus dem Fernsehen: »Ein, zwei, drei, und schnips, du bist ein Huhn« – schon rennt das »Bühnenopfer« gackernd über die Bühne. Und das soll bei Ängsten helfen? Einige Zeit schaue ich mir die Homepage an, sie wirkt sehr seriös, und auch der Mann auf dem

Foto macht einen kompetenten und seriösen Eindruck auf mich – wie man sich einen Therapeuten eben vorstellt. All das, was ich hier lese und sehe, hat so rein gar nichts mit der Hypnose aus dem Fernsehen gemein. Erstmals in all den Angstjahren fühlt sich etwas stimmig an, so richtig, als hätte ich hier gerade durch Zufall das gefunden, auf das ich all die Jahre gewartet habe.

Schnell weiß ich: Ich will einen Termin bei diesem Mann. Bei ihm und keinem anderen. Er hat seine Praxis zwar in Magdeburg, aber das ist mir egal. Dann geht es eben nach Magdeburg. Doch dann lese ich den einen niederschmetternden Satz auf seiner Homepage: »Es werden keine Behandlungstermine mehr vergeben.« Na toll. Und nun? Egal, ich versuche es trotzdem, so schnell gebe ich nicht auf. Ich drucke mir das Anmeldeformular aus, und nachdem ich es mir angeschaut habe, wird mir klar, dass das Ausfüllen etwas Zeit in Anspruch nehmen wird. Ich will das in Ruhe machen, lege es erst einmal zur Seite …

Zusätzlich zum inneren Druck wird auch der Druck von außen stärker. Dass ich seit über zwei Jahren die Wohnung nicht mehr verlassen habe, ist auch den Nachbarn nicht entgangen. Unter anderem meiner rüstigen und sehr liebenswürdigen fünfundachtzigjährigen Vermieterin, die im Vorderhaus wohnt. Anfangs hat sie hin und wieder mal bei Badr nachgefragt, nun bohrt sie immer öfter. Sie fragt Badr, was denn mit mir los sei, weshalb man mich nicht mehr sehen würde, es käme ihr so vor, als würde ich meine Wohnung nicht mehr verlassen. Sie macht sich wirklich Sorgen. Badr, mein Komplize wider Willen, weicht aus. Ich sitze im Schlafzimmer und bekomme das Gespräch der beiden im Innenhof mit – so wie auch die unzähligen Nachfragen zuvor. Nicht schon wieder. Wie peinlich! Ich koche innerlich, warum erzählt er ihr nicht einfach, dass ich täglich meine Wohnung verlasse? Ich will auf keinen Fall, dass es jemand weiß, auf keinen Fall. Was soll sie jetzt über mich denken?

Badr kommt hoch.

»Warum hast du ihr nicht einfach gesagt, dass ich morgens ganz früh die Wohnung verlasse und sie mich deshalb nicht sieht? Oder dass ich im Urlaub bin?«

»Weil ich sie nicht anlügen will, Sarah. Sie macht sich wirklich Sorgen um dich.«

»Sie glaubt, dass ich die Wohnung nicht verlasse. Du hast es im Raum stehen lassen und nicht abgestritten!«

»Ich habe dazu nichts gesagt.«

»Genau, das meine ich ja. Dann hättest du ja gleich sagen können, dass das richtig ist.«

»Sarah, glaubst du, die Leute sind blöd? Sie hat dich seit zwei Jahren nicht mehr zu Gesicht bekommen. Früher hast du täglich kurz mit ihr geredet. Die Leute schauen mich an, als ob ich dich einsperren würde. Ich, der Araber. Weißt du eigentlich, wie das für mich ist?«

Es ist mir so unangenehm – für Badr, für mich. Die Fragerei von außen wird immer massiver, und auch meine Vermieterin hört nicht auf, Badr zu löchern. Ich fühle mich zu Hause immer unsicherer, eingekesselt, gefesselt. Wie ein Tiger im Käfig, der auf engem Raum zwischen den Gitterstäben hin und her läuft. Draußen kann ich vor der Angst wegrennen, sie vermeiden, hier in der Wohnung stehe ich mit dem Rücken zur Wand. Bisher hat meine Vermieterin nicht an der Tür geklingelt, weil ihr das Treppensteigen zu anstrengend ist, aber irgendwann wird sie es vielleicht wirklich tun. Und was dann? Hilfe! Niemals kann ich die Tür öffnen, niemals, so wie ich aussehe. Völlig verwahrlost. Meine Verzweiflung wächst. Ich weiß weder vor noch zurück, spüre, dass sich der Strick um meinen Hals zuschnürt.

Sorgen macht mir auch, dass ich seit Monaten Post vom Bezirksamt bekomme. Mein Personalausweis ist seit über einem Jahr abgelaufen, ich soll umgehend einen neuen beantragen. Was nun? Zunächst versuchte ich es mit meiner bewährten Vogel-Strauß-Methode, aber dieses Mal half es nichts. Außer, dass sich die Bußgelder mit jedem Schreiben verdoppelten – ich habe ja eine Ordnungswidrigkeit begangen – und ein gelber Brief nach dem anderen eintrudelte. Inzwischen habe ich ein schwindelerregendes Bußgeld erreicht, und der Ton in den Briefen wird immer rauer. Badr macht sich zunehmend Sorgen, verständlich, schließlich zahlt er den Spaß.

»Sarah, das nächste Bußgeld wird um die 2000 Euro betragen. Bitte, mach was! Kümmere dich darum. Ruf dort an oder so. Wo soll das hinführen? Irgendwann werden wir das Geld nicht mehr zusammen kriegen. Die schicken uns dann den Gerichtsvollzieher, das ist eine Behörde!«

Ich weiß das alles, und das macht es nicht besser. Es beschäftigt mich den ganzen Tag, und deshalb suchte ich bereits mehrmals den Kontakt zu der Sachbearbeiterin. Ich schrieb ihr einen Brief nach dem anderen, tischte ihr eine »Geschichte« nach der anderen auf. Hauptsache, sie erfährt nicht, dass ich die Wohnung nicht verlasse. So habe ich einige Monate Zeit gewonnen, nur jetzt ist ihre Geduld verständlicherweise zu Ende. Die Wohnung verlassen, ein Passbild machen und beim Bezirksamt stundenlang mit anderen Menschen im Wartesaal sitzen? Niemals. Und dennoch brauche ich dringend eine Lösung. Badr will es nun in die Hand nehmen.

»Ich fahre zu der Sachbearbeiterin«, sagt er, »und erkläre ihr die Situation. Ich sehe es nicht, dass du in nächster Zeit einen Personalausweis beantragen kannst.«

Wahnsinnig erleichtert lasse ich ihn gehen.

Stunden später kehrt er zurück. »Du bekommst eine letzte Fristverlängerung für sechs Monate, alternativ kannst du ihr ein Attest vom Therapeuten aushändigen, in dem steht, dass es dir nicht möglich ist, die Wohnung zu verlassen, dann wirst du befreit.«

»Du weißt, dass ich keinen Therapeuten habe – wer soll mir das Attest schreiben?«

»Das habe ich ihr auch gesagt, deshalb hast du die Fristverlängerung von sechs Monaten bekommen.«

»Und was hat sie gemeint, als du ihr gesagt hast, dass ich die Wohnung nicht verlasse?«

»Es war nicht das erste Mal, dass sie das hörte. Für sie war es beinahe normal.«

»Normal!?«

»Erlebt sie wöchentlich. Einfach ein Attest einreichen, hat sie nüchtern gesagt.«

»Echt jetzt?«

»Ja.«

Das habe ich nicht erwartet, und es macht mich kurz nachdenklich. »Badr, das ist doch schlimm. So viele Menschen, die ihre Wohnung nicht verlassen. Wieso hilft denen keiner?«

»Vielleicht hilfst du dir erst mal selbst, bevor du dir jetzt vornimmst, die Welt zu retten!«

Das ging also noch mal gut aus, sechs Monate habe ich nun Zeit. Erstmals spüre ich seit Monaten so etwas wie Erleichterung und kann für einen Moment durchatmen. Klar, das schaffe ich, in sechs

Monaten gehe ich dann raus. Es ist ein bisschen so, als würde man sich täglich vornehmen: »Morgen fang ich mit der Diät an. Morgen gehe ich es an.« Genauso sag ich mir seit Monaten: »Morgen gehst du raus. Nächste Woche gehst du raus. 2015, 2016 gehst du raus.« Die Vorsätze sind da, es bleibt jedoch dabei. Badr hört schon gar nicht mehr hin und nimmt sie nicht mehr für voll. Besser ist das.

Immer wenn ich denke, es kann nicht noch schlimmer werden, setzt die Angst einen drauf.

13. Dezember 2015, die Terroranschläge in Paris. Ich liege mal wieder mit meinen Katzen im Bett, als plötzlich auf jedem Fernsehkanal eine Sondersendung ausgestrahlt wird. Geschockt verfolge ich die Live-Übertragungen. Ich spüre, dass ich mir das besser nicht anschauen sollte, dass mir das nicht guttun wird. Aber ich kann nicht anders, als es mir die ganze Nacht anzusehen. Ich höre die Maschinengewehre, immer und immer wieder die Maschinengewehre, vergesse alles um mich herum, bin nur noch auf den Fernseher fokussiert. Wie schrecklich, die armen Menschen. Mein Teufelchen sagt mir: *Siehst du, Sarah, draußen ist es gefährlich. Wie gut, dass du die Wohnung nicht verlässt.*

Wie viele andere beschäftigt auch mich dieses schreckliche Ereignis tagelang, hinterlässt Fragen in meinem Kopf und eine tiefe Traurigkeit. Es verfestigt mein Gefühl, dass es draußen gefährlich ist und ich besser drinbleiben sollte, zusätzlich mache ich mir nun große Sorgen um Badr. Ich habe Angst um ihn, wenn er die Wohnung verlässt, aber ich kann es ihm schlecht verbieten. Auch wenn ich das am liebsten tun würde. Erst heute hatte er einen Termin beim Zahnarzt. Er fuhr die drei Stationen mit der U-Bahn hin, ich saß angespannt zu Hause und hatte Angst, dass er sterben könnte – bei einem Bombenanschlag in der Bahn. Aber auch diese Angst versuche ich zunächst vor ihm zu verstecken. Irgendwann reicht es auch mal. Der arme Mann, was tue ich ihm schon seit Jahren an, ich will nicht noch zur Oberklette werden. Will Badr zur Arbeit, habe ich ebenfalls Angst, dass ihm etwas passiert, ein Autounfall, ein Übergriff im Taxi.

»Badr, bitte bleib hier. Bitte!« Ich erkläre ihm dann doch meine Befürchtungen.

»Sarah, wie stellst du dir das vor? Wenn ich die Wohnung auch nicht mehr verlasse – wer zahlt dann die Miete, die Lebenshaltungskosten? Ich kann nicht einfach bei dir bleiben.«

Ich weiß, dass er recht hat, und lasse ihn gehen – voller Angst. Alle dreißig Minuten schreibe ich ihm eine Nachricht, um zu schauen, ob bei ihm alles gut ist. Und wehe, er schreibt nicht gleich zurück. Dann kommt die Gedankenspirale. Fürchterlich.

Seit den Anschlägen achte ich noch mehr drauf, was ich im Fernsehen konsumiere. Bis vor wenigen Tagen schaute ich jeden Abend Nachrichten, aber ich merke, das bekommt mir nicht. Denn dieser kleine, problemfokussierte Ausschnitt aus der Realität verstärkt mein Gefühl, dass das Außen gefährlich ist. Von nun an schaue ich also auch keine Nachrichten mehr.

Es ist wieder Silvester, diesmal der Jahreswechsel 2015/2016. Wieder arbeitet Badr und wieder liege ich in meinem Bett, schaue fern und schlafe dabei ein. Um 0:00 Uhr werde ich wieder von den Knallern geweckt, gehe ins Bad, setze mich auf den Badewannenrand, und schaue in den von Knallern erleuchteten Himmel. Ein ruhiger, Moment. *Sarah, 2016 da gehst du es wirklich an. 2016 wirst du wieder rausgehen. Diesmal wird wirklich alles gut.* Ich beobachte noch etwas das Feuerwerk, schicke Badr einen erneuten Neujahrsgruß und gehe dann schlafen. 2016 wird alles gut!

Im Januar 2016 verlasse ich kaum noch mein Bett, schleppe mich nur noch durch die Wohnung. Als wäre das nicht schon schlimm genug, sind die Abende und das Einschlafen nun noch quälender geworden. Ich liege in meinem Bett – wie immer allein, Badr arbeitet. Da spüre ich einen fürchterlichen Druck, einen Schmerz in der Herzgegend, einen ziehenden Schmerz im linken Arm. Ich spüre meinen Puls, er wird schneller und schneller. *Gleich ist es vorbei, Sarah.* Ich kann meine Hand nicht vom Handgelenk nehmen, denn ohne das Pulsmessen kann ich nicht mehr einschlafen. Jeden Abend erlebe ich nun dieses Szenario. Dieser Herzschmerz, der Druck in der Herzgegend, der stechende Schmerz im Arm, es fühlt sich alles so real an. Ich bin beim Einschlafen nur noch auf mein Herz fokussiert. Hab solch eine Angst, einen Herzinfarkt oder einen Schlaganfall zu bekommen. *Und wenn du einen Herzinfarkt kriegst, die werden dich nicht auf die Liege bekommen, niemals aus dem dritten Stockwerk runter.* Und da kommt dann die zusätzliche Angst dazu, die Angst, negativ bewertet zu werden. Eine Angst mischt sich mit der anderen, eine Angst verstärkt die andere. Alles ein Kreislauf. Und ich mittendrin.

Fazit: Fast drei Jahre sind nun vergangen, drei Jahre Stillstand. Die erste Zeit konnte ich den einfachen Weg gehen und mich vor der Angst verstecken, nun geht es nicht mehr. Die Symptomatik ist inzwischen so stark, so ausgeprägt, dass ich sie nicht mehr verdrängen kann. Mein ganzer Tag dreht sich um die Angst, sieben Tage die Woche, vierundzwanzig Stunden lang. Der ganze Mist ist in meine Blase eingedrungen. Jetzt bin ich in einer Blase voll mit schlechten Gefühlen gefangen. Ich werde von der Angst zerdrückt, bin gezwungen, endlich hinzusehen. Und je mehr ich hinsehen muss, desto mehr erkenne ich, ich habe ein Problem. Diesen Moment habe ich so lange gefürchtet und hinausgezögert, diesen Moment, an dem ich auf dieser Reise stehen bleibe und mir selbst eingestehe: Ich habe ein Problem. Ein wirkliches Problem, das von alleine nicht verschwinden wird.

Es ist eben keine Phase, wie ich es mir selbst über Jahre eingeredet habe. In der Schulzeit war es die Phase, die vorbeigeht, sobald das Studium beginnt. Ich verdrängte, indem ich mich nur noch aufs Lernen und den Abschluss konzentrierte. *Bloß nicht drüber nachdenken, Sarah, bloß nicht drüber nachdenken.* Dann das Studium, ich verdrängte, indem ich lernte und lernte, mit all meiner Kraft kämpfe und kämpfte – gegen meine Angst. *Bloß nicht drüber nachdenken, Sarah, bloß nicht drüber nachdenken.* Es ist nur eine Phase, sie wird vorbeigehen, sobald du dein Studium erfolgreich abgeschlossen hast. Und erst am damaligen Tiefpunkt angekommen, als ich nicht mehr wegschauen konnte, erkannte ich: Ich habe eine Angststörung. Welch eine Erkenntnis nach fast zwei Jahren. Ich muss schon sagen, das mit der Selbstverarschung klappt super bei mir, ich, die Meisterin der Selbstverarschung. Die vermeintliche Lösung: Dann verstecke ich mich eben in der Wohnung vor der Angst! Puh, das brachte erst mal Erleichterung. Ich verdrängte, beschäftigte mich, kompensierte und kompensierte, versteckte mich hinter meinem Gewicht. Hätte ich bloß nicht zugenommen, dann wäre ja alles gut. Pustekuchen! Wieder einmal musste ich erst am Boden liegen, um ansatzweise zu registrieren: Sarah, du hast ein Problem.

Und wenn die Phase von selbst nicht endet, brauche ich zwangsläufig Hilfe, denn ich weiß leider nicht, wie ich mich von der Angst lösen kann. Und vielleicht fängt da bereits die erste Hürde an, denn Hilfe anzunehmen gehört nicht gerade zu meinem Stärken. Was habe ich mir eigentlich gedacht? Dass ich eines Morgens in meinem kuscheligen Bett aufwache, die Augen öffne und frei bin? Munter und energiegeladen zur Tür schreite, sie öffne und hinaus ins Leben spaziere? So ganz von alleine? Wunderheilung. Habe ich das gedacht, ernsthaft? Nein, ich habe einfach nichts gedacht. Ich habe das Denken in meinem Wegschiebmodus ja gekonnt von mir ferngehalten.

Und nun? Jetzt, wo die Angst in meine Blase eingedrungen ist, ist es, als ob alles anfängt zu bröckeln, sich der Nebel lichtet und ich erkenne: Du brauchst Hilfe, allein schaffst du es nicht. Zugleich sträubt sich alles in mir, diese Erkenntnis anzunehmen, denn dann müsste ich mir eingestehen, dass ich es vermasselt habe. Dass ich fast fünf Jahre zu spät ins Handeln komme, dass ich so viel Energie und Kraft für nichts verschwendet habe. Kostbare Lebensjahre verschenkt habe. Und dass ich mir all die Kämpfe hätte sparen können. Wie »leicht« wäre es gewesen, wenn ich direkt am Anfang dieser Angst-Reise stehen geblieben wäre und hingeschaut hätte? Wie wären dann die letzten fünf Jahre verlaufen? Wie sähe mein Leben dann heute aus? Fünf vergoldete Jahre? Wenn ich jetzt stehen bleibe und hinschaue, stelle ich dann nicht den Sinn der letzten fünf Angstjahre in Frage?

Und schon gerate ich erneut in Versuchung, weiter wegzusehen. Am liebsten würde ich wie ein kleines Kind die Augen verschließen, mir die Hände vors Gesicht halten – und weg bin ich. Aber was dann? Dann sitze ich hier in zehn Jahren und denke mir, wie leicht wäre es gewesen, wenn du damals vor fünf Jahren stehen geblieben wärst. Ist das die Lösung? Nur weil ich einmal »falsch« abgebogen bin, seit Jahren marschiere und marschiere, soll ich einzig aus Gewohnheit, aus Bequemlichkeit weiterlaufen? Sicher, stehen bleiben und hinsehen, sich dem Schmerz stellen, das kostet Kraft. Aber das, was ich täglich erlebe, das kostet auch Kraft. Viel mehr Kraft sogar. Lieber ein Ende mit Schrecken als Schrecken ohne Ende.

Und überhaupt – Freiheit, was ist das schon? Auch da sträubt es sich in mir. Klar, so wie ich lebe, das ist kein Leben. Ich bin unglücklich. Unter uns: Ich bin fürchterlich unglücklich und traurig, schrecklich einsam. Aber auf der anderen Seite habe ich mich in meinem kleinen Universum eingerichtet. Hier weiß ich, was ich habe. Ich muss keine Verantwortung übernehmen, keine Leistung erbringen und werde von Badr umsorgt. Was wäre, wenn die Wunderheilung über Nacht stattfinden würde? Was würde ich dann machen, wie sähe mein Tag aus? Ich weiß es nicht. Und das Ungewisse macht mich unsicher, macht mir … Angst. Dann behalte ich doch lieber, was ich habe. Oder?

Jedoch, wer, wenn nicht ich, hat es in der Hand, diese Zukunft zu gestalten? Und wer weiß, vielleicht führt der Weg in die Freiheit sogar durch den Schmerz?

11

Jetzt ist Schluss!

Draußen prasselt der Regen an die Fensterscheiben, es ist ein grauer Februartag, und in der Wohnung herrscht eine schwere Stille. Ich bin angespannt, denn ich weiß, dass das, was jetzt gleich folgen wird, unbequem für mich wird. Ich gehe ins Bad und bleibe im Eingangsbereich vor dem großen goldenen shabby Spiegel stehen. Ich spüre die kalten Badezimmerfliesen unter meinen Fußsohlen, nehme noch einen tiefen Atemzug und schaue dann in den Spiegel.

Erstmals seit Jahren schaue ich wieder bewusst in einen Spiegel. Und das, was ich erblicke, erfreut mich nicht. Mein Spiegelbild zeigt eine sehr übergewichtige, fürchterlich traurige, heruntergekommene Frau. Ich sehe aus wie ein Michelin-Männchen. Noch dazu sind meine Haare fettig und schuppig, was sicherlich an dieser ungesunden Ernährung liegen wird, und der Haarschnitt … Wir brauchen nicht darüber zu reden, meine verzweifelten Experimente mit der Küchenschere haben zu keiner modischen Frisur geführt. Und … ach kürzen wir es ab: Ich sehe schlimm aus. Punkt.

Ich bleibe einige Minuten vor dem Spiegel stehen und betrachte mein Spiegelbild, lasse es auf mich wirken. Weiter wegschauen bringt ja nichts, dadurch wird es sich gewiss nicht ändern. *Schau endlich hin, Sarah. Wenn dir das, was du da siehst, nicht gefällt, dann ändere es endlich.* Klar wäre es einfacher, weiter zu fressen und fetter und fetter zu werden, aber wo würde dieser Weg hinführen?

Als Nächstes geht es auf die Waage, denn es gilt, der Wahrheit vollständig ins Gesicht zu schauen. Anzuerkennen, was ist. Ich nehme einen weiteren tiefen Atemzug und stelle mich mit geschlossenen Augen auf die Waage. Als ich die Augen wieder öffne, sehe ich eine schockierende Zahl: 145,2 Kilogramm. Bäm! In Kleidergröße ausgedrückt: 58. Ja, 145,2 Kilogramm sind brutal. Wie um alles in der Welt soll ich die wieder loswerden? Und prompt meldet sich das Teufelchen zu Wort: *Sarah, das wirst du eh nie schaffen, und selbst wenn, du wirst am ganzen Körper Hautfetzen hängen haben. Du wirst nie wieder schlank aussehen, da kannst du dir das Abnehmen doch gleich sparen.* Und schon bin ich kurz davor, das Handtuch zu werfen, noch bevor ich überhaupt angefangen habe. *Nein, Sarah, versteck dich nicht wieder hinter deinem Gewicht. Es gibt Ganzkörperstraffungen. Es gibt für alles eine Lösung*, ermahne ich mich selbst. *Ich werde das schaffen!*

Doch mit 145 Kilogramm werde ich die Wohnung nicht verlassen, das Schamgefühl ist zu groß. Das Übergewicht ist und bleibt mein Angstmultiplikator. *Dann ändere es, Sarah!* Also, Schritt eins: Gewicht verlieren. Mein erstes Etappenziel wird die Gewichtsabnahme und die Beantragung des Personalausweises sein, denn ansonsten wird es teuer. Genau deshalb werde ich im Mai die Wohnung verlassen, komme, was wolle. Und dann werde ich mir Hilfe suchen, damit ich endlich zu Ärzten gehen kann. Aber bevor ich mir über all das einen Kopf mache, muss ich abnehmen.

Deshalb bestelle ich mir online einen Crosstrainer und Fitness-DVDs und fange an, täglich Sport zu treiben. Zeitgleich stelle ich meine Ernährung radikal um, was bedeutet: keine Süßigkeiten mehr, zusätzlich ernähre ich mich ausschließlich Low Carb, und ich faste. Sich bei meinem Übergewicht täglich eine Stunde auf den Crosstrainer zu stellen, ist sicherlich riskant, doch was ich vorher mit meinem Körper veranstaltet habe, war nicht minder gefährlich. Ich entscheide mich für die extreme Variante, denn ich will leben. Ich bin den ganzen Weg radikal bergab gegangen, und jetzt werde ich ihn radikal bergauf gehen.

Ruckzuck purzeln die Kilos, es ist, als ob mein Körper nur darauf gewartet hat. Meine nächsten Termine auf der Waage bringen folgende Ergebnisse:

24. März 2016: 129,2 Kilo
05. Mai 2016: 122,3 Kilo

Eine weitere positive Bilanz: Zwei Wochen, nachdem ich aufhörte, diesen ganzen Mist in mich hineinzustopfen und täglich nur noch drei regelmäßige Mahlzeiten zu mir nahm, hörten wie von Zauberhand meine Dauerblutungen auf, die ich mittlerweile seit über sechs Monaten hatte. Und damit auch die Angst vor dem Gebärmutterkrebs, sprich: die Todesangst. Es war wie eine erste Belohnung, ein erstes Durchatmen

Es ist der 12. Mai 2016, ein früher Frühlingsmorgen, 6 Uhr. Heute ist die letzte Möglichkeit, den Personalausweis fristgerecht zu verlängern. Wenn ich dort heute nicht hingehe, kommt der nächste Bußgeldbescheid, jener um die 2000 Euro. Seit Wochen ist dieser Tag in meinem Kopf, für den Anlass habe ich mir extra neue Klamotten bestellt.

Ich stehe im Flur, warte auf Badr und starre dabei ängstlich meine Wohnungstür an. Durch diese Tür gilt es, gleich zu gehen. Ich spüre meinen Willen, meine Stärke und zugleich eine riesige Portion Unbehagen. Lange habe ich mich gedanklich auf diesen Tag vorbereitet, dennoch fühlt es sich so beklemmend an. Ich habe Angst vor dem, was kommt.

»Badr, bist du so weit? Ich will los.«

Badr kommt aus dem Bad und geht auf die Tür zu.

»Warte, warte, Badr. Ich muss die Tür öffnen. Ich will sie öffnen!«

Ich gehe zur Haustür, spüre den kalten Griff in meiner Hand, drücke ihn langsam herunter und ziehe die Tür auf. Mein Treppenhaus. Ich gehe langsam über die Türschwelle, begleitet von einem einzigen Gedanken: Bitte, lass jetzt bloß keinen Nachbarn durchs Treppenhaus laufen. Ich halte den Atem an, als würde es irgendetwas bringen, und steige unsicher die Treppen hinunter. Nach über drei Jahren gehe ich zum ersten Mal die drei Stockwerke nach unten, und es fühlt sich so zerbrechlich, so unwirklich an. Danach folgt die Tür zum Innenhof, die letzte Tür, die mich vom Außen trennt. Ich bleibe kurz stehen, doch dann öffne ich voller Freude die quietschende alte Tür und schlüpfe hinaus.

Frühsommerliche Morgenluft streicht über meine Haut, flutet meine Lunge. Was für ein Gefühl! Die Vögel zwitschern, und ich muss blinzeln, weil meine Augen überhaupt nicht mehr ans Tageslicht gewöhnt sind. Ich bin draußen! Ich atme! Für einen kurzen Moment bin ich geflasht und vergesse alles andere. Dann laufe ich zügig durch den Hof, damit mich bloß keiner sieht. Zugleich genieße ich jeden Atemzug. Ich husche durch das Haupttor, stehe nun an der begrünten Seitenstraße und bin überwältigt von dem Treiben, der Schnelligkeit, dem Leben im Außen. Die Geräusche, die Farben, das Tageslicht – all das erscheint mir fremd und irgendwie auch ganz vertraut. Ich fühle mich wie ein Küken, das gerade geschlüpft ist. *Hey, wo bin ich hier?* Und bevor ich irgendetwas realisieren kann, springe ich auch schon in Badrs Auto. Puh, geschafft! *Geschafft, Sarah, im Auto bist du sicher.* Es ist 6:30 Uhr, und Berlin ist verhältnismäßig ruhig. Mein Plan ist es, möglichst früh beim Bezirksamt zu sein, um möglichst schnell an die Reihe zu kommen, damit es rasch vorbei ist.

Wir fahren durch Berlin, auch hier fühlt sich alles fremd und auch irgendwie ganz vertraut an.

»Du machst das super, Sarah«, ermuntert mich Badr. »Du machst es super.«

Ich sitze angespannt im Auto und beobachte. Links, rechts, links, rechts – ich spiele mal wieder das Erdmännchen.

Nach fünfzehn Minuten kommen wir an.

»Sarah, wir haben ein Problem. Es gibt da keinen freien Parkplatz. Wir können einige Straßen weiter parken und dann hinlaufen, oder ich lass dich vor der Tür raus und du gehst allein hinein.«

»Niemals. Bleib bei mir!«

Und so parken wir wenige Minuten entfernt vom Bezirksamt und laufen dorthin. Es fühlt sich fürchterlich an. *Sarah, Augen zu und durch. Du schaffst das, es geht ganz schnell! Dann kannst du wieder heim.*

Im Bezirksamt hat sich bereits eine sehr lange Menschenschlange vor dem Schalter gebildet. *O nein, wie soll ich das packen?* Obwohl es drei Jahre her ist, setzt meine Angst vor Menschenschlangen augenblicklich wieder ein. Ängste vergessen wohl nicht. Ich fühle mich eingekesselt, eine drückende Hitzewelle flutet meinen Körper, das Druckgefühl in der Brust nimmt mir den Atem und … Tadaaaa, ich schwitze! Mensch, hört denn das nie auf?

Zum Glück brauche ich noch ein Passbild, also flüchte ich nassgeschwitzt zu den Automaten. Badr bleibt derweil in der Schlange stehen. Er beobachtet mich die ganze Zeit, denn er hat Angst, dass ich einfach rausrenne. Ich lächle gezwungen in den Automaten und nehme die ersten Fotos heraus, denn ich weiß, egal wie viele Versuche ich hier unternehmen werde, es wird mir keins gefallen. Ich stelle mich wieder zu Badr in die Schlange, die jetzt noch länger geworden ist. Es fühlt sich fürchterlich an, aber ich habe den Willen, das hier durchzustehen – für Badr und für mich.

Über eine Stunde stehe ich in dieser Schlange, überstehe sie, dann sitze ich ohne Badr mit der Sachbearbeiterin in dem Zimmer. Ich habe den Willen, den Weg in die Freiheit zu gehen. Ich schaffe es – und bin wahnsinnig stolz auf mich.

Wieder zu Hause bin ich sehr erschöpft, gleichzeitig aber auch ungemein erleichtert, es durchgezogen zu haben. Das Thema Personalausweis wird mir das Leben nicht weiter schwer machen. Und weil ich das so toll gemeistert habe, bestelle ich uns Pizza und lasse es mir mit Badr so richtig gut gehen. Die erste Hürde ist geschafft.

Die Tage vergehen, tagsüber konzentriere ich mich auf meine Diät, stelle mich auf den Crosstrainer oder koche meine Low-Carb-Gerichte – sofern ich nicht gerade faste. Ganze dreiundzwanzig Kilogramm habe ich bereits abgenommen. Die Pfunde purzeln nur so, was sicherlich auch an dem sehr starken Übergewicht und meinem jungen Alter liegt. Die Gewichtsreduktion bringt mir Aufschwung und Energie, und weil ich mein erstes Etappenziel erreicht habe, kann ich mich nach Hilfe umsehen. Wer weiß, vielleicht liegt bereits die nächste Hürde, der nächste Lernprozess darin, endlich mal jemanden an mich heranzulassen, jemandem zu vertrauen – notgedrungen! Aber welche Hilfe soll das sein?

Die Lösung lautet wohl Therapie – und schon wieder sträubt sich alles in mir. Beim Wort »Therapie« denke ich immer noch an Gespräche, Gespräche und noch mehr Gespräche, im schlimmsten Fall über Jahre. Jahrelang in der Vergangenheit herumzuwühlen, mich auf das Problem zu fokussieren und herauszufinden, wo die Ursache für mein Problem liegt, bei diesem Gedanken sträubt sich alles in mir. Und was passiert dann überhaupt, wenn wir die »Ursache« in sehr vielen Sitzungen herausgefunden haben? Was machen wir dann mir der »vermeintlichen« Ursache? Und entspringt diese Ursache dann nicht auch dem Bewusstsein und der subjektiven Deutung meines Therapeuten? Das sind Fragen, die mich beschäftigen. Außerdem will ich meinen Fokus nicht auf das Problem legen und ihm somit noch mehr Raum geben, nein, ich will lösen und den Fokus auf das Ziel legen. Vergangenheit ist für mich Vergangenheit, ich kann sie doch eh nicht ändern. Was für mich zählt, ist das Hier und Jetzt – heute bin ich erwachsen und trage selbst die Verantwortung für mein Leben, nur ich entscheide, wie ich in der Gegenwart leben will. Kurz: Mich interessieren Lösungen, nicht Probleme.

Und wenn ich bei Therapie nicht an jahrelanges »Reden« denke, dann an all meine verhaltenstherapeutischen Bücher, die ich in den letzten Jahren gelesen habe. »Sich der Situation stellen«, »Konfrontieren«, allein bei diesen Formulierungen spüre ich sofort puren Widerstand. Soll ich wieder kämpfen, kämpfen, kämpfen ...? Das werde ich definitiv nicht tun. Ich habe mich den Situationen lange genug gestellt, und es wurde nichts besser. Die haben alle leicht reden. Wofür soll ich das tun? Damit aus dem Trampelfpfad endgültig eine Autobahn wird? Nein danke, das ist alles nicht meins. Ich will auch keine Atemübungen machen, bevor ich U-Bahn fahre, oder für den Rest meines Lebens irgendwelche Punkte an meinem Körper klopfen. Ich will einfach nur frei werden, wie selbstverständlich zu meinem Haustürschlüssel in der Schale im Flur greifen, mir meine

Jacke schnappen und rausgehen. Nicht mehr und nicht weniger. Ich will Selbstverständlichkeit – und ich spüre, dass es einen Weg dorthin gibt, ich muss ihn nur finden.

Für mich sind es nicht die herkömmlichen Therapiemethoden, so viel ist mir jetzt klar. Und erst recht sind es für mich keine Medikamente, die irgendwelche Ungleichgewichte in meinem Gehirn regulieren sollen. Sicher, die Wirkweise derartiger Medikamente klingt plausibel, aber hat irgendjemand mal in mein Gehirn geschaut? Hat mein Allgemeinmediziner, der mir damals mal eben so Antidepressiva verschrieb, das getan? Woher wusste er, dass ich Antidepressiva brauche? Nein, das überzeugt mich nicht. Medikamente sind also auch nicht meins. So, jetzt weiß ich schonmal, was ich alles nicht will und ablehne. Doch was will ich dann? Gute Frage, ich weiß es nicht, und vielleicht fühlt es sich auch deshalb so unbefriedigend an. Vielleicht verharre ich aus diesem Grund seit Jahren in dieser Warteposition: Ich weiß, was ich alles nicht will, weiß aber nicht, was ich will. Wenn meine innere Stimme mir von vornherein sagt, dass das mit der Therapie nicht meins ist, dann brauche ich doch gar nicht damit anfangen. Was soll ich mich Sitzung für Sitzung irgendwo hinschleppen, nur weil man es so macht?

Mein Problem kommt tief aus meinem Innersten. Ich fühle es. Erlebnisse der Vergangenheit, die auf meiner Festplatte abgespeichert sind und mich im Hier und Jetzt beeinträchtigen – die Symptomatik verursachen. Ich weiß, dass das, was ich seit Jahren empfinde, völlig absurd ist. Und dennoch wird diese Angst immer und immer wieder abgespielt, ich bekomme sie mit meinem Verstand, mit meinem Bewusstsein einfach nicht gestoppt. Ich brauche also einen direkten Zugang zu meinem Inneren, um mit der Angst arbeiten zu können.

12

Die Hypnoanalyse

Es ist ein frühsommerlicher Junitag. In den letzten Tagen habe ich mich dazu entschieden, in eine Klinik zu gehen. Ich weiß einfach nicht, was ich sonst machen soll. Etwas muss geschehen, und alles ist besser, als nichts zu tun und hier weiterhin verträumt auf irgendetwas zu warten. Gestern führte ich bereits ein Telefonat mit einer großen Berliner Klinik, die Probanden für eine verhaltenstherapeutische Angststudie suchen. Ich habe dort einen Platz bekommen, im August soll es losgehen.

Ich sitze an meinem Schreibtisch vor meinem Laptop und bin gerade dabei, die E-Mail der Klinik zu beantworten, da sehe ich in meiner Lesezeichenleiste das türkisfarbene Preetz-Hypnose-Logo – der gespeicherte Link zur Homepage des Hypnosetherapeuten, zu dem es mich damals so zog. Und wieder zieht es mich auf diese Seite. Weshalb war ich dem Impuls damals nicht direkt gefolgt? Weshalb liegt das Anmeldeformular noch immer unausgefüllt in meiner Schreibtischablage? Ich hatte die Hypnose und diesen Therapeuten immer mal im Kopf, ließ die Gedanken dann aber wieder vorbeiziehen. *Egal, Sarah, besser spät als nie. Alles zu seiner Zeit.*

Nochmals lese ich die ersten Sätze auf der Homepage, und mein Gefühl sagt einfach ja. Das Gefühl verfestigt sich mit jedem weiteren Satz, den ich lese. Alles fühlt sich so stimmig an, so plausibel. *Wenn ich das Gefühl mit dem Verstand nicht abstellen kann, es unbewusst wieder und wieder abgespielt wird, macht es dann nicht Sinn, in der Tiefe mit dem Unterbewusstsein zu arbeiten?* Für mich als Kopfmensch erscheint das mehr als logisch. Ich suchte eine Methode, die mit dem Unterbewusstsein arbeitet, mit dem Gefühl – und ich habe sie gefunden. Jeder muss seine eigene Methode finden, und ich habe soeben meine gefunden.

Badr betritt das Wohnzimmer. »Was ist denn mit dir los, deine Augen glänzen ja so?«

»Ich hab's, ich habe endlich die Lösung für mein Problem. Ich mache eine Hypnosetherapie!«

Badrs Gesichtszüge entgleisen. »Was machst du?«

»Hypnose!«

»Bist du jetzt völlig verrückt geworden? Das machst du nicht, ich mache das nicht mit.« Badr schaut sehr ernst und entschlossen.

Ich bin verwirrt. »Sag mal, Badr, spinnst du?«

»Nein. Du kannst dann schauen, wer dich da hinfährt, ich nicht.«

»Was ist denn mit dir los?«

»Du musst doch mal klarkommen, Sarah. Wer weiß, was die mit dir machen, wenn du da so völlig willenlos liegst? Nachher vergewaltigen die dich! Und dass ausgerechnet *du* davor keine Angst hast, wundert mich schon sehr.«

Man muss dazu sagen, dass Badr Neuem gegenüber nicht sehr aufgeschlossen ist …

»Gerade, weil ich davor keine Angst habe«, entgegne ich, »solltest du es unterstützen. Und ganz ehrlich, so wie ich momentan aussehe, bezweifle ich, dass mich irgendjemand vergewaltigen wird. Denk doch mal nach, wenn es möglich wäre, mich zu manipulieren oder in irgendeiner Art und Weise negativ zu beeinflussen, wäre es in Deutschland verboten. Und bevor du es kategorisch ablehnst, wäre es toll, wenn du erst mal Interesse signalisieren würdest. Mich mal fragen würdest, weshalb und wieso ich eine Hypnosetherapie machen will. Danach kannst du dir eine Meinung bilden.«

»Ich habe mich eingelesen. Du hast eine völlig falsche Vorstellung von Hypnose«, fahre ich fort. »Hypnose ist ein ganz natürlicher Bewusstseinszustand. Eine wissenschaftlich anerkannte Therapiemethode, die sich insbesondere bei der Behandlung von Angststörungen und Panikattacken als äußerst effektiv und wirksam erwiesen hat.«

Ich werde sauer, er ruhiger.

»Ein natürlicher Zustand?«

»Ja.«

Was ist Hypnose?

Hypnose ist etwas ganz Natürliches und dem Zustand zwischen Wachsein und Schlaf sehr ähnlich. Du bist körperlich tief entspannt, geistig jedoch äußerst konzentriert und aufmerksam. Dein Bewusstsein ist aber weder ausgeschaltet noch schläfst du. Jeder von uns ist mehrfach am Tag in Hypnose, zum Beispiel morgens beim Erwachen, oder wenn du einen Film anschaust, der dich völlig in Bann zieht. Auch wenn du in ein spannendes Buch vertiefst bist, oder beim Sport. Und bestimmt kennst du auch das Gefühl des Tagträumens. Du hast diesen natürlichen Zustand – Hypnose –, also ohne es zu wissen schon unzählige Male erlebt.

Badr nickt. »Stimmt, ich kenne das vom Taxifahren sogar sehr gut. Bei Strecken, die ich schon unzählige Male gefahren bin, ist es, als würde ich auf Autopilot laufen. Wenn ich dann ankomme, weiß ich gar nicht mehr, ob die Ampel rot oder grün war. Ich kann mich an die Einzelheiten nicht genau erinnern, auch mein Zeitgefühl ist verloren gegangen.«

»Ja, genau, da warst du in Trance, und wie du siehst, ist das etwas völlig Natürliches.«

»Okay, das habe ich verstanden. Aber wieso willst du überhaupt Hypnose machen?«

»Ich habe dir doch schon oft von meiner Gefühlsschallplatte erzählt, die Angst, die permanent abgespielt wird, die Angst, die sich mit meinem Verstand nicht abschalten lässt. Hypnose ergibt einfach so viel Sinn ...«

In den nächsten Minuten halte ich Badr einen längeren Vortrag, damit er versteht, warum die Hypnose für mich sinnvoll erscheint.

Die für die Hypnosetherapie entscheidenden Instanzen sind *das Bewusstsein*, *das Unterbewusstsein* und *der kritische Faktor*. Bewusstsein und Unterbewusstsein können verglichen werden mit einem Eisberg, bei dem nur eine kleine Spitze über der Wasseroberfläche herausragt.

»Kann ich nachvollziehen«, sagt Badr. »Aber was ist der kritische Faktor? Habe noch nie was davon gehört?«

»Habe ich auch erst gelernt«, gebe ich zu.

Warum Hypnose?

Der bewusste Teil deines Geistes macht gerade mal um die 5 bis 7 Prozent aus. Das Bewusstsein ist für das logische, rationale und analytische Denken zuständig. Es analysiert ein Problem und findet eine logische Lösung. Dabei arbeitet es mit Zahlen, Daten und Fakten. Auch die eigene Willenskraft steht unter der Kontrolle des Bewusstseins.

Der unbewusste Teil deines Geistes steuert rund 95 Prozent der Handlungen und Gedanken und ist der Sitz deiner Emotionen, deiner Angst. Stell dir dein Unterbewusstsein als deine innere Datenbank mit beinahe unbegrenztem Speicherplatz vor: deine Festplatte, auf der dein Betriebssystem – Gewohnheiten, typische Verhaltensweisen, Glaubenssätze – abgespeichert ist. Alles, was du jemals erlebt hast, Gutes wie Schlechtes, ist hier gemeinsam mit der dazugehörigen Emotion abgespeichert. Das beeinflusst dein Denken, Tun und Fühlen in der Gegenwart.

Hier laufen ebenso auch alle automatischen Prozesse ab, zum Beispiel Gefühlsäußerungen wie Weinen, Lachen oder Angst haben.

Der kritische Faktor ist wie eine Firewall, der schützt das Unterbewusstsein, indem er neue Informationen und Sichtweisen filtert. Er sichert auf diese Weise die Stabilität deiner Persönlichkeit. Stimmt die neue Information beziehungsweise Sichtweise nicht mit den in der »Datenbank« abgespeicherten Bildern überein, wird sie abgewiesen. Dies macht eine Verhaltensänderung, die durch pure Willenskraft herbeigeführt werden soll, so unheimlich schwer. Mit Hypnose kann erreicht werden, dass diese Firewall etwas durchlässiger wird. So kannst du auf die umfassende Datenbank deines Unterbewusstseins zugreifen.

In der Hypnose erfolgt so eine direkte Kommunikation mit deinem Unterbewusstsein.

»Okay«, sagt Badr. »Wenn du das machen willst, unterstütze ich dich dabei. Wir reden später, ich muss jetzt zur Arbeit.«

Badr verlässt die Wohnung, und ich widme mich wieder der Homepage. Zusätzlich schaue ich mir fasziniert einige Videos an. Bei einem konnte ich beispielsweise sehen, wie eine langjährige Höhenangst in nur einer Sitzung effektiv gelöst wurde. Dr. Norbert Preetz führte die Patientin in die Hypnose, dann aktivierten sie das Angstgefühl und folgten dem Gefühl zum Ursprung. Es stellte sich heraus, dass die Patientin als ganz kleines Kind vom Wickeltisch fiel. Beide arbeiteten mit der dazugehörigen belastenden Emotion, neutralisierten das Gefühl und zogen so den Stachel aus der Wunde. Die Patientin testete es gleich im Anschluss an die Sitzung, sie stieg selbstbewusst auf einen Aussichtsturm und fühlte sich frei von Angst. Ich konnte richtig sehen, wie ihre Augen leuchteten, es erschien mir, als habe sie enormen emotionalen Ballast abgeworfen.

In weiteren Videos geht es um: Angst in Menschenmassen, Flugangst, Redeangst, Panikattacken, soziale Phobie. Es ist immer das gleiche Vorgehen: Es dreht sich darum zu schauen, was hinter dem Symptom steckt – den emotionalen Ursprung zu finden und das Gefühl zu neutralisieren, um der Krankheit den Nährboden zu nehmen, damit die Wunde heilen kann. Hypnoanalyse nennt sich die Methode. Sie ist, so erfahre ich, das schärfste Schwert der Hypnosetherapie.

13

Das therapeutische Gegenstück

Genau das will ich, ich will schauen, was hinter meiner Angst steckt, was unter der Oberfläche schmerzt und meine belastende Symptomatik verursacht. Ich will mit der belastenden Emotion arbeiten, um endlich frei zu werden und meinen Stachel aus der Wunde zu ziehen. Letztendlich will ich meine Ursache heilen, die Angst lösen.

Gespannt auf das, was kommt, gebe ich im Netz »Hypnosetherapie«, »Angst« und »Berlin« ein. Meine Methode habe ich gefunden, jetzt brauche ich noch den richtigen Partner für mein Vorhaben. Jemanden, der mir den Weg in die Freiheit zeigt. Doch die unendlich vielen Suchergebnisse sind ein Schock. Was für eine Auswahl, wie soll ich mich da für jemanden entscheiden? Mir wird klar, dass das Projekt »Traumtherapeuten finden« einige Tage in Anspruch nehmen wird. Ich will den einen, bei dem ich hundertprozentig sicher bin. Ich will die Homepage öffnen und es soll »Bäm!« machen. Bisher habe ich noch keine konkreten Auswahlkriterien, jung, alt, dick, dünn, männlich, weiblich, ich bin offen für alles. Wichtig ist mir nur, dass der Therapeut ursachenorientiert arbeitet und gute Qualifikationen hat. Ich öffne eine Homepage nach der anderen, schaue mir die Seite und die Fotos an und stelle schnell fest, dass es in Berlin zwar sehr viele Hypnosetherapeuten gibt, sie sich aber alle stark unterscheiden. Es ist mir wichtig, einen ersten Eindruck und somit ein Gefühl für den Therapeuten zu bekommen, daher lasse ich eine Homepage nach der anderen auf mich wirken, höre auf mein Bauchgefühl und klicke intuitiv alles weg, was nicht passt. Eine Website ist irgendwie anders. Ich sitze davor und habe kein wirklich greifbares Gefühl.

Was ist denn das? Mal überhaupt kein Feeling zu haben für etwas, das ist für mich hochsensibles Ding, das sonst immer viel zu viele Gefühle empfängt, mal etwas ganz Neues. Ich bekomme den Therapeuten einfach in keine Schublade gepackt, und das macht es wiederum interessant. Videos gibt es auch, auf seiner Homepage. Ich klicke bei einem auf Start, und innerhalb von Sekunden habe ich mein Gefühl, das sagt: Nein, das passt nicht, niemals. Viel zu viel, zu nett, zu glatt, nicht meins. Abgehakt. Ich suche weiter. Ich gebe weitere Keywords ein, wenn ich schon so eine riesige Auswahl habe, wieso sollte ich sie nicht noch weiter vergrößern? Natürlich könnte ich einfach den Erstbesten nehmen, anrufen und einen Termin vereinbaren, aber das mache ich nicht. Warum? Irgendwo habe ich gelesen, dass Hypnose vom Vertrauen zwischen Therapeuten und Klient lebt. Und genau dieses Empfinden habe ich auch, ich brauche jemanden, bei dem ich mich verstanden fühle und mir zumindest in der Theorie vorstellen kann, die Person an mich heranzulassen. Und vor allem brauche ich jemanden, bei dem ich mich sicher fühle, der sich von meiner starken Fassade nicht beeindrucken lässt, das Ding selbstbewusst durchzieht und mir Halt gibt. Ich weiß in diesem Fall also genau, was ich will, und da ich mich gut kenne, werde ich das für mich passende Gegenstück nicht an jeder Ecke finden.

Ein weiterer wichtiger Aspekt ist, dass ich mein Problem angehen will und so viel Hoffnung in die Hypnosetherapie lege – wenn das nichts wird, würde mich das extrem zurückwerfen. Es würde mir so viel Hoffnung nehmen, zumal ich nicht zu den Menschen gehöre, die einen Therapeuten nach dem anderen durchtesten und überall mal ein wenig herumversuchen. Ich will hier nichts versuchen, denn wenn jemand von vornherein vorhat, etwas nur mal zu »versuchen«, dann ist es für mich schon zum Scheitern verurteilt. Badr ist auch so ein Typ, der gern Sachen versucht, und ich sage jedes Mal zu ihm: »Wenn dich ein Freund fragen würde: ›Kannst du mir 1000 Euro leihen, ich versuche, sie dir zurückzuzahlen?‹, würdest du ihm jemals einen Cent leihen?« Ich für meinen Teil würde das nicht tun, und deshalb versuche ich Dinge nicht, ich *mache* sie.

Je mehr Homepages ich mir ansehe, umso klarer wird mir, dass ich gern einen Mann als Therapeuten haben möchte. Das erleichtert die Wahl schon mal etwas, da ich nun alle Frauen wegklicken kann. Nun bleiben aber immer noch einige Seiten, die es näher zu betrachten gilt. Ich will den »Richtigen« nicht verpassen. Doch egal, wo ich lande, überall läuft mir mein »Kein-Feeling-Therapeut« vom Anfang über den Weg. Hey, da bist du ja wieder. Ich fühle mich schon fast verfolgt von ihm und öffne seine Seite daher aus Prinzip nicht mehr. Zumal, wenn ich mir seine ganzen Fünf-Sterne-Bewertungen ansehe – das kann ja nur gefakt sein. Ne, ne, nicht mit mir.

Nun habe ich eine erste grobe Auswahl, zehn Therapeuten sind übrig geblieben. Als Nächstes muss ich herausfinden, ob die auch das anbieten, was ich suche, denn wenn ich eines bei meiner Suche festgestellt habe: Hypnose ist nicht Hypnose. Mittlerweile bin ich total verwirrt. Was habe ich auf den Homepages nicht alles für Begriffe gelesen: Suggestionshypnose, aufdeckende Hypnose, zudeckende Hypnose, Regressionstherapie, Regressionshypnose, Hypnoanalyse, ursachenorientierte Hypnose, ressourcenorientierte Hypnose.

Zudem hat gefühlt jeder zweite Therapeut auch noch seine eigene Methode aus all dem entwickelt, wie soll ein Laie da bitteschön durchblicken? Ich tue das auf jeden Fall nicht mehr. Ich muss mich also erst mal mit den ganzen Begrifflichkeiten beschäftigen, sonst wird das nichts, ich will das verstehen.

Hypnose ist nicht gleich Hypnose, so viel weiß ich inzwischen. Bei den Behandlungsansätzen sind insbesondere zwei zu unterscheiden, die ursachenorientierte und die ressourcenorientierte Hypnosetherapie.

Hypnosemethoden

Ursachenorientierte Hypnose

Die ursachenorientierte Hypnosetherapie wird auch Hypnoanalyse, Analytische Hypnose, Aufdeckende Hypnose, Regressionstherapie oder Regressionshypnose genannt.

Sie ist eine intensive Kurzzeitmethode, um eine nachhaltige Verhaltensänderung zu erreichen. Der Ansatz besteht darin, die (emotionale) Ursache einer Krankheit ausfindig zu machen und zu lösen. In der Hypnose schaut man mittels Regression gemeinsam mit dem Therapeuten, was wirklich hinter der Angst steckt. Klient und Therapeut arbeiten in der Hypnose wie ein Team aktiv zusammen.

*Regression, ist eine hypnotherapeutische Anwendung, die es dem Hypnotisierten ermöglicht, auf Erinnerungen zuzugreifen und sie zu erleben – Erinnerungen, die sich dem (Wach-)Bewusstsein meist entziehen.

Ressourcenorientierte Hypnose

Ressourcenorientierte Hypnosetherapie wird wiederum auch zudeckende Hypnose oder Suggestionshypnose genannt.

Bei der reinen Suggestionshypnose wird lediglich das Symptom behandelt, ohne die Ursache zu heilen. Der Therapeut gibt dem Klienten viele Suggestionen, arbeitet mit Bildern, Metaphern, visualisiert eine hübsche Zukunft. Oft auch einfach nur abgelesen von fertigen Suggestionsskripten. Suggestionen sind Handlungsempfehlungen, die das neue (gewünschte) Verhalten, Denken und Fühlen beschreiben. Dem Klienten kommt eine passive Rolle zu, er liegt auf der Liege und hört zu.

Achte ich auf all das, bleibt nicht mehr viel übrig, denn ich stelle fest, dass die allerwenigsten Therapeuten ursachenorientiert arbeiten. Da ich natürlich einen seriösen Therapeuten möchte, beschäftige ich mich mit den verschiedenen Ausbildungsmöglichkeiten und schaue mir die jeweiligen Viten sehr aufmerksam an. Schließlich finde ich, dass es für heute reicht, ich habe lange genug vorm PC gesessen.

Am nächsten Tag schaue ich weiter, und das geht einige Tage so. Ich recherchiere und recherchiere, doch nirgends springt der Funke ganz über. Gestern habe ich in Hamburg einen tollen Hypnosetherapeuten gefunden, da war der Funke da, und so geht es notfalls nach Hamburg. Doch vorher beschäftige ich mich noch etwas mit Berlin. *So, Sarah, du musst jetzt mal aus dem Quark kommen.* Vier

Therapeuten stehen noch auf meiner Liste, ich entscheide, da mal anzurufen, danach bin ich bestimmt schlauer. Bei einem persönlichen Telefonat kann ich mir einen Eindruck verschaffen und herausfinden, ob die Chemie zwischen uns stimmt.

Der erste Therapeut, den ich anrufe, ist kurz angebunden. Ich frage ihn, wie viele Sitzungen wir seiner Einschätzung nach benötigen würden.

»Zehn Stück, und dann sehen wir mal weiter«, antwortet er.

Zehn Stück, und dann mal weitersehen? Das hatte ich jetzt nicht erwartet, bei meiner ausgeprägten Symptomatik, von der ich wiederum nur in drei Sätzen berichtete, würde ich natürlich auch zu zehn Sitzungen gehen. Aber so wie ich das verstanden hatte, ist die ursachenorientierte Hypnose eine kraftvolle Kurzzeittherapie. Je nach Ausprägung der Symptomatik sind ein bis vier Sitzungen erforderlich. Natürlich bin ich bei meiner Ausprägung nicht von einer Sitzung und somit von einer Wunderheilung ausgegangen, aber zehn Sitzungen? Bei dem Ansatz? Klar, es können in einer Wunde sicherlich auch mal mehrere Stachel stecken, dann zieht man die hintereinander, aber »Zehn Sitzungen, und dann sehen wir mal weiter«, hört sich für mich nicht so an, als ob der Therapeut mit mir in einem intensiven Prozess nach der Ursache schaut und den Stachel zieht.

Es kommt mir komisch vor, das ist nicht das, was ich suche. Das ist nicht ursachenorientiert, und es ist nicht das, was ich auf der Homepage von Dr. Norbert Preetz gesehen habe. Also lasse ich das Telefonat schnell im Sande verlaufen.

Nun ist der zweite Therapeut an der Reihe, und ich lege all meine Hoffnung in dieses Gespräch, denn er ist meine erste Wahl. Bei ihm habe ich ein super Gefühl, er hat eine großartige Expertise und mein Bauchgefühl passt. Ich erreiche ihn direkt. Wir telefonieren einige Zeit, ich habe mir extra Fragen auf einem Zettel notiert, und so frage ich ihn nach seiner Arbeitsweise. Es ist der eine Satz: »Wir arbeiten ausschließlich mit Bildern und Metaphern und visualisieren eine tolle Zukunft, damit im Unterbewusstsein neue Impulse gesetzt werden«, der für mich das Aus bedeutet. Herrje, Bilder, Metaphern, Zukunft visualisieren – mir erscheint das nicht tiefgreifend genug. Ich habe nicht das Gefühl, dass sich meine Angst von irgendwelchen Bildchen und Geschichten dauerhaft beeindrucken lassen wird. Ich möchte in der Tiefe den Stachel ziehen, ich möchte etwas, das die Angst wirklich löst. Vor allem haben die Symptome für mich doch ihre Daseinsberechtigung. Wenn ich den Schmerz überdecke, kann es bestimmt passieren, dass sich die belastenden Emotionen ein anderes Ventil suchen und neue Symp-tome produzieren. Ich will nicht einfach Salbe auf meine Wunde schmieren, nein, ich will zunächst den schmerzhaften Stachel aus der vereiterten Wunde ziehen und erst dann die Salbe und einen Verband draufmachen.

Sicherheitshalber vergewissere ich mich noch, wie er arbeitet, ob ursachenorientiert oder nicht. Er gibt mir zu verstehen, das sei nicht sein Ansatz. Schweren Herzens beende ich auch dieses Telefonat. Mensch, was ist denn das? *So kommst du nicht weiter, Sarah, ein neuer Plan muss her.* Ich schreibe jetzt Dr. Norbert Preetz eine E-Mail und frage ihn nach Empfehlungen, ganz einfach. Ich gehe auf seine Homepage, und da sehe ich, es gibt eine Therapeutenliste. Wie toll! Eine Liste, auf der all seine Absolventen zu finden sind, denn er bildet in seinem Institut auch in ursachenorientierter Hypnose aus. Super, das ist eine echte Erleichterung.

Auf der Liste stehen ursachenorientiert arbeitende Hypnosetherapeuten geordnet nach Postleitzahlen. Ich gebe meine ein und … Dädäm! Der Erste, der mir angezeigt wird, ist, na klar, mein »No-Feeling-Therapeut«. Mensch, du auch hier? Gut, dann schaue ich mir den eben noch mal an.

Wieder verbringe ich gefühlt eine Ewigkeit auf seiner Homepage. Die Texte, seine Vita, all das gefällt mir, nur mit ihm werde ich nicht warm. Wie kann das sein? Ich sitze eine weitere Ewigkeit vor dem Foto, da kommt einfach nichts. Er ist Ende dreißig, Heilpraktiker für Psychotherapie und hat seit drei Jahren eine eigene Hypnosepraxis. Zuvor war er Eventmanager. Nur drei Jahre? Eventmanager? Bei Eventmanager denk ich augenblicklich an meine exzessive Zeit, da waren sie auch alle Eventmanager. Ich kann mich doch nicht bei einem ehemaligen Eventmanager auf die Liege legen.

Badr betritt den Raum und schaut mir über die Schulter. Ich zeige ihm das Video und beobachte ihn aus den Augenwinkeln, bin gespannt auf seine Reaktion. Ich sage nichts, Badr sagt nichts. Ich schaue ihn an.

»Und?«

»Mhm, ich glaube, das könnte schwierig werden mit euch.«

»Jep, glaub ich auch.«

»Gehst du hin?«

»Nein, niemals. Der hat die Praxis erst seit drei Jahren, ich habe meine Angststörung länger als der seine Praxis, das geht gar nicht. Noch dazu, Badr, der war Eventmanager. Ich brauche einen soliden Therapeuten. Der müsste der letzte Hypnosetherapeut auf Erden sein, dann vielleicht. Noch dazu ist er mir zu glatt, mir fehlen die Ecken und Kanten, das passt nicht.«

Ich schließe die Seite, er ist nun endgültig abgehakt.

Ich telefoniere noch mit zwei weiteren Therapeuten, dann habe ich einen gefunden, der ursachenorientiert arbeitet und eine informative Homepage hat. Er ist hervorragend ausgebildet und verfügt über ein großes Fachwissen. Kurz und gut, er erscheint mir kompetent. Er ist es …

Ich vereinbare einen Telefontermin mit ihm und habe fest vor, ihn um einen Sitzungstermin zu bitten, dementsprechend aufgeregt bin ich. Generell bin ich sehr aufgeregt, denn nach all den Jahren wieder mit Menschen zu sprechen – und sei es nur am Telefon –, ist herausfordernd für mich. Es fühlt sich sehr befremdlich an zu erzählen, dass ich seit Jahren die Wohnung nicht verlassen habe. Das Schamgefühl ist groß, weshalb ich mich dafür entscheide, von zwei Jahren zu sprechen. Mittlerweile sind es in Wahrheit drei Jahre und sechs Monate (bis auf das eine Mal im Mai, wo es zum Bezirksamt ging), aber ich nehme lieber zwei Jahre, das hört sich nicht ganz so schlimm an.

Er ist sehr freundlich, trotzdem kommen wir nicht in einen Gesprächs-Flow. Seine Fragen bringen mich aus dem Konzept. Weshalb ich überhaupt eine Hypnosetherapie machen möchte, ob ich schon andere Therapien im Vorfeld gemacht hätte, wieso ich das nicht getan hätte, wieso ich nicht erst mal eine Verhaltenstherapie machen würde …? *Hat der gerade Verhaltenstherapie gesagt, Sarah?* Es kommt mir vor, als müsse ich mich rechtfertigen, dass ich eine Hypnosetherapie machen möchte. Gleichzeitig führt das bei mir zu erheblichen Zweifeln, ob er überhaupt hinter seiner Methode steht. Es ist, als wäre ich von seiner Methode überzeugter als er. Das fühlt sich nicht so gut an, ich bin zugegebenermaßen ehrlich erschüttert, denn ich hatte so viel Hoffnungen in ihn gesetzt. Dennoch vereinbare ich einen Termin mit ihm. Erst mal sacken lassen, vielleicht ist das Telefonat nur suboptimal verlaufen und wir haben beide einen falschen Eindruck voneinander gewonnen.

Badr tritt ins Wohnzimmer, er hat das Gespräch vom Nebenraum aus verfolgt.

»Was war das?«

»Ach, ich weiß auch nicht.«

»Gehst du hin?«

»Ich weiß es nicht. Dass ich auch so ein Theater machen muss, ich will doch einfach nur jemanden, bei dem ich ein richtig gutes Gefühl habe.«

Badr hält sich aus der Suche komplett raus. Er lässt mich einfach machen, und mir kommt es so vor, als würde er nicht wirklich davon ausgehen, dass ich es durchziehe.

Ich sitze an meinem Schreibtisch, es ist der 8. Juli 2016, ein Freitag. An meiner Pinnwand hängt der Zettel mit den Therapeuten, die ich ursprünglich einmal herausgesucht hatte. Mittlerweile sind alle durchgestrichen, und plötzlich fällt mein Blick wieder auf den durchgestrichenen »No-Feeling-Eventmanager-Therapeuten«, irgendwie bleibe ich an dem Namen hängen. Ich google ihn, warte die ganze Zeit auf den Impuls, der mir zuflüstert: »Das ist er«, nur kommt der nicht. Das nervt mich. *Scheiß drauf, du rufst da jetzt mal an, du hast ja eh nichts zu verlieren. Du bestätigst dir auf diese Weise, dass es nicht passt, dann kannst du immerhin aufhören, seine Website zu stalken.* Ich wähle die Nummer, die Sekretärin nimmt ab und teilt mir mit, er sei auf einer Fortbildung und rufe am Montag zurück. Na, toll, muss der ausgerechnet heute auf einer Fortbildung sein?

Heute ist besagter Montag. Dafür, dass ich mir mit dem Telefonat selbst nur beweisen will, dass die Chemie nicht stimmt, bin ich mächtig aufgeregt. Der Tag vergeht, er ruft nicht an. Ob er mich vergessen hat? Oder hat es ihm seine Sekretärin vielleicht nicht ausgerichtet? Dann, am frühen Abend, klingelt das Telefon. Ich nehme ab. Als ich die Stimme des Therapeuten höre, weiß ich innerhalb von Sekunden: Das ist er, ich habe meinen Therapeuten gefunden. Herz und Bauch sagen augenblicklich ja. Es fühlt sich vertraut an, so als würde ich ihn seit Ewigkeiten kennen. Von da an bestätigt sich dieses Gefühl mit jedem Satz, den er sagt. Ich habe auch keine Fragen mehr, lege meinen Zettel weg, sie sind plötzlich unwichtig. Ich erzähle ihm, für meine Verhältnisse recht entspannt, dass ich aus Angst meine Wohnung nicht mehr verlassen kann, dass ich sie seit Jahren nicht mehr verlassen habe. Aber auch bei ihm bleibe ich bei meinen zwei Jahren – dreieinhalb Jahre sind zu krass, der wird mich für einen Freak halten.

Nun telefoniere ich mit dem ersten Therapeuten, bei dem ich das Gefühl habe, dass er nichts bewertet. Es ist ein lockeres, unkompliziertes Gespräch, was sicherlich auch daran liegt, dass wir uns auf Anhieb duzen – so ist es bei ihm in der Praxis üblich. Das gefällt mir. Er fragt mich, was mir Angst machen würde. Was mir Angst macht? Es wäre leichter, wenn er mich fragen würde, was mir keine Angst macht. Aber da ich das Gefühl habe, dass er sich mit der Antwort »Alles« nicht zufriedengeben wird, fange ich an, ihm wirr zu erklären, weshalb ich meine Wohnung nicht mehr verlasse. Dass ich mich schäme vor den Menschen draußen, dass ich mittlerweile sogar Angst habe, wenn der Briefzusteller kommt, und vor den Nachbarn. Ich rede wirr vor mich hin. Er unterbricht mich: »Du hast also Angst, negativ bewertet zu werden?« Mensch, ja, stimmt. Wenn man es auf den Punkt bringt, ist es die Angst, negativ bewertet zu werden, und deshalb meide ich das Außen. Natürlich habe ich mittlerweile zig andere Ängste, wenn jedoch die Angst vor negativen Bewertungen weg wäre, könnte ich wieder raus und auch zu Ärzten gehen. Mein Fokus liegt deshalb ganz klar auf dieser Angst.

Die Angst vorm Tod begleitet mich mittlerweile so massiv, dass ich mir gar nicht mehr vorstellen kann, sie jemals wieder loszuwerden. Wie gern würde ich nur mal einen einzigen Tag nicht übers Sterben nachdenken. Wie unbeschwert das wäre ... Aber das kann ich mit mir selbst ausmachen, die Angst vor negativer Bewertung dagegen verhindert, dass ich die Wohnung verlasse. *Den Rest musst du ihm jetzt auch nicht erzählen, das verwirrt ihn nur.* Wir fokussieren uns auf meine soziale Phobie, das ist mein Plan.

Ich frage ihn, wie viele Sitzungen wir brauchen werden, und er antwortet: »Vier.« Und ich denke mir: Wie wundervoll, er arbeitet so, wie ich es mir vorstelle. Dann meldet sich der Skeptiker in mir: »Vier? Können wir nicht mehr Termine vereinbaren?« Er lacht. »Können wir dann immer noch.«

Wir vereinbaren die vier Termine, unsere erste Sitzung ist am 10. August, zwei Tage vor meinem Geburtstag, wenn das kein Zeichen ist. Wir verabschieden uns. *Das war ein tolles Telefonat, Sarah. Jetzt wird alles gut.* Ich bin so erleichtert, endlich kann es losgehen. Endlich!

Eigentlich hatte ich mir vorgenommen, ihn zu fragen, ob wir die erste Sitzung nicht bei mir zu Hause machen können, oder notfalls morgens um 7 Uhr, damit mich meine Nachbarn beim Verlassen der Wohnung möglichst nicht sehen. Aber als ich ihn dann am Telefon hatte, fühlte es sich nicht richtig an. Da wurde mir klar: Wenn ich dazu nicht bereit bin, brauche ich gar nicht erst loszulaufen. Dieser Schritt, die Wohnung zu verlassen, und mich der Angst zu stellen, dieser Schritt, der ist verdammt wichtig. Ich fühle, dass es genau diesen Schritt braucht, er ist unbequem, doch wenn ich ihn nicht gehe, werde ich wahrscheinlich auch die restlichen nicht gehen.

Der Weg in die Freiheit folgt durch den Schmerz.

Die Komfortzone verlassen ist also angesagt, Sarah.

Kurze Zeit danach trudelt noch das Anmeldeformular des Therapeuten bei mir ein. Am nächsten Tag fülle ich es in Ruhe aus, denn es dient bereits meiner Vorbereitung:

Was sind die wichtigsten Ziele, die du durch Hypnose erreichen willst?

- Ich will meine Ängste ablegen und ein gesundes Selbstwertgefühl entwickeln.
- Ich will erreichen, dass es mir egal ist, was (fremde) Menschen über mich denken beziehungsweise denken könnten. Ich will mich selber lieben und vor anderen keine Scham mehr empfinden. Durch das ständige Gefühl, perfekt sein zu müssen, nicht weiter gelähmt zu werden.
- Ich will meine Wohnung angstfrei, ohne negative Gefühle und ohne Begleitperson verlassen können.
- Ich will mich nicht mehr auf andere Menschen fokussieren. Soziale Plätze/Menschen/Menschenmengen nicht weiter meiden und mich unter Menschen wohlfühlen.
- Ich will nicht mehr das Gefühl haben, von allen beobachtet/gemustert und negativ bewertet zu werden. Selbstbewusst und angstfrei durchs Leben schreiten.

Welche Vorteile in deinem Leben wirst du durch die Therapie haben?

- Ich verlasse sicher und unbeschwert meine Wohnung.
- Ich kann die Wohnung auch ohne meinen Freund verlassen. Mich ohne ihn draußen frei bewegen.
- Ich erlange meine Eigen- und Selbständigkeit zurück.
- Ich habe die Kontrolle über mein Leben zurück.
- Vorlesungen an der Uni erlebe ich entspannt.
- Vorträge und Gruppenarbeiten machen mir Freude.
- Ich beende mein Studium erfolgreich.
- Ich fühle mich frei, unbeschwert und zufrieden.
- Ich gehe wieder Arbeiten. Verdiene mein eigenes Geld. Bin unabhängiger.
- Beziehung zu meinem Freund auf Augenhöhe.
- Ich unternehme mit meinem Freund Ausflüge. Wir verreisen. Können uns endlich einen Hund kaufen.
- Ich gehe zu Ärzten. Kann Vorsorgeuntersuchungen wahrnehmen.
- Ich kann mich sportlich betätigen. Fühle mich wohler und gesünder.
- Ich pflege soziale Kontakte. Baue mir einen eigenen Freundeskreis auf. Gehe unter Leute und nehme am gesellschaftlichen Leben teil.
- Ich empfange zu Hause Besuch. Verstecke mich nicht mehr, wenn jemand kommt.
- Ich bin stark und selbstbewusst.
- Ich nutze öffentliche Verkehrsmittel.

So, ausgefüllt, das Formular geht zurück. Die Termine werden bestätigt und ich bin voller Vorfreude auf die erste Sitzung, gleichzeitig ganz gespannt auf das, was da kommt.

Die vier Wochen bis zur ersten Sitzung lenke ich mich mit Sport und meinem Low-Carb-Kochen ab. Zugleich erlebe ich seit der Terminvereinbarung etwas Seltsames, mein Problem verändert sich bereits. Ich finde den ganzen Prozess so interessant, dass ich auf diese kleinen Veränderungen sehr genau achte.

Zudem fange ich an, mir zu überlegen, wie es dann weitergeht. Ich will zurück ins Leben, wieder unbeschwert daran teilhaben, und dass das ein längerer Prozess wird, ist mir klar. Dass es nicht die eine Sitzung geben wird, in der ich völlig frei von der Liege springe und alles ist gut für immer und ewig, das ist mir ebenfalls klar. Es mag Symptome geben, bei denen das funktioniert, meine Symptomatik erscheint mir dafür jedoch zu ausgeprägt. Ich habe das Gefühl, dass ich in meinem künftigen Therapeuten einen passenden Partner gefunden habe, der mir den Weg zeigen kann. Er ist der Trainer, ich bin der Läufer. Er wird mir den Weg aufzeigen, laufen werde ich ihn selbst müssen, das wird er mir nicht abnehmen können. Das wird mir niemand abnehmen können, und deshalb fange ich an, Pläne zu schmieden. Denn wenn man so viele Jahre nicht draußen war, erfordert es einiges an Organisation. Wenn man so lange wie ich die Wohnung nicht mehr verlassen hat, müssen die Schritte zurück ins Leben geplant werden. Zunächst muss ich mir Klamotten und Schuhe bestellen, damit ich überhaupt vernünftige Kleidung habe, mit der ich raus kann. Und nicht nur für die Sitzung, sondern für jeden Tag.

Ich weiß nicht, wie lang der Weg sein wird, aber ich bin bereit, ihn zu gehen und mich auf den Prozess einzulassen. Ich halte es für äußerst unproduktiv, wenn ich zu der einen Sitzung gehe, dann nach Hause fahre und bis zur nächsten Sitzung die Wohnung nicht mehr verlasse. *Ne, Sarah, so wird das sicherlich nichts.* Also fange ich an zu überlegen, was ich zwischen den Sitzungen machen könnte. Denn eins ist klar: Wenn ich ins Navi kein Ziel eingebe, wie will ich dann das Ziel erreichen?

Auf Sport hätte ich Lust, generell auf Bewegung, damit ich wieder Muskeln aufbauen kann. Also suche ich mir im Internet ein Fitnessstudio, in das ich nach den Sitzungen gehen kann. Und ich bestelle Sportklamotten. Am allerwichtigsten sind für mich aber die Arztbesuche. Ich brauche einen Allgemeinmediziner, der sich das alles anschaut, und ich muss unbedingt zum Frauenarzt. Also suche ich Ärzte raus und vereinbare Termine ab dem 10. August. Das reicht dann aber auch, ich will mich nicht unter Druck setzen. *Erst mal kleine Schritte, die dann mit der Zeit größer werden dürfen, Sarah. Nicht zu viel auf einmal, denn das könnte dich überfordern.*

Trotzdem brauche ich einen Plan, sonst hilft die beste Hypnosesitzung nichts.

Doch wenn ich an meine Zukunft denke, dann bekomme ich zeitgleich auch wieder ein ungutes Gefühl. In meinem Lebenslauf habe ich eine Lücke von beinahe vier Jahren – was sage ich, wenn mich ein zukünftiger Arbeitgeber fragt, was ich da gemacht habe? Soll ich etwa sagen, dass ich aus Angst die Wohnung nicht verlassen habe? Die Bewerbungsgespräche werden schneller enden, als mir lieb ist. Das macht mir wirklich Sorgen, ich sehe mich als Kartenabreißerin auf dem Rummel enden. Und das sind dann auch die Momente, in denen ich gern das Handtuch werfen würde, noch bevor ich überhaupt angefangen habe.

Die Unsicherheit vor der Zukunft ist riesig, aber es liegt in meiner Hand, sie zu gestalten. Und so versuche ich zu vertrauen und nicht wieder einzuknicken. Egal was da kommt, es kann nur besser werden. Und ich will wieder die Sonne auf meiner Haut spüren, ein Teil des Außen sein. Ich bin hungrig nach dem Leben, will das Leben leben. Wie viele Menschen würden das gerne tun und können es nicht, weil sie krank sind. Ich könnte – und dennoch verschenke ich mein Leben. Ich will nicht in meinen letzten Stunden denken: *Sarah, wieso hast du nicht gehandelt? Wieso hast du das zugelassen, wieso hast du dein kostbares Leben nicht gelebt?* Um dann, wenn es zu spät ist, feststellen zu müssen, dass ich es nun nicht mehr ändern kann. Ich will meine Einzigartigkeit leben und Fußspuren hinterlassen.

Natürlich weiß ich nicht, ob all das, was ich da jetzt geplant und mir vorgenommen habe, so funktionieren wird. Es gibt keine Gewissheit. Die gibt es nie. Ich werde mein Bestes geben, und dann werde ich schauen, was dabei rauskommt. Und ebenso weiß ich nicht, ob das mit der Hypnose klappt. Ich habe keine Ahnung von Hypnose, wurde noch nie hypnotisiert und hatte bisher keinerlei Berührungspunkte damit. Ich kann nur sagen, dass es sich für mich stimmig anfühlt, und diesem Gefühl folge ich. Ich folge meiner inneren Stimme – diesem Bauch-Herzgefühl, meiner Intuition oder wie auch immer man es nennen will. Manchmal tauchen auch dunkle Gedanken auf. Wird mir Hypnose helfen? Bin ich überhaupt hypnotisierbar? Was ist, wenn alles Hokuspokus ist? Was ist, wenn es bei allen klappt, nur nicht bei mir? Ich versuche, in diese Fragen nicht einzusteigen, sondern schiebe sie weg. Natürlich könnte ich mich von nun an die nächsten vier Wochen gezielt damit beschäftigen, was passiert, wenn es nicht hilft. Aber mir ist völlig klar, dass das nicht zielführend ist und deshalb lasse ich es. Lieber kümmere ich mich um meine Zukunftsplanung und überlege mir, wie meine freie Zukunft dann ganz konkret aussehen könnte.

Kurz gesagt, ich verdränge jeden Zweifel, und nach all den Jahren mit einer Angststörung bin ich im Verdrängen mittlerweile sehr gut. Doch diesmal nutze ich es für mich! Ich nutze das Verdrängen für meinen Prozess und konzentriere mich nur aufs Ziel. Wenn es andere geschafft haben, wieso sollte ich es dann nicht schaffen?

Schließlich ist der 10. August da, ein kühler Mittwochnachmittag im Sommer. Ich sitze mit zittrigen Händen im Wohnzimmer, starre die grau gestrichene Raufasertapete an. Mein Herz pocht, mein Magen dreht sich, und mir ist flau. Ach quatsch, mir ist speiübel, weshalb ich schon den ganzen Tag keinen Bissen herunterbekommen habe. *Jetzt bloß nicht durchdrehen, Sarah, bloß nicht die Nerven verlieren.*

Badr betritt den Raum, bleibt in der Tür stehen. »Was ist, Sarah? Wenn du zu deiner ersten Hypnosesitzung nicht zu spät kommen willst, müssen wir jetzt wirklich los. Es ist Berufsverkehr, und wir müssen durch die halbe Stadt.«

»Gib mir bitte einen Moment, ich muss allein sein.«

»Klar. Sag mir nur Bescheid, falls du es dir anders überlegst, dann gehe ich nämlich arbeiten.«

Er reagiert sehr gelassen, beinahe gleichgültig, und ich spüre, dass er nicht damit rechnet, dass ich heute die Wohnung verlasse. Er kennt mich gut. Wenn es ums Eingemachte geht, brauche ich nur mich, dann überfordert mich jeder Mensch in meinem Umfeld, dann will ich Ruhe. Jedes Wort, das er nun sagen würde, würde bei mir auf Widerstand stoßen. Ich würde sofort dicht machen und allein aus Prinzip das Gegenteil tun, mich verweigern. Und dann geht gar nichts mehr. So aber begibt er sich ins Schlafzimmer, ich kann hören, wie er den Fernseher einschaltet.

Mir ist so übel – und das, obwohl ich ansonsten einen recht robusten Magen habe. Ich bin nervös, es fühlt sich an wie vor einem besonderen Date, nur viel intensiver. Ich habe mich den ganzen Tag auf diesen Moment vorbereitet, auf den Moment der Abfahrt, und jetzt, wo er gekommen ist, fange ich an zu zögern. Der Kritiker in mir sagt: *Du schaffst das nicht*, und er wird lauter und lauter. Was habe ich mir bloß dabei gedacht? Eine Hypnosetherapie? So ein Schwachsinn! Ich kann das nicht. Ich kann doch jetzt nicht einfach aus der Tür spazieren, als wäre nichts gewesen. Soll es so leicht aufhören? Darf es so leicht aufhören? Ist es nur eine Entscheidung? Soll es all die Jahre immer nur eine Entscheidung gewesen sein? Als ich im Mai die Tür öffnete und herausspazierte, als es zum Bezirksamt ging, hatte ich es doch auch geschafft. Jetzt aber geht es um mehr, um viel mehr. Es geht um den Sprung ins kalte Wasser. Was danach kommt, ist ungewiss. Will ich das? Kann ich das?

Meine Synapsen sind völlig überfordert, ein Gedanke jagt den nächsten, es geht hin, her, hin, her. Dieser Sprung ins kalte Wasser erfordert Mut, und wenn ich erst einmal gesprungen bin, dann gilt es zu schwimmen. Ich müsste zurück ins Leben schwimmen, und das kostet Kraft. Hier zu Hause jedoch, in meiner Komfortzone, bin ich geschützt. Hier bin ich nicht besonders fröhlich, dafür ist es aber sehr nett und bequem. Gehe ich nach draußen, weiß ich nicht, was kommt. No risk, no fun? *Soll ich ins kalte Wasser springen, aufgeben, was ich habe? Ja? Nein? Nein? Ja? Ja oder nein, Sarah? Ja, Ja! Wenn ich jetzt nicht springe, hört es nie auf, nie!* Irgendwann werde ich springen müssen, diesen Sprung wird mir keiner abnehmen können – zu keinem Zeitpunkt.

Nein, ich will endlich wieder leben. Ich will schwimmen lernen. Und ich schaffe das! Trotzdem habe ich eine Wahnsinnsangst davor. Die Angst lähmt mich. Während ich Gedankenkarussell spiele, liegt Badr im Schlafzimmer auf dem Bett und schaut fern.

Da fällt mir ein, dass ich noch homöopathische Beruhigungstropfen habe. Wie ein aufgescheuchtes Huhn laufe ich zu unserem Medikamentenschrank im Schlafzimmer und durchwühle ihn hektisch. Badr beobachtet mich, auch wenn er versucht, es sich nicht anmerken zu lassen. Ich greife zu der Flasche mit den Tropfen und lese dabei die Aufschrift »36% Vol.«. *Mensch, kein Wunder, dass die Tropfen helfen sollen.* Das ist es, Alkohol! Vielleicht kann Alkohol mir die Angst nehmen?

»Badr, ich brauche Alkohol. Jetzt, sofort!«

Ich schaue ihn an und sehe, dass er es innerlich schon abgehakt hat. Wie auch immer, ich brauche ihn nicht, ich renne in die Küche, durchsuche unsere Schränke und finde eine Flasche Grappa. Grappa? Egal, Hauptsache es hilft. Ich schnappe mir das nächstbeste Wasserglas und schütte das Zeug wie Wasser hinein. Ein tiefer Schluck – mir wird schlecht, aber was muss, das muss. Ich nehme den nächsten großen Schluck, und mir wird noch schlechter. *Einer geht noch, Sarah.* Und plötzlich ist er da, der Würgereflex, ich lande über der Kloschüssel. Seit Jahren keinen Alkohol getrunken und den ganzen Tag nichts gegessen, was für eine bescheuerte Idee! Unabhängig davon, dass es generell eine bescheuerte Idee ist, alkoholisiert zu einer Therapiestunde zu gehen. *Mensch, Sarah, manchmal hast du auch nur Watte im Kopf.*

Betrübt laufe ich zurück ins Wohnzimmer und setze mich hin. Das war's, ich bleibe hier, mir ist das alles zu viel. Alles soll bleiben, wie es ist, das ist einfacher. Und genau in dem Moment kommt Badr in den Raum.

»Sarah, ich will ja nichts sagen, nur wenn wir nicht sofort losfahren, kommst du zu spät. Das ist jetzt die letzte Möglichkeit.«

»Ich will das alles nicht. Ich kann das nicht. Ich bleibe hier.«

Es ist dieser Blick, dieser enttäusche, traurige Blick, als ob ich soeben seine letzte Hoffnung zerstört hätte, mit dem er sagt: »Okay, dann gehe ich arbeiten.«

Wir schauen uns an, und auch wenn keiner von uns etwas sagt, ist es, als ob ich gerade besiegelt hätte, dass diese Odyssee niemals aufhören wird. Wir beide wissen: Ich will nicht mehr, er will nicht mehr.

Badr kehrt zurück ins Schlafzimmer.

»Badr, was machst du?«

»Wie, was mach ich? Ich hole meine Tasche, bringe dem Mann sein Geld, und dann geh ich arbeiten. Ich versau mir sonst die ganze Kasse.«

Sarah, wenn du jetzt nicht springst, wird es nie aufhören. Spring! Wenn schon nicht für dich, dann wenigstens für Badr.

Ich nehme einen tiefen Atemzug, stehe auf, begebe mich entschlossen zur Haustür und schnappe mir meine Handtasche, die im Flur steht. Einfach nicht nachdenken, Augen zu und durch.

»Komm, wir gehen.« Raschen Schrittes laufen wir durch das Treppenhaus, ich bin angespannt, hoch konzentriert. »Schnell, schnell, nicht dass hier ein Nachbar aufkreuzt!« Ich husche über den Hof, damit mich bloß keiner sieht. Ich bin dadurch so abgelenkt, dass mir überhaupt keine Zeit bleibt zu registrieren, dass ich draußen bin.

Die größte Anspannung fällt von mir ab, als die Autotür hinter mir ins Schloss fällt. Puh, die erste Etappe ist geschafft. Welch ein Glück, dass dich kein Nachbar gesehen hat. Was die wohl gedacht hätten, wenn sie mich so käseweiß erblickt hätten? Immerhin: Ich wiege »nur« noch 108,4 Kilo, dennoch kennen mich meine Nachbarn mit achtunddreißig Kilo weniger.

Wir fahren los, quer durch Berlin, und wie damals im Mai bin ich total überwältigt von der Hektik auf den Straßen und den ganzen Reizen, die auf mich einprasseln. Überall sitzen Menschen vor Cafés, asiatische und türkische Gemüsehändler bieten ihre Waren an, man sieht Leute in Anzügen vertieft in Gesprächen mit jungen Hipstern, und überall wird gelacht. Dazu der Duft nach Essen und Sonnencreme, der dem Berliner Sommer eine ganz bestimmte Note verpasst. Ich sauge alles in mich auf. Ich beobachte, die Menschen, die scheinbar so unbeschwert ihr Leben leben, und wünsche mir nichts mehr, als bald einer von ihnen zu sein. Für all diese Menschen hat sich in den letzten Jahren die Welt weitergedreht, während die Angst mein Leben zum Stillstand gebracht hat. Sie wissen nicht, dass ich über drei Jahre Winterschlaf hielt.

Ich fühle mich ein wenig wie ein Außerirdischer auf Besuch, der sich das Leben in der Großstadt einmal anschauen will. Ich, der Besucher. Über dreißig Minuten sind wir nun schon unterwegs.

»Badr, fahren wir noch lange?«

»Nein, wir sind fast da, noch zehn Minuten schätze ich.«

Die letzten Minuten führen durch typische graue Berliner Straßen, vorbei mit meiner bunten Tagträumerei. Mit jedem Meter, den Badr fährt, werde ich nervöser. Ich bin nervös, unsicher, doch es ist irgendwie anders als sonst. Ich bin nämlich auch voller Vorfreude, neugierig und gespannt auf das, was kommt. Was erwartet mich?

Darüber hatte ich mir die letzten Tage keine Gedanken gemacht, es verdrängt, sonst wäre ich vermutlich geplatzt. *Lass es einfach auf dich zukommen, lass dich darauf ein.*

Badr biegt links ab und sagt: »Da, hinter dem Spielplatz, müsste es sein.«

»Stopp! Lass mich bitte hier raus, ich laufe dorthin. Ich will das alleine machen. Außerdem, wie sieht das denn aus, wenn du mich wie ein kleines Kind direkt vor die Tür fährst.«

Badr hält an. »Wann soll ich dich wieder abholen?«

»Weiß ich nicht.«

»Wie, weißt du nicht?«

»Badr, ich habe gerade andere Sorgen. Ich weiß es nicht, irgendwann halt.«

»Wann ist irgendwann?«

»Badr, nerv mich jetzt nicht. In neunzig Minuten oder so, keine Ahnung.«

Er redet weiter, ich bekomme nicht mehr mit, was er sagt. Ich steige aus dem Auto aus und höre die Tür ins Schloss fallen.

Teil IV

Ein Hoch auf die Hypnose

14

Der Samen ist gesät

In der Ferne sehe ich einen hübsch sanierten weißen Altbau mit einem Ladengeschäft im Erdgeschoss, über dem Schaufenster kann ich die orangefarbene Leuchtwerbung erahnen. Das müsste die Praxis sein. Die Außenansicht kommt mir von den Fotos im Internet bereits sehr vertraut vor.

Zielgesteuert laufe ich die letzten Schritte zur Praxis, das Adrenalin pumpt nur so durch meine Adern. Vier Wochen habe ich auf diesen Termin hin gefiebert, nun trennen mich nur noch wenige Meter von meiner ersten Hypnosesitzung. Ein absoluter Gefühlscocktail, den ich hier gerade erlebe. Jetzt geht es darum, es einfach durchzuziehen. Mein Entschluss mit dem Durchziehen verfestigt sich mit jedem Schritt, den ich Richtung Praxis mache. Meine Hände sind, wie sollte es anders sein, mal wieder ganz schwitzig. Sicherheitshalber wische ich sie alle paar Sekunden an meiner Hose ab. *Du schaffst das, Sarah. Du hast es bis hierher geschafft, dann schaffst du auch noch die letzten Meter. Umdrehen ist keine Option.*

Plötzlich stehe ich vor der verglasten Eingangstür. Alles wirkt sehr einladend, die Blumenkästen sind nett bepflanzt, und vor dem Schaufenster steht eine urige kleine Holzbank. Das Sonnenlicht spiegelt sich auf den sauberen Glasfronten, weshalb ich vom Inneren nicht viel erkennen kann.

Zaghaft drücke ich die Klingel, und ich sehe, wie jemand auf die Tür zugeht. Mein Herzschlag wird schneller und schneller, jetzt gibt es kein Zurück mehr. Der Therapeut – ein sympathischer, sportlicher Mann mittleren Alters – begrüßt mich freundlich und bittet mich in seine Praxis.

Ich stehe nun in einem gemütlichen kleinen Raum, er ist mit viel Liebe zum Detail eingerichtet. Die behagliche Atmosphäre wird durch die vielen Zimmerpflanzen, die massiven dunklen Holzmöbel und durch afrikanische Deko-Elemente verstärkt. Statt auf einer Liege nehme ich gegenüber dem Therapeuten auf einem Schaukelstuhl Platz, als Tisch dient eine umgestülpte Bananenkiste, von der Decke baumelt eine Hängematte.

Trotz Angstschweiß und eines rasch schlagenden Herzens fühle ich mich recht souverän, was sicherlich daran liegt, dass ich, als ich bei Badr aus dem Auto stieg, sämtliche Schutzmauern hochfahren ließ. Sicher ist sicher. Keine Frage, unter dieser kühlen und unnahbaren Fassade werde ich erst mal sicher sein. Anders könnte ich die Sitzung wahrscheinlich nicht meistern. *Bloß nicht anmerken lassen, dass ich eine Angststörung habe …* Das ist aber leichter gesagt, als getan, denn die Situation an sich ist für mich eine einzige Katastrophe: Ich sitze alleine mit einem Fremden in einem kleinen Raum, der beigefarbene, lichtdurchlässige Vorhang vor dem Schaufenster ist zugezogen, und – das ist das Schlimmste – der Fokus ist komplett auf mich gerichtet. Halleluja.

Nach Jahren der Isolation sitze ich erstmals wieder mit einem Menschen zusammen. Ich fühle mich wie ein verschrecktes Rehkitz, das nicht wegrennen kann. Umso erleichterter bin ich, als der

Therapeut zu Beginn etwas von sich erzählt, das lockert die Situation auf und lässt mich ankommen. Ich reiße mich weiter zusammen und beobachte nur. Je mehr ich mich entspanne, umso mehr geht die Aufmerksamkeit weg von mir, hin zu ihm. Ich höre ihm ganz genau zu.

Denn eins hatte ich vielleicht noch nicht erwähnt, ich gehe mit mir hart um, mit meinen Mitmenschen aber mindestens genauso. Ich bewerte und verurteile jeden, bewerte alles und jeden, beziehungsweise entwerte ich alles und jeden. Wie will ich auch meinem Umfeld liebevoll gegenübertreten, wenn in mir selbst so ein Schmerz herrscht, so eine Unzufriedenheit? Also muss mein Kopf ihn jetzt auch erstmal in eine meiner kleingeistlichen Schubladen stecken.

Und irgendwie werde ich mit ihm nicht warm, dieses Gefühl, das ich damals hatte, als ich mir das Video von ihm angeschaut habe, ist zurück – sehr stark zurück. Von meinem euphorischen Bauch-Herzgefühl am Telefon spüre ich leider überhaupt nichts mehr. Herrje. Für einen kurzen Moment bricht Verzweiflung in mir aus. Ich hatte mich nie – nicht mal für Millisekunden – mit der Möglichkeit beschäftigt, dass das mit uns nicht klappen könnte, ganz einfach, weil es mir nach dem Telefonat so utopisch erschien. Sprich: Es gibt keinen Hypnose-Plan B. Mein einziger Plan B: In fünf Tagen wäre für mich die Aufnahme in der Tagesklinik, denn den Platz hatte ich vorsichtshalber nicht abgesagt. Ich habe also diese eine Sitzung und dann muss ich mich entscheiden, mache ich weiter oder trete ich den Platz in der Tagesklinik an?

Der Therapeut erzählt weiter, und während er redet, spiele ich kurz mein Lieblingsspiel – Gedankenkarussell. Ich spiele im Schnelldurchlauf alle Möglichkeiten durch, die ich habe: Wenn ich jetzt gehe, was mache ich dann? Zu welchem Therapeuten soll ich dann gehen? Oder soll ich wieder tagelang suchen? *Nett lächeln, Sarah, einfach nett lächeln, bis du eine Lösung hast.* Vor allem, was soll ich sagen, wenn ich jetzt einfach gehe? Das wird ihn bestimmt verletzen, das will ich ja auch nicht. Und was wird er über mich denken? Ich werfe einen Blick nach links, da entdecke ich die Liege. Nur zu gern würde ich mich auf sie legen und mein Problem alleine lösen. Wie toll wäre es, wenn er mir eine Hypnoanalyse-do-it-yourself-Anleitung geben könnte, die Praxis verlässt und ich regle mein Problem selbst. Das wäre mir am liebsten, wird so aber leider nicht passieren.

Das Verflixte an der Situation ist, dass ich gleichzeitig spüre, dass ich mein Problem gemeinsam mit ihm gelöst bekommen kann – mit ihm. Und das Gefühl wiederum hatte ich bei keinem anderen Therapeuten und wie wir wissen, war ich auf etlichen Homepages. Dieser Therapeut ist genau das therapeutische Gegenstück, das ich so gesucht hatte. Ich brauche ihn also für mein Vorhaben, auch wenn sich alles in mir sträubt, das anzunehmen. Ich überlege hin, her, hin, her, ping, pong, ping, pong und kann keine rationale Entscheidung treffen, da ein Gedanke und das dazugehörige Gefühl alles andere überstrahlt: Was wird dieser Mensch von mir denken, wenn ich jetzt einfach aufstehe und gehe?

Ich danke dir, soziale Phobie!

Deshalb bleibe ich sitzen, trotze meinen inneren Widerständen und nehme mir vor, mich jetzt einfach darauf einzulassen, voll und ganz mein Bestes zu geben und meine Komfortzone zu verlassen. Ich spiele das Spiel jetzt einfach mal neunzig Minuten mit, und dann sehen wir weiter. *Lass dich drauf ein, Sarah! Lächeln und Los geht's!*

Zunächst geht er mit mir den von mir ausgefüllten Anmeldebogen durch, seine zweite Frage lautet: »Oh, du bist schwanger?«

Dädäm! Der Mann weiß, wie man sich bei mir so richtig beliebt machen kann. Mein eh schon ablehnendes Gefühl hat sich mal eben verzehnfacht. *Siehst du, Sarah, du bist so dick, dass die Menschen dich für schwanger halten. Wie schlimm, wie peinlich!* Es stellt sich aber heraus, dass er auf dem Anmeldebogen etwas falsch verstanden hat. Dennoch hinterlässt es bei mir eine Irritation. *Hättest du doch mal mehr abgenommen, Sarah, dass du so überhaupt raus bist …*

Dann bin ich an der Reihe. Ich erzähle, wie es mit der Angst anfing, wie sie sich über die Jahre entwickelt hat, bis sie so stark wurde, dass ich meine Wohnung nicht mehr verlassen habe. Dass ich in den letzten Jahren sehr viel zugenommen habe, und dass jedes einzelne Kilo meine Angst, negativ bewertet zu werden, massiv verstärkt hat. Dass es ein nicht enden wollender Teufelskreis ist. Anschließend berichte ich ihm noch, dass ich in den letzten Monaten als Vorbereitung für den heutigen Tag vierzig Kilo abgenommen habe.

»Was hast du?«

»Mit dem Übergewicht hätte ich doch nicht rausgehen können, das Schamgefühl wäre zu groß gewesen. Deshalb habe ich mir einen Crosstrainer angeschafft, zusätzlich gefastet und mich ansonsten Low Carb ernährt. Ich will schließlich wieder frei werden.«

Er lächelt. »Ich bin beeindruckt. Du bringst genau die Einstellung und den Willen mit, die wir für unsere Arbeit, die du für deinen Prozess benötigst. Mit deiner Motivation wirst du mit der ursachenorientierten Hypnose sehr viel erreichen können. Die Hypnoanalyse ist eine sehr kraftvolle Methode, sie ist aber keine Zauberei, auch wenn es manchmal danach aussieht. Nach und zwischen den Sitzungen heißt es für dich, ins Leben zurückzugehen, wie ein kleines Kind, das Laufen lernt. So holst du dir deine Freiheit zurück. Dieses

Laufen kann dir keiner abnehmen und dafür brauchst es genau den Willen und die Motivation, die du mitbringst.«

Im Anschluss stellt er mir noch gezielte Fragen zu meiner Symptomatik und zu meinem familiären Umfeld. Es gefällt mir, dass er nicht im Schlamm der Vergangenheit herumwühlt, dass ihn meine Kindheit nicht sonderlich interessiert, genau so hatte ich mir das vorgestellt. Ganz allmählich schmilzt das Eis zwischen uns – wir nähern uns etwas an.

Insgesamt stellt er wenig Fragen, doch die Fragen, die er stellt, bringen mich ins Schleudern, ins Nachdenken. Für mich, die sonst meist erst redet und dann denkt, eine ganz neue Erfahrung, klappt bei ihm nicht, gefühlt ist er mir immer einen Schritt voraus – und er ist gut in dem, wie er es macht. Zum Schluss fragt er mich noch ganz allgemeine Dinge: »Was ist deine Lieblingsfarbe?«

»Schwarz.«

»Und was ist das Schönste in deinem Leben?«

Ich werde nachdenklich und muss eine Weile überlegen. Am liebsten würde ich »Nichts« sagen, und ich frage mich ernsthaft, ob er verstanden hat, an welchem Punkt ich im Leben angekommen bin. Was in meinem Leben schön ist? Ich sehe ihm an, dass er eine Antwort erwartet – und da kommt mir der Gedanke: »Meine Wohnung!« Das Schönste in meinem Leben ist meine Wohnung, ganz klar. Meine Schöner-Wohnen-Wohnung ist ein Traum, wenn ich an die hübsch sortierten Kissen auf meinem XXL-Sofa oder an meine weißen polierten Küchenfronten denke, geht mein Herz auf.

Er notiert meine Antwort, egal, was ich antworte, er schreibt es auf. Dabei verzieht er keine Miene, an seinem Gesichtsausdruck lässt sich nichts ablesen, absolut nichts – und ich beobachte es aufmerksam. Schließlich will ich ja deuten, ob er negativ über mich denken könnte.

»Von meiner Seite wäre es das dann. Hast du denn noch Fragen, bevor wir beginnen?«

»Ja, eine. Wie geht das denn jetzt ganz genau weiter – wir machen jetzt eine Sitzung, und dann? Kann ich danach schon raus? Es ist doch sicherlich sehr wichtig, dass ich zwischen den Sitzungen rausgehe, oder? Ab wann kann ich das genau, schon heute? Woran merke ich das? Sollte ich mich zwingen oder eher nicht? Ich will nicht den Zeitpunkt verpassen, wann ich rausgehen könnte.«

Mein Gegenüber lächelt.

»Wir Menschen sind ja alle verschieden, bei dem einen läuft das so, bei dem anderen so«, antwortet er verschmitzt. »Schau mal, wie es sich nach der Sitzung anfühlt.«

Super, nach der Antwort bin ich genauso schlau wie vorher. Aber okay, mehr werde ich von ihm nicht zu hören bekommen. Auf jeden Fall soll ich es entspannt angehen und mich nicht unter Druck setzen, so viel habe ich rausgehört. Ein klarer Ablaufplan wäre mir lieber gewesen, aber das kann ich wohl vergessen.

»Unsere Arbeit, Sarah, ist ein Prozess, wir gehen von Sitzung zu Sitzung, und dann gucken wir, was sich getan hat. Wir arbeiten mit Gefühlen, und jeder, der schon mal unglücklich verliebt war, weiß, dass das mit den Gefühlen nicht planbar ist. Es ist ein Prozess, dein Prozess – und somit etwas ganz Individuelles. Und manchmal ist es wie Achterbahnfahren. Es kann Tage geben, an denen du dich super fühlst, und dann kann es auch mal einen Tag geben, an dem du dich nicht so gut fühlst. Da arbeitet es dann und erfahrungsgemäß fühlst du dich die Tage darauf umso erleichterter. Einfach nehmen, was kommt, das gehört alles dazu.«

»Noch eine Frage, ich bin schon sehr verkopft und ein ziemlicher Kontrollfreak. Ist eigentlich jeder hypnotisierbar?«

»Kontrollfreak? Umso besser! Jetzt gerade hast du ja absolut keine Kontrolle über dein Leben, und nun nutzt du die Hypnose, um dir endlich die Kontrolle zurückzuholen. Da Hypnose ja ein völlig natürlicher Bewusstseinszustand ist, in dem du zu jeder Zeit die Kontrolle behältst, ist das doch wie gemacht für dich. Wichtig ist nur, dass du dich darauf einlässt, mitmachst und mit mir an einem Strang ziehst. Ursachenorientierte Hypnose ist Teamarbeit, wir können es nur als Team schaffen.«

»Also ist jeder hypnotisierbar?«

»Klar. Jeder, der will. Wenn man verstanden hat, was Hypnose ist, dann ist auch jeder hypnotisierbar. Du schläfst ja auch täglich ein, oder?«

Nun erklärt er mir, wie die heutige Sitzung ablaufen wird. »Wir machen zunächst einen kraftvollen Loslass-Prozess, bei dem dein Unterbewusstsein mal alles an Ballast, an begrenzenden Glaubenssätzen, Blockaden und schmerzenden, unverarbeiteten Emotionen, loslassen kann. All das, was dich innerlich belastet und zur Symptomatik beiträgt. Danach arbeiten wir mit guten Gefühlen, wir verknüpfen diese mit angstauslösenden Situationen und setzen so auf neuronaler Ebene neue Impulse.« *Das hört sich klasse an, irgendwie klingt das danach, als würden wir neue Trampelpfade anlegen.* »Das Kraftvolle daran ist, dass dein Geist nicht unterscheiden kann, ob du das ›in echt‹ erlebst oder ob du es dir in der Hypnose ›nur‹ intensiv vorstellst. Den Effekt kennst du bereits aus dem täglichen Leben, denn wenn du nur daran denkst, in eine volle U-Bahn zu steigen, fühlst du dich unwohl und ängstlich. Wenn ich dich jetzt bitten würde, die Augen zu schließen und dir eine angstauslösende Situation vorzustellen, zum Beispiel, wie du im Fokus einer kleinen Menschengruppe stehst, dann würdest du dich augenblicklich ängstlich und unwohl fühlen. Ganz einfach, weil dein Geist Vorstellung und Realität nicht unterscheiden kann. Diesen Effekt nutzen wir in der Hypnose, so speicherst du die Angstsituationen unmittelbar mit guten Gefühlen neu ab. Für deinen Geist ist es dann so, als würdest du wirklich entspannt in der U-Bahn sitzen. So schaffen wir neue Verknüpfungen.« *Wie toll, es geht wirklich um neue Autobahnen. Wir tun genau das, was mir all die Jahre so logisch erschien …* »Und im Anschluss daran machen wir mal so einen richtigen Selbstwert-Booster, damit es dir scheißegal wird, was andere von dir denken.«

Wir wollen anfangen. Zunächst muss er noch kurz auf die Toilette, und er überlässt mir für die Zeit seinen Laptop, damit ich mir ein neues Video von ihm auf seiner Homepage ansehen kann. Er drückt auf »Play«, sieht sich selbst, lacht und sagt: »Ach, charmantes Kerlchen, nicht?« Danke, der Mann hat doch Humor! Dieser eine lockere und natürliche Satz lässt das Eis bei mir komplett schmelzen und mich hoffen, dass das mit uns doch noch gut werden kann.

Als er zurückkehrt, zeigt er mir die Liege, auf der ich Platz nehmen darf. Ich lege mich hin und bekomme von ihm eine kuschelige braune Decke übergelegt. Ich mache es mir bequem, richte mein Kopfkissen und freue mich nun richtig auf das, was folgen wird.

Der Therapeut nimmt auf einem Stuhl rechts neben mir Platz.

»Ich leite dich nun mit meiner Stimme an, und wenn du dich darauf einlässt und mitmachst, gehst du in einen tiefenentspannten, fokussierten Zustand – in die Hypnose. Stell dir alles, was ich dir sage, so gut wie möglich vor. Deine Gedanken werden weniger, nebensächlicher und schwereloser. Ab und an kommt natürlich mal ein Gedanke, du bist ja nicht bewusstlos, lass den einfach vorbeiziehen wie eine kleine weiße Wolke am Himmel. Es ist alles ganz easy, mach einfach so gut es geht mit. Liegst du bequem?«

»Ja.«

»Darf ich dich in eine angenehme Hypnose führen?«

»Ja.«

»Darf ich dich in der Hypnose am Handgelenk, am Oberarm und an der Stirn berühren?«

»Ja, klar.«

»Gut. Dann schau jetzt mal bitte auf meine Fingerspitzen, folge ihnen, ohne den Kopf zu bewegen, atme dabei tief ein und halte die Luft an. Halten. Halten. Halten. Atme nun langsam aus und schließe deine Augen.«

Meine müden Lider gleiten friedlich hinunter, mein Herz pocht anfangs vor freudiger Aufregung noch ziemlich schnell, wird dann ruhiger und ruhiger. Ich folge seiner angenehmen Stimme, lasse mich auf seine Worte ein und spüre, wie ich dadurch körperlich und geistig immer ruhiger werde. Wie sich ein angenehmes, wohlig-schweres Gefühl in meinem Körper ausbreitet. All das, worüber ich mir vorhin noch den Kopf zerbrochen habe, erscheint auf einmal so bedeutungslos, so unwichtig. Ab und an taucht ein Gedanke auf, den lasse ich dann einfach ziehen, so wie der Therapeut es mir im Vorfeld erklärt hat. Ich sinke immer noch tiefer und tiefer, fühle mich dabei immer wohler und entspannter. Das Gefühl ist schwer zu erklären, ich bin irgendwie da und irgendwie auch nicht. Körperlich tief entspannt, geistig ganz klar. Das Außen wird immer unwichtiger, jetzt und hier gibt es nur mich. Da ich aber vollkommen anwesend bin, sich dieser Zustand für mich so natürlich anfühlt und ab und an auch immer mal wieder ein Gedanke hochschwappt, frage ich mich, ob ich überhaupt schon in Hypnose bin.

Genau in diesem Moment höre ich den Therapeuten sagen: »Genieß dieses wohlige Gefühl der Entspannung, denn es ist dein Hypnosegefühl.« Er erklärt mir mit angenehm ruhiger Stimme, dass es sich für jeden Menschen individuell anders anfühlt. Während manche eher eine angenehme Schwere erleben, empfinden andere eine wohltuende Leichtigkeit oder ein Kribbeln im ganzen Körper. Super, das scheint geklärt zu sein, laut ihm bin ich in Hypnose.

Ich bin überwältigt davon, wie ich hier zwar einerseits körperlich total entspannt liege – entspannt wie nie zuvor in meinem Leben – geistig jedoch hoch konzentriert und völlig klar bin. Wie meine ganze Aufmerksamkeit nach innen gerichtet ist. Als ob ich zu mir selbst finde und erstmals wirklich bei mir selbst ankomme, in meinem Innersten. Und auch mein Körper arbeitet mit, folgt unabhängig von mir den Worten des Therapeuten. Als er sagt, dass mein Arm nun leichter und leichter wird, wie ein Ballon, leichter als Luft, da spüre ich, wie mein Arm immer leichter wird. So leicht, dass er vor Leichtigkeit anfängt zu schweben – wie ferngesteuert, mit kleinen, ruckartigen Bewegungen, die ich bewusst überhaupt nicht steuern kann. Ruckartige Bewegungen, wie ich sie von Muskelzuckungen kenne. Der Wahnsinn.

Ich liege da und lasse es einfach geschehen. Es ist faszinierend, dass mein Körper Sachen macht, die ich bewusst nicht steuern kann. Es muss also etwas Größeres, Stärkeres geben als meinen Verstand: mein Unterbewusstsein? Es wird immer noch überwältigender, aus dem Nichts spüre ich, wie nun intensive Gefühle hochkommen. Ich schaue auch hier einfach zu, lasse mein Inneres die Arbeit tun. Es fühlt sich befreiend an, all die Emotionen, die unbewusst in mir schlummern, endlich mal wahrzunehmen. Ab und an tauchen einzelne Bildfetzen auf, auch von meinem Vater, wie ich damals schutzlos in der Dusche stand, wie er immer und immer wieder auf mich einschlug, aber ebenso vom letzten Telefonat, als er mir erzählte, dass ich nicht mehr seine Tochter sei. Mehrmals sehe ich, wie ich auf dem Marktplatz stand und er mir das sagte, spüre wieder das schmerzliche Gefühl, vom eigenen Vater abgelehnt zu werden. In dem Loslass-Prozess gelangen auch Situationen aus meinem Leben in meinen Geist, mit denen ich niemals gerechnet, die ich als absolut bedeutungslos eingestuft hätte. Es überrascht mich sehr. Dann kommt sehr lange Zeit nichts an Bildern, und dennoch fühle ich, wie es innerlich stark arbeitet. Ich fühle es richtig fließen, die Emotionen überrollen mich aus dem Nichts. Immer wieder fließen mir einzelne Tränen über die Wange und ich weiß noch nicht mal, wieso, es geschieht automatisch – unbewusst. Es ist überwältigend, intensiv, befreiend, nie zuvor habe ich einen so leichten Zugang zu meinen Gefühlen gehabt und zeitgleich fühle ich mich in der Hypnose so sicher, wie in einem geschützten Raum. Ich spüre, wie in mir Freiraum entsteht, wie das Einatmen mit jedem Atemzug leichter und leichter wird, wie intensive Prozesse stattfinden, auf einer ganz tiefen Ebene meines Geistes, auf einer Ebene, zu der ich nie zuvor einen so direkten Zugang hatte.

Zum Schluss arbeiten wir mit guten Gefühlen, ich erlebe Angstsituationen mit guten Gefühlen. Mein Therapeut erzählt mir kraftvolle, lebensbejahende Sachen, die – noch während er sie mir erzählt – unbeschwerte und positive Empfindungen in mir auslösen. Der Fokus liegt darauf, dass es mir letzten Endes scheißegal ist, was andere von mir denken. Ich erlebe eine Gefühlsexplosion. Gute Gefühle fluten meinen Körper stärker und stärker, intensiver und immer intensiver. Ja, ich will leben. Ich will frei werden, das spüre ich deutlicher als je zuvor.

Dann höre ich weit in der Ferne eine Stimme. Sie sagt: »Ich zähle nun von eins bis fünf, und mit jeder Zahl, die ich sage, wirst du frischer, wacher und aktiver. Bei Fünf öffnest du deine Augen, du fühlst dich frisch, wach und aktiv.«

Mit jeder Zahl, die er nennt, spüre ich, wie die Energie wellenartig zurückkommt. Aus der tiefsten Ruhe zurück in das Leben, innerhalb von Sekunden. Die Energie, die Dynamik dahinter – welch ein Wahnsinn! Man muss es erlebt haben.

»Fünf!«

Ich öffne meine Augen. Bleibe wie versteinert liegen, starre für einen Moment die weiße Decke an. Rolle die Augen nach links, nach rechts, nach links, nach rechts. Was war das? Definitiv der geilste Trip meines Lebens!

Ich bin verwirrt, stehe neben mir und brauche einen Moment, um mich zurechtzufinden. Es fühlt sich an wie ein »Wo bin ich?«, obwohl ich natürlich weiß, wo ich bin. Langsam setze ich mich aufrecht hin. Ich fühle mich fantastisch, als könnte ich Bäume ausreißen, wie aus dem Winterschlaf erwacht.

So, und was jetzt, wie geht es weiter? Ich schaue fragend meinen Therapeuten an, der uns einen Tee einschenkt. Mir ist überhaupt nicht nach Sitzen und Tee trinken, aber was muss, das muss. Auch bei einer Therapiesitzung gelten schließlich bestimmte Konventionen, und so stehe ich langsam auf und setze mich zu meinem Therapeuten an den Tisch. Schaue ihn an, völlig überwältigt von dem, was ich gerade erlebt habe. Mir fehlen die Worte, um zum Ausdruck zu bringen, wie ich mich gerade fühle, wie euphorisch und lebensfroh sich jede Zelle in meinem Körper anfühlt. Kurzum: Ich bin total geflasht. Als hätte sich mir soeben eine neue Welt eröffnet. Mein Körper ist kurz vorm Abheben. Voller Leichtigkeit. Frei. Ich weiß nicht, was ich erwartet hatte, doch das hier toppt alles. *Erst mal einen Schluck trinken.*

Zeitgleich fühle ich mich auch total irritiert. Ich lege mich als Angsthase auf eine Liege, bin sechzig Minuten mehr weg als da, öffne die Augen – und auf einmal bin ich ein positiv geladenes Teilchen. Wie ist so etwas möglich? Hypnose, du Knaller-Ding. Soll noch mal jemand sagen, Glück kann man sich nicht kaufen.

Aber bin ich jetzt frei? Ist die Angst endlich weg? Ich weiß es nicht, ich bin völlig überfordert, positiv überfordert von der Situation. Ich möchte raus ins Leben, die Erfahrung sacken lassen und schauen, wie es sich draußen anfühlt. Vor allem will ich nicht reden, doch wenn ich mir meinen Therapeuten ansehe, wie er mir gegenüber mit seiner Tasse Tee in der Hand in seinem Schaukelstuhl sitzt und mich erwartungsvoll anschaut ... *Oh je, ich glaube, der will reden. Was sagt man denn in so einer Situation?* Ich schaue einfach mal fragend zurück.

Noch bevor ich weiter nachdenken kann, fragt er mich: »Und, wie hast du es erlebt?«

Jetzt bloß nicht zu euphorisch klingen, Sarah. Wer weiß, wie es draußen ist, wie lang die Wirkung anhält. Ich fühle mich wie auf einem Trip, und wenn ich eines weiß, dann, dass jede Droge ihre Halbwertszeit hat. Also, erst mal abwarten.

»Ja, ganz gut.« Dennoch liegt mir eine Frage weiterhin auf dem Herzen: »War ich überhaupt in Hypnose? Ich habe die ganze Zeit alles mitbekommen.«

Der Therapeut lächelt, als höre er das nicht zum ersten Mal nach einer Sitzung. »Bombentief«, antwortet er.

Nun gut, wie dem auch sei. Ich will raus, einfach nur raus und schauen, wie es sich draußen anfühlt. Es fällt mir schwer, ruhig zu sitzen, es ist, als hätte ich Hummeln im Hintern, die unbedingt raus wollen.

Ich trinke mein Glas aus, stehe auf und bezahle. Mein Therapeut begleitet mich zum Ausgang, als ich vor seiner verglasten Eingangstür stehe, zieht er mit einem gekonnten Ruck den beigefarbenen, lichtdurchlässigen Vorhang auf. Augenblicklich fallen mir die frühabendlichen Sonnenstrahlen ins Gesicht, sie blenden mich und erwärmen meine Haut. Ich bin fürchterlich aufgeregt und gespannt auf das, was jetzt kommt. Ungeduldig wie ein kleines Kind, das an Weihnachten auf die Bescherung wartet. Werde ich unter Menschen schon etwas spüren, so kurz nach der Hypnose? Werde ich jetzt schon eine Veränderung spüren? Als könnte er meine Gedanken lesen, schaut er mich an und sagt: »Na, wollen wir rausgehen? Auf den Spielplatz vor meiner Praxis?« Auf so viel Spontanität war ich nicht vorbereitet. Ich weiß nicht, ob ich das will, das fühlt sich irgendwie mulmig an. Auf den Spielplatz, dorthin, wo vorhin die ganzen Mütter mit ihren Kindern waren? Ehrlich gesagt will ich das nicht. Doch er sieht mich so erwartungsvoll an, und ich will ihn nicht enttäuschen. »Okay.«

Ich habe es noch nicht laut ausgesprochen, da reißt er auch schon hoch motiviert die Tür auf. Mir ist vor dem Schritt noch etwas mulmig, doch das Tolle ist, mir bleibt nicht viel Zeit zum Nachdenken, da er in seinen Handlungen so viel schneller ist. Noch bevor ich realisieren kann, was hier geschieht, laufen wir gemeinsam über die ruhige Straße, eher: Ich laufe ihm hinterher wie ein kleines Kind seinem Vater – und genauso fühle ich mich. Ich fühle mich wie ein kleines Kind, das das erste Mal ganz aufgeregt mit großen Augen zum Spielplatz geht – ein Spielplatz, wie passend eigentlich. Alles erscheint mir neu, so groß, so bunt, viel bunter als je zuvor. Das Grün der Bäume wirkt satter, die Sonnenstrahlen dynamischer, als ob sich ein Schleier gelüftet hätte – der Schleier, der meinem Leben seine Intensität, seine Farbenpracht nahm. Es ist so aufregend! *Contenance,*

Sarah. Contenance. Gleich bist du allein, dann kannst du ausflippen. Vor dem Therapeuten gilt es, die Fassung zu bewahren.

Wir laufen ein paar Treppenstufen hoch zum Spielplatz, auf einmal werde ich unsicher, als wäre ich auf der Lauer, auf der Lauer nach der Angst. Insgesamt fühlt sich alles anders an, völlig anders als sonst. Ich sehe die Mütter, höre die kleinen Kinder munter rumquietschen. Aber: Wie auch immer ich mich gerade fühle, ein Gefühl spüre ich nicht: Angst! Ich spüre keine Angst. Fragend schaue ich meinen Therapeuten an. *Wie geht es jetzt weiter, wieder zurück? Reicht doch jetzt, oder? Oh, er läuft zur Bank.* Ich laufe ihm weiter hinterher, wie ein frisch geschlüpftes Küken – und er ist der Enten-Papa. Er setzt sich auf die Bank, ich setze mich neben ihn. Wie er da so auf der Bank sitzt, sein Gesicht der Sonne entgegenhält und ganz entspannt die Augen schließt, wirkt es so, als sei das das Normalste auf der Welt. Ein wenig unbeholfen mache ich es ihm nach, bis ich plötzlich registriere, dass ich mit einem fremden Mann auf einer Bank sitze, sich direkt vor mir Mütter mit ihren Kindern unterhalten, und es geht mir gut. Es geht mir einfach nur gut.

Die Mütter interessieren mich überhaupt nicht, es interessiert mich nicht im Geringsten, was der Therapeut von mir denkt, und es interessiert mich noch weniger, was die Mütter über mich denken. Es sind einfach nur Menschen, die mit mir auf einem Spielplatz sind. Wie wundervoll ist das denn?! Das Allertollste: Meine gesamte Wahrnehmung ist anders, ich bin im Moment, bleibe bei mir, scanne nicht hoch gestresst meine Umgebung ab. Ich bin kein Erdmännchen mehr! Wie toll ist das denn, ich bin kein Erdmännchen mehr. Wie erholsam, wie beruhigend.

Wir bleiben auf der Bank sitzen. Andererseits: *Na ja, eine Bank, Sarah, ehrlich, vielleicht hättest du das auch schon vorher geschafft. Ich meine, du warst auch beim Bezirksamt. Eine Bank – das ist jetzt auch nicht so 'ne große Nummer. Zumal dein Therapeut neben dir sitzt. Wer weiß, wie sich das allein anfühlt.* Um das herauszufinden, will ich für mich allein sein – jetzt sofort. Ich werde nervös und stehe auf.

»So, ich muss jetzt los, Badr wartet«, sage ich.

»Wo ist er denn?«

Gute Frage, wo ist eigentlich Badr? Auch egal. »Bestimmt da unten, ansonsten fahre ich auch mit der Bahn nach Hause. Genau, ich fahre jetzt mit der U-Bahn nach Hause!« Ich fange an, verwirrtes Zeug zu reden. »Wo ist denn die nächste U-Bahn-Station?«

»U-Bahn? Wo musst du denn hin?«, fragt mein Therapeut.

»Keine Ahnung, bin ja schon lange nicht mehr gefahren. Ich brauche eine U-Bahn. Ach, ich schau einfach mal.«

Er fängt an, mir den Weg zu erklären, aber ich höre gar nicht mehr richtig zu. Schnell verabschiede ich mich von ihm und laufe einfach drauflos. Wohin? Keine Ahnung! Ich springe die Treppenstufen hinunter, renne die ruhige Straße entlang, und dann stehe ich auf einmal an einer dicht befahrenen Verkehrsstraße. Ich bin so euphorisch, dass ich mir vorkomme wie in einer anderen Welt. Mit jedem Schritt, den ich weiterlaufe, fühle ich mich noch euphorischer, da ich spüre, dass ich das alles ganz allein tun kann. Ich kann alleine – ohne Badr, ohne Therapeuten – eine Straße in Berlin entlanggehen!

Um die Ecke entdecke ich einen größeren Bioladen. Gut, dann mache ich doch mal den Härtetest, wenn nicht jetzt, wann dann? Schauen wir doch mal, wie es sich da drin anfühlt und was mit der Angst so los ist. Wenn ich es nicht gleich teste, fahre ich nach Hause und zerbreche mir den Kopf drüber, ob die Angst da ist oder nicht. Irgendwann muss ich den Schritt ja eh tun und mich überwinden, dann am besten jetzt. Ich bin ins Wasser gesprungen, jetzt gilt es zu schwimmen. *Einfach machen, Sarah …* Und irgendwie habe ich richtig Lust drauf.

Freudig und voller Leichtigkeit gehe ich zum Bioladen, meine Füße federn nur so vom Boden ab. Die Schiebetüren öffnen sich, und ich betrete den Supermarkt. Huch, das fühlt sich ganz schön seltsam und ungewohnt an, ein bisschen so, als müsste ich alles neu entdecken und erlernen. Na ja, was erwarte ich auch nach Jahren der Angststörung? Verstrahlt und neugierig laufe ich durch die Gänge, all diese Produkte, diese Auswahl, die Gerüche, die Lebendigkeit – Wahnsinn. Ich, die Außerirdische zu Besuch auf der Erde … Ich bin aufgeregt und auch skeptisch. Wer weiß, ob sich diese Angst nicht irgendwo versteckt hat …

Und so laufe ich völlig aufgedreht durch diesen Bioladen – und irgendwie ist da keine Angst. Menschen laufen an mir vorbei, sie sind mir egal, meine Wahrnehmung ist abermals komplett bei mir. Meine Gedanken sind ruhig und klar, im Hier und Jetzt. Hallo, wo ist die Angst? Ich warte förmlich auf sie. Doch sie kommt nicht. Dabei fühlt es sich so an, als ob sie jeden Moment auftauchen könnte, als ob sie nur den passenden Augenblick abwartet. Doch sie kommt nicht. Und auch hier scanne ich meine Umgebung nicht ab. Der Angstradar ist ruhig – wie erholsam das ist. Ich bin unter Menschen, und das Außen interessiert mich nicht. Welch riesige Erleichterung!

Das reicht jetzt, nicht gleich übertreiben, Sarah. Das fühlt sich gut an, sehr gut, belassen wir es dabei, lieber schnell raus, damit wir die Situation mit einem klasse Gefühl beenden. Obwohl, stopp, die Supermarktkasse, die muss noch sein. Ich muss etwas kaufen, nur was? Ist ja eigentlich auch egal. Ich schaue ins Regal vor mir, mein Blick fällt auf Teffmehl. Was zum Himmel ist Teffmehl? Egal, Hauptsache irgendwas kaufen!

Ich greife zum Teffmehl und laufe zur Kasse. Auf dem Weg dorthin überkommt mich kurz ein Anflug von Angst, doch es ist nicht die Soziale-Phobie-Angst, nein, es ist eher die Sorge, dass die Angst gleich doch noch aufkreuzen könnte. Mein Verstand, der dem Frieden nicht traut, denkt sich: *Mensch, Sarah, nur weil du sechzig Minuten auf der Liege lagst, soll dein Problem gelöst sein?* Er kommt so schnell nicht mit, ist noch unsicher und sehr skeptisch beziehungsweise überfordert. Ja, überfordert trifft es ganz gut. Wird das jetzt alles gut gehen? Etwas Gedankenkarussell bleibt also.

Ich stelle mich an die Kasse, wo glücklicherweise nur drei Menschen stehen, das reicht mir auch für den Anfang. Mein Gefühl: »normal« gepaart mit Nervosität und Unsicherheit. Jedoch: keine Angst. Ich zahle und fühle mich nach wie vor »normal« gepaart mit Nervosität und Unsicherheit. Jedoch, und das ist ganz wichtig: keine Angst. Wow! Ich stand gerade an einer Supermarktkasse, habe Teffmehl gekauft, was auch immer das ist, habe bezahlt und fühlte dabei keine Angst. Ich war frei von Angst. So wie ich es vorhin in der Hypnose erlebt hatte. Auch da stand ich an einer Kasse und fühlte mich gut. Wahnsinn, wie fantastisch ist das? Soll noch mal einer sagen, Hypnose ist keine Zauberei.

Euphorisch verlasse ich den Laden und rufe Badr an.

»Badr, Badr, ich habe gerade Teffmehl in einem Bioladen gekauft. Ganz alleine! Ganz alleine!«

»Was hast du gekauft? Sag mal, wo bist du bitteschön?«

»Teffmehl, Badr, Teffmehl. Ganz alleine. Und da war keine Angst. Ich habe freundlich mit der Verkäuferin geredet, sie angelächelt, und ich glaube, die mochte mich sogar. Die war ganz nett, die hat mich nicht negativ bewertet. Warum sollte sie das auch tun? Das ergibt alles keinen Sinn, sie kennt mich ja gar nicht. Jetzt fahre ich mit der U-Bahn nach Hause!«

Ich laufe, während ich mit Badr telefoniere, aufgeregt die Straße entlang, ohne eine Ahnung zu haben, wohin ich überhaupt laufe. Ich fühle mich, als könnte ich Bäume ausreißen. Badr wird energisch: »Sarah, bleib jetzt mal stehen! Ich warte die ganze Zeit im Auto vor der Praxis – wo bist du? Mit welcher U-Bahn willst du denn fahren? Du kennst dich hier überhaupt nicht aus. Kannst du mal bitte stehen bleiben? Erst sehe ich dich mit irgendeinem Mann auf den Spielplatz gehen, dann bist du spurlos verschwunden, und jetzt gehst du Teffmehl kaufen? Bitte verrate mir mal, was los ist!«

»Ja, das war mein Therapeut, der ist echt super, wir waren auf einer Bank. Und jetzt war ich im Supermarkt. Badr, das ist jetzt auch alles nicht schwer zu verstehen, ich muss die Welt entdecken, nun fahr ich nach Hause, obwohl …«

Beim Gedanken an die U-Bahn überkommt mich dann schon ein mulmiges Gefühl, das lass ich vielleicht doch mal lieber. Zumal ich mich auch viel lieber in ein Café setzen würde als in die U-Bahn. Genau, ein Café, ja, ich will in ein Café. Oder vielleicht in ein Restaurant? Ja, ja, ich will in ein Restaurant. Allerdings klingt Badr wirklich besorgt, der kommt nicht mit, also tue ich ihm den Gefallen und nehme ihn mit auf meine Entdeckungstour.

»Hier oben auf der Straße ist ein Bioladen, die Straße bin ich immer weiter runtergelaufen, an einem Kreisverkehr vorbei. Ich suche jetzt ein Restaurant.«

»Sarah, kannst du mir vielleicht einfach die Straße sagen?«

»Nee, Badr, ich habe dir das doch gerade erklärt. Fahr jetzt einfach die Straße entlang, und dann schaust du auf den Bürgersteig. Irgendwann wirst du mich schon sehen. Dass du es auch immer so kompliziert machen musst, echt.«

Ich lege auf, und kurz darauf kommt Badr angefahren. Gut gelaunt steige ich ins Auto, irgendwie bin ich doch froh, ihn hier zu sehen, denn ich weiß nicht ansatzweise, wo ich hier eigentlich bin, und langsam fühlte ich mich verloren. Er schaut mich fragend an, ich gebe ihm aber nicht die Chance, etwas zu sagen.

»Badr, ich habe es mir anders überlegt. Gibt es hier einen Park? Ich will in die Natur, spazieren gehen. Ich will in die Natur.«

»Ja, klar. Gleich da vorne.«

Badr fährt los, und ich bemerke, wie er aus dem Strahlen nicht mehr herauskommt. Bestens gelaunt sitzt er hinter seinem Lenkrad.

Sicherheitshalber frage ich ihn: »Was ist denn mit dir los, warst du auch bei der Hypnose?«

»Das fragst du? Hast du mal in den Spiegel geschaut? Schau doch mal, wie deine Augen glänzen. Bling, Bling. Du wirkst wie neugeboren, wie Phönix aus der Asche. Erzähl, wie war es?«

»Mir ist gerade überhaupt nicht nach Reden, ich will einfach den Moment genießen, ich erzähle es dir gleich, beim Spazierengehen.«

Im Park reden wir erst mal nicht. Badr strahlt. Ich strahle. Um mich herum ist diese überwältigende Farbpracht. Ich hatte total vergessen, wie grün so ein sattes Sommergrün ist. Welch intensive Farbtupfer die Blumen in den gepflegten Beeten sind, Balsam für die Seele – und meine Augen. Ich atme die seidige, warme Sommerluft tief ein und bin einfach nur glücklich. Die Vögel singen, überall lachen Menschen. Mitten auf einem Weg bleibe ich stehen und lasse die Natur auf mich wirken. Durch eine riesige Baumkrone über mir sehe ich zum stahlblauen Himmel hinauf, die hellen Sonnenstrahlen funkeln durch die Äste. Es ist ein magischer Moment. Was habe ich all das vermisst! Ich atme diesen einzigartigen Augenblick tief ein, eine einzelne Träne läuft mir über die Wange. Ich hole mein

Handy raus und fotografiere den Lichteinfall, der durch die Baumkrone bricht.

Badr scheint zu spüren, dass ich immer noch nicht reden will. Er sagt nichts, sondern läuft gemeinsam mit mir durch den Park, er sieht wahnsinnig glücklich aus, unfassbar erleichtert. Immer wieder bleibe ich kurz stehen und sauge die Schönheit der Natur in mich auf. Ab und an kommen uns andere Spaziergänger, Fahrradfahrer oder Jogger entgegen, all die Menschen interessieren mich nicht. Es sind nur Menschen.

»Jetzt erzähl doch mal, ich bin so gespannt!«

»Ich kann das alles noch gar nicht fassen. Ich will es einfach nur genießen.«

»Wie fühlst du dich?«

»Anders. Viel leichter als vorher, glücklich. Ich glaube, das kann wirklich gut werden. Nur langsam werde ich müde, es ist ein zufriedenes Erschöpftsein. Es kommt sicher von der Hypnose und den ganzen Eindrücken.«

»Und wie war der Therapeut? Magst du ihn?«

»Das war vielleicht eine Nummer! Ich war anfangs wirklich kurz davor rauszugehen, aber jetzt find ich den super. Er ist großartig. Ich rede und rede, und er schaut immer nett. Ich glaube, ich könnte dem erzählen, dass ich meinen Nachbarn erschossen habe, der würde mich mit dem gleichen Gesichtsausdruck ansehen, so komplett wertfrei. Egal was ich sage, ich spüre, dass er es nicht wertet. Sehr angenehm, ich find den klasse.

Langsam komme ich in den Gesprächsfluss, die Worte sprudeln nur so heraus. »Badr, man muss es erlebt haben, ich wurde in der Hypnose immer entspannter, erst körperlich, dann spürte ich, wie ich auch geistig ruhiger wurde. Die Gedanken wurden weniger, die bewertende Stimme in meinem Kopf wurde still. Mein Körper fühlte sich angenehm schwer an, es kam mir vor, als würde ich in dieses wohlig-warme Gefühl hineinsinken.«

Ich erzähle Badr, wie ich mit dem Therapeuten zusammengearbeitet habe, wie ich in der Hypnose völlig aus dem Nichts die starken Gefühle spürte, wie ich anfing zu heulen und wie befreiend es sich im Nachhinein anfühlte. Ich erzähle ihm den kompletten Sitzungsablauf. »Badr, etwas ist anders. Ich kann dir nicht genau sagen was, doch es ist anders. Meine Wahrnehmung hat sich geändert, und völlig überwältigend ist, dass ich das, was der Therapeut mir gesagt hat, fühlen kann. Das, was du mir all die Jahre immer und immer wieder erzählt hast, dass es egal ist, was andere über mich denken, das kann ich auf einmal spüren. Bestimmt nicht so stark, wie du es fühlst, aber immerhin etwas. Es ist ein Anfang, wie ein Samen, der gesät wurde. Als hätte das Wissen direkt mein Innerstes erreicht, als ob meine Firewall, die mein Unterbewusstsein beschützt, in der Hypnose etwas durchlässiger geworden ist und all das Positive, das mir der Therapeut in der Hypnose vorgeschlagen hat, unmittelbar auf meiner Festplatte abgespeichert wurde. Ich habe es nur so aufgesaugt. Es ist, als hätte meine Gefühlsschallplatte einen Riss bekommen und dieses Gefühl kann nicht mehr abgespielt werden. Obwohl, nein, es ist so, als wäre die Schallplatte gewechselt worden, ja, so könnte man es beschreiben.«

Ich rede und rede, und dann spüre ich, wie die Euphorie langsam nachlässt und ich immer erschöpfter werde. Wir gehen zurück zum Auto, ich steige ein und Skepsis breitet sich in mir aus. Was, wenn ich morgen aufwache und alles ist wie vorher? Kehrt morgen früh die Angst zurück? Was, wenn ich dann wieder Angst habe rauszugehen? Aus diesem Grund möchte ich trotz Müdigkeit nicht nach

Hause, ich möchte alles in mich aufsaugen, was möglich ist, nur für den Fall, dass ich ab morgen wieder für Jahre meine Wohnung nicht verlasse.

»Badr, ich will nach Berlin-Mitte. Ich will in eine Bar. Einen Sommerabend in Mitte erleben, so wie früher. Ich will jetzt nicht nach Hause!«

Badr fährt los, ich sitze recht entspannt im Auto und sauge alles auf. Bin ich wieder ein Teil von all dem? Aktueller Status: Ich kann es nicht einschätzen. Nicht zu früh freuen, denn sonst ist die Enttäuschung nur umso größer. Wir fahren durch Berlin, und Badr sagt zu mir, als ob er meine Gedanken lesen könnte: »Weißt du, selbst wenn du ab morgen wieder die Wohnung nicht verlässt, allein dafür hat sich die Sitzung gelohnt.«

Er meint es nett, dennoch will ich das nicht hören. »Badr, wie meinst du das? Glaubst du etwa, dass die Angst wiederkommt? Badr, du glaubst, dass die Angst wiederkommt, oder?«

Noch bevor er antworten kann, scheppert es laut. Ein Auffahrunfall! Das war's dann erst mal mit dem Sommerabend in Mitte. Badr ist völlig außer sich, und ich registriere innerhalb von wenigen Sekunden, dass es hier gerade nur einen einzigen Zeugen gibt, einen, der nicht gern Zeuge sein möchte. »Badr, der Mann auf dem Fahrrad, der ist dein einziger Zeuge, lass ihn nicht fahren!«

Badr kriegt nichts mit, ist hektisch und nur in Sorge um sein Auto. Eine Gabe, die ich schon immer hatte, ist: Wenn andere Leute die Fassung verlieren, reagiere ich glasklar und werde augenblicklich tiefenentspannt. Umso extremer die Situation, umso ruhiger werde ich. Also laufe ich zu diesem Fahrradfahrer, stoppe ihn und spreche ihn an. Als wäre es das Normalste auf der Welt. Ich funktioniere aus dem Moment heraus, bin auf Autopilot und völlig angstfrei.

Und da es schnell gehen muss, bleibt auch keine Zeit fürs gute alte Gedankenkarussell. Als das geklärt ist, beruhige ich Badr und setze mich ins Auto.

Hier registriere ich erst, was passiert ist. Ich habe eben einen Menschen gestoppt, damit er uns als Zeuge nicht durch die Lappen geht und habe mit dem anderen Autofahrer geredet, als sei es das Normalste der Welt für mich. Und alles ohne Angst. Dennoch ist mir die Situation langsam zu viel, es reicht für heute. Ich will nun keinen mehr sehen oder hören, weshalb ich mich ins Auto zurückgezogen habe. Denn leider kommen wir hier noch nicht weg, da wir auf die Polizei warten müssen …

Badr hatte mir angeboten, ein Taxi zu rufen, aber das traue ich mir dann doch noch nicht zu. So ganz ohne Badr, nein, das schaffe ich nicht, auch weil ich zu erschöpft bin. Also warte ich im Auto. Badr ist völlig frustriert, wegen der Situation, wegen mir, dass ich meinen ersten Abend in Freiheit mit Warten auf die Polizei verbringen muss. Er hat Angst, dass mir dieses Ereignis meine positiven Gefühle vermasselt. Doch das fühlt sich für mich nicht so an.

Mittlerweile ist es 22 Uhr. Die Polizei kommt, nimmt den Unfall auf, und im Anschluss fahren wir heim. Badr ist traurig und hat ein schlechtes Gewissen, obwohl ihn keinerlei Schuld trifft.

»Badr, es ist alles gut. Ich will einfach nur schlafen.«

Zuhause lege ich mich in mein Bett. *Hoffentlich fühlt es sich morgen immer noch so befreit an. Bitte, lass es sich morgen auch noch so frei anfühlen. Bitte lass es für immer sein …*

Ich schlafe ein.

15

Es ist auch Arbeit

Das Fenster steht weit offen, die kühle Morgenluft streicht mir über die Haut. Langsam öffne ich die Augen. Hallo Angst, bist du da? Draußen ist bis auf das erste Vogelgezwitscher noch alles ruhig, daraus schließe ich, dass es früh am Morgen ist. Langsam drehe ich mich im Bett, taste nach meinem Handy und sehe, dass es gerade mal fünf ist. Fünf Uhr? Nicht wirklich meine Zeit, und trotzdem fühle ich mich hellwach und energiegeladen. Wo kommt denn auf einmal die Energie her? Die Leichtigkeit? Müssten hier nicht wie sonst Lustlosigkeit und Trägheit mit mir aufwachen? Aber da ist nichts – nur Energie und Tatendrang, und das macht mir Hoffnung, Hoffnung, dass sich wirklich etwas verändert hat.

Aus diesem Grund springe ich voller Zuversicht aus meinem Bett. *So, Sarah, gestern hast du mit dem Therapeuten den Samen für dein freies Leben gesät, nun heißt es für dich bis zur nächsten Sitzung: zurück ins Leben laufen. Oder anders gesagt: üben, üben, üben.* Und das will und muss ich alleine tun, denn das ist meine Reise. Würde ich das nun gemeinsam mit Badr machen, würde ich meine Freiheit ja vollkommen von ihm abhängig machen. Und das will ich nicht. Ich will endlich meine Unabhängigkeit zurück.

Zum Glück habe ich mich seit der Terminvereinbarung mit meiner freien Zukunft beschäftigt. Nur deshalb kann meine Reise in die Freiheit direkt heute beginnen, nur deshalb kann ich die Energie der gestrigen Sitzung voll und ganz nutzen. Ein riesiger Vorteil, also: Let's go!

Zunächst stelle ich mich auf den Crosstrainer, anschließend hüpfe ich unter die Dusche. Ich ziehe eins dieser weit geschnittenen neuen Oberteile an, die die ganzen Kilos so gut wie möglich verdecken sollen. Keine Frage, wohl fühle ich mich mit Kleidergröße 48 nicht, noch dazu haben wir Sommer, doch das wird schon, ich bin ja dran.

Badr wird wach, müde schleicht er ins Bad.

»Sarah, was machst du?«

»Ich geh jetzt mal zu einem Drogeriemarkt und kaufe mir ein Shampoo. Schau mal, wie das so ist. Vielleicht versuche ich auch, eine Station mit der U-Bahn zu fahren.«

»Ich bin gerade erst wach geworden, und später muss ich arbeiten«, gesteht Badr zögernd.

»Ich mache das allein.«

»Ach so, na dann.«

Ich habe richtig Lust auf meinen Ausflug und laufe freudig zur Wohnungstür, doch als ich an der Tür ankomme, überkommt mich ein Schauer, die Angst vor der Angst. Wie wird es draußen werden? Was, wenn ich den Türgriff runterdrücke und die Angst wartet vor der Tür? Was, wenn ich auf meiner Entdeckungsreise eine Panikattacke habe? Ich habe doch überhaupt keine Garantie, dass das jetzt gut wird. Was nun? Bleibe ich lieber in meiner bequemen Komfortzone? Aber werde ich dann jemals frei? Genau in diesem Moment fällt mir ein, dass mir mein Therapeut nach der Sitzung eine E-Mail mit Selbsthypnose-Audios zukommen ließ. Selbsthypnose-Audios, die meinen Prozess bis zur zweiten Sitzung unterstützen sollen. *Vielleicht tune ich mich damit mal lieber, bevor ich rausgehe, schaden kann es ja nicht.*

Also gehe ich ins Wohnzimmer, lege mich auf die Couch und höre mir die Audiodatei »Selbstbewusstsein« an. Sofort sinke ich in eine angenehme Entspannung, die Textpassagen erinnern mich an meine gestrige Sitzung, an dieses wundervolle schwebende Gefühl. Ich gönne mir zwanzig Minuten »Selbstwertbooster«, und danach fühle ich mich noch motivierter als zuvor, im Grunde war es wie eine kleine Auffrischung, wie eine Reaktivierung meiner gestrigen Therapiesitzung. Dieser kleine Kick hatte mir gefehlt, und so gehe ich gestärkt zu meiner Wohnungstür zurück und überwinde mich. Entschlossen und ohne weiter zu überlegen drücke ich den kalten Türgriff runter – auch dieser Akt fällt in die Kategorie »einfach durchziehen«. Ich gehe raus. Nach all den Jahren verlasse ich erstmals ganz alleine die Wohnung. Betrete allein das Außen. Mit jedem Schritt, mit jeder Stufe, die ich die Treppe hinuntersteige, steigt das glückliche Gefühl von Unabhängigkeit. Dieser Moment, er ist so stark, so groß. Für manch einen mag es nur eine einfache Treppe sein, für mich ist es meine ganz persönliche Mondlandung. Unten öffne ich die quietschige alte Tür zum Innenhof und strahle. Ich bin wieder im Außen, ein weiterer Tag im Außen wartet auf mich. Wie wundervoll.

Wieder spüre ich die Sonne auf meiner Haut, wieder höre ich die Vögel zwitschern und wieder bin ich überwältigt von all dem. Ich werfe mir meine Tasche über die Schulter und laufe voller Freude über den Innenhof. Raus aus dem Haupttor und dann die begrünte ruhige Seitenstraße hinunter.

Ich fühle mich total unsicher, ganz tapsig, wie ein kleiner Welpe, der das Leben entdeckt – dafür aber frei von Angst. Keine Panik. Keine Panikattacke. Es ist, als ob diese Gefühlsschallplatte, meine gefürchtete Gefühlschallplatte, wirklich einen Riss bekommen hat. Sie wird immer noch nicht abgespielt, endlich hat sie es verstanden. Jahrelang habe ich es ihr erklärt, eine einzige Hypnosesitzung hat es dann gebraucht, damit sie es endlich begreift. Na, hätte ich das mal früher gewusst … Wie dem auch sei, links und rechts laufen Menschen an mir vorbei, sie sind mir relativ egal. Hey, es sind nur Menschen. Ich laufe an den türkischen Gemüsehändlern auf der Straße vorbei, auch die sind mir egal, ich fühle mich nicht beobachtet, erst recht nicht bewertet. *Hey, es sind nur Gemüsehändler.*

So gehe ich die Straße entlang und werde immer glücklicher, denn irgendetwas ist wirklich anders als vor der Hypnosesitzung. Aber auch heute wartet mein Verstand die ganze Zeit auf die Angst – der Gute hat es immer noch nicht verstanden, der versteht das alles überhaupt nicht. »Hallo, da ist ein Mensch, wieso kommt das Gefühl nicht?« – »Hallo, da ist ein Gemüsehändler, wieso kommt das Gefühl nicht?«

Ich biege in die Hauptverkehrsstraße ab, es sind insgesamt nur wenige Meter zum Drogeriemarkt – 550 Meter, um genau zu sein, für mich sind es dennoch 550 ganz besondere Meter. Ein riesiges Erfolgserlebnis. Nun stehe ich auch schon vor den Schiebetüren. Halleluja, soll ich da jetzt wirklich rein? Gewiss, das mit dem Teffmehl hat gestern super funktioniert, doch da war ich völlig beflügelt von meiner Hypnosesitzung.

Und schon öffnen sich die Schiebetüren, auf die sind Verlass. Im Gegenteil zu gestern fühle ich mich gerade unwohl, und am liebsten würde ich sofort nach Hause gehen. Doch wenn ich es jetzt nicht teste, wenn ich es jetzt nicht mache, werde ich nie erfahren, wie es denn in der Situation gewesen wäre, ob sich das Gefühl wirklich verändert hat. Scheiß auf die Angst vor der Angst. Ja, es kostet Kraft, ja, es kostet Überwindung, aber ich will frei werden, also ziehe ich auch das jetzt durch.

Ich laufe durch den Laden. Früher verbrachte ich hier immer Ewigkeiten und schlenderte gemütlich durch jeden Gang, doch heute nehme ich für den Anfang die kleine Runde. *Ob die Leute mir wohl ansehen, dass ich seit vier Jahren erstmals wieder einen Drogeriemarkt betrete?*

Ein, zwei Gänge, das reicht. Ich sehe mir die Produkte an, lasse sie kurz auf mich wirken. Das fühlt sich so wundervoll selbstbestimmt an, spontan zu entscheiden, was man nimmt. Jahrelang habe ich Badr – einem Mann – penibel erklärt, was er kaufen soll. Ihm den Unterschied zwischen einer Pflegespülung und einer Haarkur erklärt, oft hat er die Produkte nicht gefunden oder das Falsche gekauft. Ich bin wieder selbstbestimmt, ich laufe durch die Gänge und es fühlt sich gut an. Natürlich noch lange nicht selbstverständlich und entspannt, sondern noch etwas wacklig, aber insgesamt echt gut. Und das macht mich für den Anfang mehr als glücklich.

Ab und an habe ich das Gefühl, die Angst könnte jeden Moment aufflackern und manchmal flackert sie sogar etwas auf, sie wird dann jedoch viel, viel schwächer abgespielt als früher, so schwach, dass es okay ist. Obwohl, ehrlich gesagt weiß ich gar nicht genau, ob es überhaupt die Angst oder eine starke Unsicherheit ist. Ich glaube, man muss hier schon unterscheiden, ich fühle mich unsicher und permanent ist da die Skepsis, ob die Angst irgendwo um die Ecke lauert und mich hinterrücks überfällt. Ich meine, wie hinterhältig und unfair so eine Angst sein kann, das hat sie mir nun lange und oft genug bewiesen, deshalb bleibe ich lieber mal etwas skeptisch. Ob nun Angst oder Unsicherheit, so oder so, es ist wirklich auszuhalten und es ist kein Vergleich zu vorher.

Nachdem ich mir drei Produkte rausgesucht habe, reicht es dann auch. Ich schlendere zwar nur wenige Minuten durch den Laden, gehe aber trotzdem ganz stolz an die Kasse. Eine Schlange, natürlich … Supermarktkassen, wie sehr ich sie hasse. Während ich hier stehe, kommt wieder etwas Angst hoch, hinter mir stellen sich nun auch noch Menschen an, die Angst wird etwas größer. Aber es ist auszuhalten, und allein das beflügelt mich. Wer hätte sich das träumen lassen, jahrelange Isolation – und eine einzige Hypnosesitzung macht es möglich, dass ich hier an der Kasse stehen kann und keine Panikattacke bekomme. Ich bin unendlich dankbar für diese Veränderung. Im Vergleich zu früher ist das hier wirklich zu ertragen. Und das Allertollste ist, ich habe auch in dieser Situation nicht das Gefühl, von allen beobachtet und bewertet zu werden, und das ist die beste Veränderung. Es fühlt sich so friedlich an, mal nicht die ganze Zeit, 24/7, aufs Außen konzentriert zu sein.

Ich bezahle, lächle die Kassiererin an und verlasse glücklich den Laden. Ich bin so stolz auf mich, Übungseinheit erfolgreich gemeistert, Check! Gut gelaunt laufe ich noch ein paar Meter die Einkaufsstraße entlang, lasse die Eindrücke und die Schnelligkeit des Berliner Alltags auf mich wirken – ich, die Entdeckerin. Ich kann es kaum fassen, wie einfach es sein kann, aus der Angstspirale auszusteigen. Danke, Hypnose.

Nach einer Dreiviertelstunde bin ich wieder zu Hause, bin glücklich, aber auch wahnsinnig müde, deshalb mache ich erst mal eine kleine Mittagspause. Ich schlafe erschöpft wie nach einem langen

Arbeitstag ein. Am Nachmittag bringe ich noch alleine den Müll raus und gehe noch einmal zum Briefkasten. Auch das sind für mich unbeschreibliche Erfolgserlebnisse.

»Sarah, du hast morgen Geburtstag – was willst du denn machen?«, fragt mich Badr am Abend, als wir zusammensitzen.

»Ich weiß auch nicht, ich würde so gern in den Heidepark. Doch irgendwie habe ich Angst vor dem ganzen Rummel, vielleicht ist das nun wirklich zu viel.« Mhm, ich überlege weiter: Was könnte mir Freude bereiten und gleichzeitig auch eine tolle Übungseinheit sein? Ich hab's, ich hab's, ich will zu Ikea! Endlich wieder einmal zu Ikea – so wie früher. Wenn ich das schaffe, dann hat sich da wirklich was getan. »Badr, wir fahren zu Ikea!« Er rollt die Augen, wie Männer eben die Augen rollen, wenn sie Ikea hören. Doch hey, es ist mein Geburtstag, der Plan steht.

Der 12. August 2016 – mein achtundzwanzigster Geburtstag. Wir brechen auf. Wenn ich nach fast vier Jahren Stillstand unbeschwert durch Ikea laufen kann, dann wäre das unbeschreiblich. Nicht Ikea an sich, sondern dieses Gefühl, tun und lassen zu können, worauf man Lust hat. Eine Entscheidung zu treffen und diese dann umsetzen zu können. Etwas mulmig ist mir schon, deshalb höre ich mir vor der Abfahrt noch meine Selbsthypnose-Audio an. Bestens gewappnet steige ich in Badrs Auto. Es ist der dritte Tag, an dem ich meine Wohnung verlasse, und ich muss sagen, es fühlt sich mit jedem Mal routinierter an.

Als wir Ikea betreten, ist es dann doch ganz schön ungewohnt, Ikea ist für mich eine echte Härteprüfung. Ich laufe mit Badr durch den Laden, und alles in allem ist es okay. Nach einiger Zeit spüre ich, wie ich immer erschöpfter werde. Das hier – die ganzen Menschen, Gerüche, Geräusche Eindrücke – ist schon wirklich viel. Die Erschöpfung wird immer größer, und ich werde immer gestresster. Ich stöbere gerade in der Küchenabteilung, da kommt aus dem Nichts: Panik! Ohne Ankündigung flutet mich ein intensives Angstgefühl, es wird stärker und stärker. Und es hört nicht auf … *Ich habe es gewusst. Ich habe es gewusst. Das war so klar, das war so klar, wie konnte ich ernsthaft denken, dass sich meine Angst von einer einzigen Hypnosesitzung einschüchtern lässt. Es war so klar.*

Ich befürchte das Schlimmste. Völlig entsetzt schaue ich Badr an, er realisiert sofort, was los ist. *Zum Glück war ich die ganze Zeit auf der Lauer. Zum Glück habe ich dem Frieden nicht getraut …* Wie von der Tarantel gestochen laufe ich los, schnell, schnell zum Ausgang. Nichts wie raus. Bereits auf dem Weg lässt die Angst nach, wird schwächer. Trotzdem muss ich raus, Luft holen. Draußen geht es mir augenblicklich besser, ich zünde mir sofort eine Zigarette an. Ziehe am Glimmstängel.

Badr kommt an. »Was ist los?«

»Badr, da war auf einmal Panik. Die Panikattacke, sie kam aus heiterem Himmel.«

Augenblicklich wurde bei mir wie automatisch ein alter Film abgespielt, der Film der letzten Jahre war auf Knopfdruck vor meinem inneren Auge, und ich verlor mich in dem Panikgefühl. *Bestimmt wird es nie weggehen, nie. Warum kam das jetzt, es lief doch so gut?* Ich bin fürchterlich traurig und frustriert, mir ist zum Heulen zumute.

»Alles gut. Dann fahren wir jetzt nach Hause«, sagt Badr.

Fahren? Einfach ins Auto steigen und fahren? Das fühlt sich wie ein Aufgeben an, wie ein Scheitern. Einfach das Handtuch werfen, wird mich das frei machen? Auf der anderen Seite – jetzt zurück in die Höhle des Löwen zu gehen, schaffe ich das? Mir ist bewusst, dass nur das mich wirklich frei machen kann. Immer und immer wieder aufzustehen, wenn ich falle. Das kleine Kind fällt beim Laufenlernen auch immer wieder hin, und es steht auf und läuft weiter. Würde es sitzen bleiben, würde es nie laufen lernen. So einfach ist das. *Du musst aufstehen, Sarah, immer und immer wieder, bis du frei bist, und nicht schon beim ersten Mal Fallen auf deinem Hintern sitzen bleiben. Hättest du das als kleines Kind getan, könntest du heute noch nicht laufen.* Und mal ganz ehrlich, aufgeben ist für die Einzelkämpferin in mir keine Option, nicht nur für die Einzelkämpferin in mir. Jeder, der unter Ängsten leidet, sie erträgt und nicht daran zerbricht, der ist stark. Punkt. Vielleicht muss man es selbst erlebt haben, um nachvollziehen zu können, wie stark jeder Einzelne ist, der unter einer Angststörung leidet.

Und so grüble ich vor mich hin und will mein Handy aus der Tasche holen, kann es aber nirgends finden.

»Badr, wo ist mein Handy? Mein Handy ist weg!« Ich werde noch nervöser, durchwühle angespannt meine Handtasche.

»Sarah, bleib ruhig, du hast es vorhin noch gehabt.«

»Ja, in der Küchenabteilung, jetzt ist es aber nicht mehr da!« Ich suche und suche. »Badr, ich glaube, ich habe mein Handy, als die Panik kam, in der Küchenabteilung liegen lassen.« Das neue Handy wohlgemerkt, gerade mal eine Woche alt … »Badr, wir müssen zurück, wir müssen in die Küchenabteilung.«

Da die Angst wieder weg ist, laufe ich, ohne lange zu überlegen, ins Geschäft zurück, Badr läuft mir hinterher. In der Küchenabteilung finde ich mein Handy, es wurde von einer ehrlichen Seele bei einem Mitarbeiter abgeben. Was für eine Erleichterung! Und ich bin wieder mitten im Ikea-Rummel, fühle mich wieder angstfrei, als sei es nie anders gewesen. Das soll mal alles jemand verstehen … Jetzt, wo wieder alles gut ist, laufe ich mit Badr weiter die Gänge entlang. Die Menschen interessieren mich nicht – es sind nur Menschen. Hier hat doch jeder mit sich selbst zu tun. Dennoch ist auch all das nach wie vor sehr anstrengend für mich. Erst zwei Tage »frei« – und dann direkt so ein Ausflug.

Wir sind kurz vor den Toiletten auf der oberen Etage. »Badr, warte mal bitte, ich gehe eben auf Toilette.« Ich will es mir vor ihm nicht anmerken lassen und ihn nicht verunsichern, doch ich brauche einen kurzen Moment für mich. Ich schließe mich erschöpft in der Toilette ein. *Nicht aufgeben, du hast es gleich geschafft. Nicht aufgeben, du machst es toll. Wir beenden das hier heute mit einem tollen Gefühl.* Nach einigen Minuten verlasse ich die Toilettenkabine, lasse mir noch kaltes Wasser über meine Handgelenke laufen und gehe zurück zu Badr. Ich bin am Limit, doch ich ziehe das jetzt durch, ich kämpfe.

»Alles gut bei dir?«, fragt Badr, als ich wieder bei ihm bin

»Ja, klar.«

Wir gehen zur Treppe, aber ich überrede Badr, den Aufzug zu nehmen, eine weitere Übungseinheit. Auch das klappt einigermaßen gut. Der Perfektionistin in mir gefällt das nicht, sie hätte am liebsten, dass alles sofort richtig funktioniert, doch einem anderen Teil in mir gefällt es. All das sind Schritte in die richtige Richtung. Etwas ändert sich, und ich spüre, dass diese Veränderung, gepaart mit meinem Willen, etwas ganz Großes bewirken kann. Die Hypnose schafft die Voraussetzung dafür, dass sich das Gefühl ändert, dass es sich beim Erleben anders anfühlt, für den Rest braucht es dann meinen Willen – und ganz viel MACHEN.

All das fühlt sich für mich bereits jetzt an wie ein großes Abenteuer. Ich – die Entdeckerin. Die alles neu entdeckt und sich die Welt zurückerobert. Und so laufe ich langsam durch die unteren Warenhallen, durch die Deko-Abteilung, hin zur Kasse. Und auch die Situation an der Kasse meistere ich, mit Badr an meiner Seite, zu meiner eigenen Verwunderung sehr souverän. Ich meistere auch diese Situation, ab und an meldet sich auch hier mal mein Kopf zu Wort. *Geh lieber, gleich kommt bestimmt Angst, du kannst dem Frieden doch nicht trauen, sei auf der Lauer,* doch ich schenke ihm keine Beachtung, ignoriere ihn. Wir bezahlen, und ich laufe zur Ausgangstür, völlig glücklich. Hypnose – was für eine Wahnsinnsmethode. Entschlossen greife zu meinem Handy und schicke meinem Therapeuten eine euphorische E-Mail. »Danke … das ist der Wahnsinn!!! Sarah«

Dann fahren wir nach Hause, für heute habe ich genug getestet, entdeckt und geübt. Rom wurde ja auch nicht an einem Tag gebaut. Lieber kontinuierlich jeden Tag kleine Schritte in die richtige Richtung gehen …

Am dritten Tag nach der Sitzung spüre ich die stärkste Veränderung – ich fühle mich insgesamt noch viel befreiter und energiegeladener. So als ob die Sitzung nun ihr volles Potenzial erreicht hat. Ich sprudle nur so vor Motivation, vor Lebensfreude, vor Leichtigkeit und Unbeschwertheit.

Die verbleibenden Tage bis zur nächsten Sitzung übe und übe ich. Mein Fokus bei den aktuellen Übungseinheiten? Er liegt darauf, überhaupt erstmal wieder die Wohnung zu verlassen – und zwar alleine. Wenn wir uns eine Angstpyramide vorstellen, fange ich aktuell – spielerisch – mit den für mich leichtesten Sachen an.

Jeden Abend überlege ich mir neue kleine Trainingseinheiten für den Folgetag. Alleine rausgehen, im Supermarkt einkaufen, im Wald joggen, mit Badr in Berlin-Mitte ein Café besuchen. Ja, für manche Übungssituation brauche ich Badr, weil ich mich allein noch nicht traue, doch so weit wie möglich versuche ich, es ohne ihn durchzuziehen. Natürlich gibt es immer wieder Situationen, die nicht oder nicht so gut funktionieren, doch die versuche ich auszublenden. Ich lenke meinen Fokus auf die Sachen, die mir gelingen, die gut klappen.

Die Angst verändert sich, aber ich kann die Veränderung nicht genau fassen. Das Gefühl an sich wird unwichtiger, manchmal kommt die Angst oder ich merke die körperlichen Symptome, doch ich bleibe recht entspannt. »Dann kommt da halt die Angst …« Oder sie kommt überhaupt nicht. Es ist ein Verwischen des Gefühls. Mein Üben hat einen ganz großen Einfluss auf den Prozess, auf das Verwischen.

Okay, einen Tag gab es, da fühlte ich mich wirklich durchgehend matschig und nichts gelang so richtig. Ja, es hat mich geärgert, aber da habe ich mich dann vor den Fernseher gelegt und mit Badr gechillt, eine Serie nach der anderen geschaut. Zur Belohnung gab es dann noch eine Pizza und Schokolade. Auch das muss sein, ich bin schließlich keine Maschine. Will ich nicht sein und auch nie werden. So habe ich den Tag dann einfach abgehakt.

Auch die Pfunde purzeln weiter, da ich wieder rausgehe und mich bewege, geht es noch schneller. Ich glaube, mein Stoffwechsel wurde dadurch insgesamt noch mal ordentlich angekurbelt. Beeindruckt von den letzten Tagen habe ich auch guten Gewissens den Platz in der Klinik abgesagt. Meine einzige Sorge ist, dass dieser Zustand nicht für immer anhält, deshalb genieße ich jeden Moment. Bitte, lass es für immer sein.

16

Emotionen

Nach einer Woche habe ich meine nächste Hypnosesitzung. Endlich. Wieder sitze ich meinem Therapeuten im Schaukelstuhl gegenüber, wieder brennt ein Teelicht auf der umgestülpten Bananenkiste, wieder sind die Vorhänge zugezogen und wieder folgt ein kurzes Vorgespräch. Doch heute bin ich tiefenentspannt, ich freue mich richtig auf das, was kommt. Und ich freue mich, meinen Therapeuten wiederzusehen, meinen einzigen sozialen Kontakt neben Badr. Glücklich und stolz berichte ich ihm, wie meine letzte Woche verlaufen ist, was ich alles Spannendes erlebt habe, und ich kann spüren, wie er sich mit mir freut. Im Anschluss erklärt er mir, was wir in der heutigen Sitzung machen werden.

»Es freut mich, dass es dir schon so gut geht, und damit das auch so bleibt und noch stabiler wird, ziehen wir heute den Stachel aus der Wunde. Dann kann sie heilen. Heute schauen wir also, was da unbewusst brodelt und die Symptomatik verursacht. Wir behandeln die Emotion ganz gezielt im Ursprung und lösen sie so direkt an der Wurzel. Wenn wir die Ursache neutralisiert haben, verlieren all die Folgeereignisse in deinem Leben, die dieses Ursprungsgefühl verstärkt haben, an Bedeutung. Sie können nichts vergrößern, wenn der Ursprungsschmerz ganz am Anfang geheilt ist. Es ist, als ob man eine vollbehangene Wäscheleine von hinten abschneidet. Dazu aktivieren wir in der Hypnose das Gefühl und folgen ihm in die allererste Situation in deinem Leben, in der du dieses Gefühl in deinem Körper gespürt hast.

Ich habe keine weiteren Fragen, mein Therapeut hat alles super erklärt, es kann also losgehen. Ehe ich mich versehe, liege ich auf der bequemen Liege. Ich schließe meine Augen und folge abermals seiner vertrauten Stimme. Schnell gleite ich in diesen angenehmen hypnotischen Zustand. Mir kommt es vor, als würde ich heute noch tiefer sinken, da ich all das bereits kenne und mich in der Praxis wohlfühle. Und so sinke ich, immer noch tiefer …

Dann schauen wir gemeinsam, was hinter meiner Angst steckt, wir aktivieren die Emotion in der Hypnose, und wie aus dem Nichts flutet ein Gefühl von Hilflosigkeit meinen Körper. Es sammelt sich im Brustbereich, wird stärker und stärker. Es ist ein Wahnsinnsdruck, der dort auf mir lastet, als würde ein zentnerschwerer Stein darauf liegen. Mein Körper zittert und bebt, schließlich wird mir immer wärmer. Und obwohl ich dieses Gefühl stark und ungefiltert spüre, fühlt es sich in der Hypnose wieder ganz geschützt an. Es ist, als würde ich dieses Gefühl gerade erstmals persönlich kennenlernen, ganz pur und ungefiltert. Hier und jetzt gibt es nur mich und meine Hilflosigkeit.

Ich höre meinen Therapeuten plötzlich energisch sagen: »Ich zähle rückwärts von fünf bis eins, und bei eins folgst du dem Gefühl in die allererste Situation in deinem Leben, in der du dich so gefühlt hast.« Nun geht alles wahnsinnig schnell, so schnell, dass mein Verstand überhaupt nicht mehr mitkommt – und resigniert. Denn in dem Moment, in dem ich registriere, was geschieht, sind wir auch schon wieder einen Schritt weiter. Von jetzt an geschieht alles wie automatisch – unbewusst.

Aus dem Nichts bin ich in einer Situation gelandet. Sie ist ganz schwammig, ich stehe auf einem Hof und fühle mich unfassbar allein. Ein Hof? Was ist das, wo bin ich hier? Mein Therapeut hilft mir, damit sich das Bild aufbauen kann. Er stellt mir gezielt Fragen, und die Antworten fließen aus mir heraus. Ich antworte spontan, ich kann es mir selbst nicht erklären, die Antworten sind einfach da. Nach und nach ist das Bild da: Ich bin sechs Jahre alt – und ich kenne diesen Hof, es ist mein Schulhof. Ja, ich bin ein sechsjähriges Mädchen, das mutterseelenallein auf dem Schulhof steht und von den anderen Kindern ausgegrenzt wird. Es ist ein buntes Sommerfest, alle anderen Kinder stehen an diesem schönen neuen Klettergerüst, das gerade eingeweiht wird, und lassen mich nicht mitspielen.

Was habe ich getan, dass sie mich so ablehnen? Warum lassen sie mich denn nicht mitspielen? Ich erlebe diesen schmerzhaften Moment körperlich und emotional so stark, so real, als würde ich gerade wirklich auf diesem Schulhof stehen. Aus der taffen Frau wurde ein hilfloses kleines Kind, das heult, weil es sich von den anderen Kindern abgelehnt fühlt. Ich kann sogar ihr Gelächter hören und die Glocke, die läutet. In erster Linie aber kann ich den starken Schmerz spüren, ich fühle mich abgelehnt, einsam und ausgeschlossen. Vereinzelt kullern mir Tränen über die Wangen.

Mein Therapeut zieht es straight durch. Er ist sehr souverän, und das gibt mir einen unfassbaren Halt. Mit diesem starken Partner an meiner Seite fühle ich mich zu jedem Zeitpunkt absolut sicher.

Und da höre ich ihn auch schon sagen: »... bei eins bist du in einer noch früheren Situation, in der du dich so gefühlt hast.« Er zählt wieder zügig runter, drei, zwei, eins – zack, und schon bin ich in einer anderen Situation …

Ich stehe auf einem langen Flur, und wieder lichtet sich die Szene langsam. Ich sehe andere Kinder, höre die Stimme meiner Mutter und spüre eine Angst, verlassen zu werden. Ich befinde mich auf dem langen Flur in meinem Kindergarten, es ist mein allererster Tag dort. Ich will nicht dableiben und muss weinen. Ich spüre so eine große Angst, denn ich befürchte, dass meine Mutter nie wiederkommen wird und ich nun mit meinen drei Jahren für immer allein gelassen werde. Mein Herz schmerzt und mein Körper zittert.

Dann sagt mein Therapeut: »Bei eins bist du in der allerersten Situation, in der du dich so gefühlt hast.«

Und augenblicklich schießt sie in mein Herz: die Einsamkeit. Ich spüre eine so wahnsinnige Einsamkeit. Um mich herum kann ich helle Holzstäbe erkennen, ich sitze auf einer recht weichen Polsterung. Mein Therapeut hilft mir auch hier, und das Bild lichtet sich. Es ist ein Laufstall. Genau, es ist ein Laufstall, hinter mir steht ein geschmückter Weihnachtsbaum, mit roten Weihnachtskugeln. Ich bin noch ganz klein – gerade mal ein Jahr alt. Meine Mutter schaut zu mir runter, ihr Blick ist ganz gefühlsneutral, dann geht sie. Sie geht einfach weg. Ich schreie, aber keiner kommt. Angst und Einsamkeit strömen in meinen Körper. Ich habe solche Angst und befürchte, dass meine Mutter nie wiederkommt. Werde ich jetzt für immer alleine sein? Mein Herz verspürt einen stechenden Schmerz, Tränen laufen mir über die Wange, ich fange bitterlich an zu weinen. Was für ein unbeschreiblicher Schmerz, er nimmt mich völlig gefangen, ich verliere mich in den Tränen. Zeitgleich spüre ich, wie gut es mir tut, den Schmerz hier zu spüren und ihn rauszulassen.

Mein Therapeut zeigt mir, wie ich in einer sehr intensiven und gefühlvollen Arbeit das Gefühl ausheilen kann. In friedlicher, ruhiger Atmosphäre arbeiten wir so lange zusammen, bis es dem kleinen

Mädchen tief in meinem Innersten gut geht. Bis sie spürt, dass sie gut ist, so wie sie ist, und dass sie liebenswert ist, so wie sie ist. Durch die liebevolle Arbeit ist mir ganz warm ums Herz geworden, ich spüre eine so tiefe Selbstliebe, wie ich sie noch nie zuvor in meinem Leben gespürt habe. All das erlebe ich als zutiefst heilsam.

Wieder höre ich die Stimme sagen: »Bei Fünf öffnest du deine Augen, du fühlst dich frisch wach und aktiv.«

Fünf … ich öffne meine Augen. Reiße zunächst die braune Kuscheldecke von meinem Körper, denn mir ist fürchterlich warm, es ist, als ob die Luft unter der Decke nur so steht. Mein ganzer Körper ist durchgeschwitzt, man war das anstrengend! Erst mal tief durchatmen. Ich fühle mich so ganz anders als nach der ersten Sitzung. Irgendwie befreit auf einer ganz tiefen Ebene. Als hätte ich einen Rucksack mit schweren Steinen abgeworfen.

Ich setze mich zu meinem Therapeuten. Wir reden nicht viel, ich berichte ihm nur kurz, wie ich die Hypnose erlebt habe, dann verabschiede ich mich. Ich hatte mit Badr vereinbart, dass er mich nicht abholt, damit ich mit der S-Bahn zurückfahren kann. Dies sollte meine erste Übungseinheit nach der Sitzung werden, doch gerade bereue ich es, da ich so erschöpft bin. *Es ist jetzt, wie es ist.* In mich gekehrt laufe ich die Straße entlang zur S-Bahn. Mein Kopf ist ganz leer. Dennoch beschäftigt mich, was das gerade war, was ich da gerade Absurdes erlebt habe. Wie Gefühle meinen Körper strömten, wie ich im Laufstall landete – in einer Situation, an die ich mich bewusst überhaupt nicht erinnern kann. Und das soll mit meiner Angststörung in Zusammenhang stehen? Auf der einen Seite ist das völlig surreal für meinen Verstand, auf der anderen Seite spüre ich tiefe Erleichterung. Ich bin zu leer, um weiter darüber nachzudenken, und so laufe ich zur S-Bahn, die Autos rauschen an mir vorbei.

Im Zug setze ich mich ans Fenster, einmal muss ich umsteigen, auch das schaffe ich. Ich schaue hinaus, die Bahn rast an den mit Graffitis besprühten Wänden vorbei und ich fühle mich okay. Meine Hände werden etwas feucht, aber es interessiert mich nicht. Ich sitze da, warte auf die Angst und sie kommt nicht.

Ich muss schmunzeln. Es kommt keine Panikattacke. Ich schaue weiter aus dem Fenster, schmunzle vor mich hin und lasse Station für Station an mir vorbeiziehen.

Erstmals nach meinem S-Bahn-Trauma vom Studium sitze ich wieder in so einem Ding, eigentlich ein Grund zu feiern, aber dazu bin ich viel zu matschig im Kopf. An der Endstation angekommen – fünfunddreißig Minuten quer durch Berlin ohne Panikattacken –, steige ich aus und laufe die letzten Schritte nach Hause. Ich laufe durch die kleinen Seitenstraßen in meinem Kiez, es ist ein herrlicher Spätsommerabend, lachende Menschen sitzen vor den Cafés. *Bin ich wieder ein Teil von ihnen?*

Zu Hause falle ich sofort in mein Bett. Die Nacht verläuft unruhig, ich schrecke öfter auf, werde wach, träume viel. Es arbeitet in mir. Als ich am nächsten Tage aufwache, fühle ich mich wie gerädert. Ich bin gereizt, und deshalb gehe ich Badr aus dem Weg. Ich bin so weinerlich. Mehrmals am Tag fange ich einfach an zu heulen. Ich weiß selbst nicht, weshalb, und das nervt mich total. Der ganze Zustand hier nervt mich, zudem fühle ich mich antriebslos und lustlos. Ich bekomme Angst davor, dass das jetzt so bleiben wird, dass meine »natürlichen« Glücksbärchengefühle für immer weg sein werden. Ehrlich gesagt habe ich große Angst, dass irgendetwas bei mir nicht funktioniert hat. Meine Zweifel und meine Angst verstärken meinen desolaten Zustand. Ich verbringe den halben Tag im Bett und schlafe viel; für meine Übungseinheiten fehlt die Kraft, deshalb bleibe ich zu Hause. Es war ja auch alles recht viel.

Auch die nächste Nacht verläuft turbulent, doch als ich am nächsten Morgen erwache, geht es mir besser. Die euphorischen Gefühle von der ersten Sitzung spüre ich leider nicht mehr, aber ansonsten geht es mir ganz gut.

Ich mache mich fertig und gehe in das Fitnessstudio, in dem ich mich letzte Woche angemeldet habe. Dort nutze ich die Cardio-Geräte, in die Gruppenkurse traue ich mich noch nicht, dafür klappt alles andere immer besser. Ich stehe auf dem Crosstrainer, links und recht neben mir andere Clubbesucher – und ich fühle mich entspannt. Die Menschen interessieren mich nicht, dennoch ist nach sechzig Minuten mein Akku leer, es reicht für heute.

Am Nachmittag kaufe ich noch mit Badr ein, mir fehlt die Lust, es alleine zu tun. Es funktioniert alles, ich spüre keine Angst mehr wie früher, und seit dem Vorfall letzte Woche bei Ikea habe ich auch keine Panikattacke mehr bekommen. Ab und an flackert seit der zweiten Sitzung mal so ein Hauch von Angst hoch, doch sie verschwindet in der Regel schnell wieder. Gestern Nacht hatte ich noch mal einen etwas stärkeren Angstzustand, doch ich konnte mich sehr schnell alleine beruhigen. Es ist alles irgendwie anders, dennoch bin ich auch heute nicht bei hundertprozentiger Power, im Gegenteil, ich fühle mich matt, ausgelaugt und kraftlos.

Es ist der dritte Tag nach der Sitzung, genauer gesagt der dritte Morgen. Wieder ist das Fenster weit geöffnet, wieder streicht mir diese milde Morgenluft übers Gesicht und wieder schließe ich daraus, dass es sehr früh sein muss. Beim Blick aufs Handy stelle ich fest, dass es wirklich fünf ist. Ein Déjà-vu? Irgendwas ist heute aber anders als an den beiden letzten schwerfälligen Tagen. Die Power ist zurück, ebenso die Leichtigkeit. Glücksbärchengefühle?

Zuversichtlich springe ich aus meinem Bett. Ich renne durch die Wohnung, reiße die Fenster auf und lasse die Spätsommerluft hinein. Ich freue mich so auf den Tag. Damit hatte ich nicht mehr gerechnet. Ich dachte, die Hypnose würde bei mir doch nicht so gut funktionieren und ich müsste das bei der nächsten Sitzung bei meinem Therapeuten ansprechen. Doch jetzt sind wie von Zauberhand Freude und Leichtigkeit zurück. Das soll wirklich mal jemand verstehen… Ich springe unter die Dusche und mache mich fertig, schließlich will ich mir anschauen, wie sich das draußen anfühlt. Ich wecke Badr, der mir sofort ansieht, dass etwas anders ist.

»Du strahlst ja wieder.«

»Badr, ich fühle mich so frei. Ich will raus ins Leben. Üben und in die Natur. Lass uns nach Brandenburg fahren! Lass uns in Brandenburg Inliner fahren, so wie ganz früher!«

Gesagt getan. Draußen ist ein wundervoller Sommertag, noch dazu hat Badr heute seinen ersten Urlaubstag. So kann ich die Natur genießen, üben und mich sportlich betätigen, wir schlagen also gleich mehrere Fliegen mit einer Klappe. Ich brauche dringend Bewegung, denn meine Muskulatur hat nach all den Jahren Bewegungslosigkeit abgebaut. Auch bei meinem Kilo-Kampf auf dem Crosstrainer wird immer nur die gleiche Muskulatur bewegt. Die Folgen bemerke ich im Alltag, ich bekomme selbst vom langen Sitzen oder vom normalen Laufen Muskelkater.

Badr und ich erleben einen wundervollen Tag, wir fahren durch grüne Landschaften, vorbei an gelben Winterraps- und Sonnenblumenfeldern. Ab und an kommen wir durch kleine, verträumte Dorfgassen, gefolgt von Waldabschnitten. Eine herrliche Strecke. Der Fahrtwind streicht mein Gesicht und durchs Haar, die Sonnenstrahlen erwärmen meine Haut. Ich spüre, dass ich am Leben bin. Dass ich ein Teil vom Außen bin. Mit meinen 105 Kilogramm düse ich durch die Gegend und bin völlig in Frieden mit mir. Die Reise in die Freiheit ist eine so tolle Reise, mein ganzer Einsatz, mein Engagement und mein Wille werden mit so vielen guten Gefühlen belohnt.

Als ich Durst kriege, suchen wir in einem dieser verträumten Dörfer einen Tante-Emma-Laden auf, ich betrete diesen kleinen urigen Laden ganz allein – und fühle mich dabei sicher. Eine weitere Übungseinheit erfolgreich abgeschlossen. Check!

Seit der befreienden zweiten Sitzung bin ich noch viel stärker bei mir, als hätten wir die Angst ganz in der Tiefe für immer neutralisiert. So, als ob meine Freiheit nun ein starkes Fundament hat und es jetzt nur noch eine Frage der Zeit ist, bis alles gut wird.

Wir waren den ganzen Tag unterwegs, und langsam sind wir beide erschöpft. Wir machen uns auf den Weg zurück zum Auto.

Von all den wunderschönen Eindrücken, dem ganzen Sauerstoff und der körperlichen Bewegung bin ich wahnsinnig erschöpft und schlafe auf der Heimfahrt im Auto ein. Zu Hause falle ich mit positiven Gefühlen und einem glücklichen Herzen ins Bett. Danke, für diesen tollen Tag.

Tage vergehen, und ich übe mich weiter im Alltag. Jetzt, wo Badr Urlaub hat, unternehmen wir einiges zusammen, all die Sachen, die ich mir alleine noch nicht zutraue. So gehen wir gemeinsam essen oder auch mal in ein großes Einkaufszentrum. Dennoch mache ich auch viel ohne ihn, um unabhängiger zu werden. Ich spüre, dass mir immer mehr Situationen gelingen und dass es sich mit jedem Mal stabiler anfühlt. Klar gibt es nach wie vor auch immer mal wieder Situationen, die nicht klappen – in denen ich irgendwie Angst spüre. Da ist dann Geduld gefragt, was mich manchmal deprimiert, denn am liebsten hätte ich jeden Tag Sonnenschein. Am liebsten hätte ich, dass alles mit jedem Tag durchgehend besser wird, doch so läuft es nicht. Es fühlt sich manchmal wirklich wie Achterbahnfahren an. In der einen Sekunde explodiere ich vor Leichtigkeit und Freude, weil ich eine neue Übungseinheit erfolgreich gemeistert habe, im nächsten Moment kann ich zu Tode frustriert sein, weil etwas nicht funktioniert hat.

Weil mich der ganze Prozess auch viel Kraft kostet, schlafe ich viel. Ich habe festgestellt, dass es enorm wichtig ist, dass ich bei all dem ein Gefühl für meine Grenzen bekommen, sie achte und auf meine innere Stimme höre. Wenn das Angstgefühl noch mal aufkam, dann überwiegend in Situationen, in denen ich überfordert war. Wenn mich der gute alte Leistungsdruck dazu gebracht hat, eine Übungseinheit einzulegen, obwohl ich eigentlich viel zu erschöpft war. Also, piano!

Natürlich würde die Perfektionistin in mir am liebsten vierundzwanzig Stunden täglich trainieren, damit das Kapitel »Angststörung« schnell abgearbeitet ist, doch so läuft das hier nicht. Der Prozess hat seine eigenen Gesetze, und eine Erkenntnis ist, dass das hier kein Sprint ist, sondern ein Marathon.

Seit meiner letzten Sitzung sind fast zwei Wochen vergangen, und ich will den Schwierigkeitsgrad meiner Übungseinheiten hochschrauben. Heute geht es zum Arzt, sprich: Das Wartezimmer wartet auf mich. Welch Freude. Ich laufe die Treppen hoch, melde mich beim Empfang, bekomme das Anmeldeformular ausgehändigt – und spüre, wie ich vor Aufregung anfange zu schwitzen und sich ein Gefühl von Hitze in meinem Körper ausbreitet. Meine Hände und auch meine Stirn werden immer feuchter. Ich werde nervös und unruhig. Ich betrete das Wartezimmer … Ich kenne es: Ein winziger, schlauchförmiger Raum, ein Stuhl neben dem anderen; Gruppenkuscheln ist angesagt. Ich werde regelrecht panisch. *Sarah, atmen, gleich wird es besser. Das schaffst du. Du kennst das, gleich hört die Schallplatte auf. Warte und bleib ganz ruhig …* Ich werde noch nervöser, denn das Schwitzen erinnert mich an meine starken Ängste von früher, es ist wie ein Katalysator für meine Unruhe. Gestresst verlasse ich schnell die Praxis, als ich unten ankomme, wird es, wie sollte es anders sein, schlagartig besser. *War wohl nichts, Sarah.*

Da das mit dem Wartezimmer scheinbar noch nicht funktioniert, übe ich die Tage darauf etwas anderes, nämlich mit öffentlichen Verkehrsmitteln zu fahren. Ja, als ich nach der letzten Hypnosesitzung nach Hause gefahren bin, lief es gut, aber wohl fühle ich mich noch lange nicht. Und das nervt mich, denn ich habe kein Auto und bin in Berlin von Bussen oder S- und U-Bahnen abhängig. Mein großer Wunsch ist es, sie wieder völlig unbeschwert, also selbstverständlich, nutzen zu können.

Vielleicht will ich auch zu viel auf einmal, und viel zu viel von allem? Ich meine, das, was ich nach zwei Hypnosesitzungen bereits erreicht habe, grenzt an ein Wunder. Dennoch will ich mehr. Und so läuft es immer nach dem gleichen Schema ab: Mit mulmigem Gefühl laufe ich zur Station, die Treppen hinunter und steige verunsichert in die Bahn. Angst vor der Angst? Ja, ganz massiv! Dann sitze ich in der Bahn, jedes Mal habe ich das Gefühl, dass die Angst gleich kommt, und manchmal kommt auch ein minimaler Hauch, der aber sofort wieder verblasst und in den Hintergrund rückt. Je länger ich drin bin, umso besser wird es. Irgendwann bin ich entspannt. Das Spiel kenne ich ja bereits von all den anderen Situationen. Doch beim nächsten Mal kostet es mich dann wieder so viel Überwindung, ich spüre keine Verbesserung – so wie ich es bei allem anderen spüre –, keine Entwicklung. Es scheint, für mich eine besonders hartnäckige Herausforderung zu sein, und Herausforderungen sind dafür da, um daran zu wachsen, also gibt es nur eine logische Schlussfolgerung: konsequentes Üben. *Einfach machen, Sarah!*

Und so habe ich mir eine ganz besondere Trainingseinheit überlegt: Um acht Uhr morgens verlasse ich die Wohnung, laufe hoch motiviert zur nächsten Bushaltestelle und kaufe mir beim Busfahrer eine Tageskarte. Was ich genau vorhabe? Na, trainieren, und zwar den ganzen Tag. Solange, bis mein Inneres es verstanden hat und ich frei bin.

Entschlossen steige ich in den Bus, spüre die Unsicherheit, doch mit jeder Haltestelle wird es ruhiger, und nach ungefähr dreißig Minuten bin ich wirklich entspannt. Entspannt? Das bedeutet für mich aussteigen und den nächsten Bus nehmen. Das Spiel beginnt von vorne. Und sobald ich entspannt bin, sobald das der Fall ist, steige ich aus und suche mir ein neues öffentliches Verkehrsmittel. Mal die Tram, mal die U-Bahn, mal die S-Bahn, was es da so gibt an der jeweiligen Haltestelle. Ich habe überhaupt keine Ahnung, in welchem Bezirk ich gerade bin, doch mit jedem Mal wird es besser. Ich bekomme Routine, und zum Schluss steige ich ganz entspannt irgendwo ein. Um 16 Uhr mache ich mehr als zufrieden Feierabend. Ich bin der Selbstverständlichkeit heute um einiges nähergekommen. Check.

Fazit: Dank der Hypnoanalyse durfte ich das alles in den letzten Wochen erleben – erst sie hat die Voraussetzung dafür geschaffen, erst sie hat die Angst an der Wurzel gelöst, weshalb ich nun kaum mehr Angst spüre. Das Zurücklaufen ins Leben war konsequente Arbeit, die mir jedoch wahnsinnig viel Freude gemacht hat und die ich als sehr aufregend erlebt habe. Langsam wird die Angstfreiheit zu meiner neuen Realität, und das fühlt sich einfach nur großartig an. Gerade mal vier Wochen sind nach meiner allerersten Hypnosesitzung vergangen und ich spüre, wie meine Wunde schon ein ganzes Stück zugewachsen ist. Ein Hoch auf die Hypnoanalyse!

Zur dritten Sitzung fahre ich dann mit der S-Bahn, ein Lächeln auf den Lippen. Ein Siegerlächeln. Ich genieße den Moment und freue mich total auf das, was gleich kommen wird.

In der Praxis erzähle ich meinem Therapeuten, wie meine letzten Wochen verlaufen sind und was ich alles erlebt habe. Während es für mich das reinste Wunder ist, scheint meine Entwicklung für ihn beinahe normal zu sein. Natürlich berichte ich ihm auch, was nicht so gut lief, aber er unterbricht mich und lenkt schnell wieder auf das, was ich alles geschafft habe. *Hallo, ich will jetzt darüber reden, was nicht lief, denn es ärgert mich!* Ich habe mich bereits so an das neue Gefühl, angstfrei zu sein, gewöhnt, dass ich nun meinen Fokus immer mehr auf das lege, was nicht gut klappt. Deshalb meckere ich ein bisschen: »Manchmal glaube ich auch, das funktioniert alles nicht, was wir hier so machen!« Er schaut mich verwundert an. Ich erkläre: »Ich war ja bei diesem Arzt und wollte mich in dieses winzige Wartezimmer setzen, es war wirklich sehr klein, und ein Patient saß eng neben dem anderen, und da kam die Panik zurück.«

Er lächelt beruhigt, scheint seinen Spaß zu haben. »Na ja, ganz ehrlich, wer würde sich denn in so einer Sardinenbüchse wohlfühlen? Das war vielleicht etwas zu früh, ich würde daraus aber jetzt nicht unbedingt schließen, dass die Behandlung nicht klappt. Ich meine, mitbekommen zu haben, dass da schon einiges recht gut klappt.«

Mmmh, recht hat er. Ich stänkere trotzdem noch ein bisschen rum, denn dieses Hoch und Runter nervt echt. Ich will eine solide Konstante, bitteschön.

Der Therapeut sieht es mit Humor und lässt mich entspannt eine Weile undankbar herumpoltern. Er ist wie so ein kleiner Buddha. »Ich hatte dir ja gesagt, es kann ein wenig wie eine Achterbahnfahrt sein, ein Prozess. Vergiss deine Konstante!«

Ja, richtig, das hatte er gesagt, doch erst jetzt, wo ich den Prozess selbst erlebe, kann ich verstehen, was er damit gemeint hat.

»Gut, dann erkläre ich dir mal, was wir heute machen. Wir haben in der letzten Sitzung den Stachel aus der Wunde gezogen, und damit hast du viel Ballast abgeworfen. Heute geht es darum, den anderen schweren Rucksack loszuwerden – als Voraussetzung der Heilung: die Vergebens-Arbeit.«

Ich schaue ihn entsetzt an. Vergeben? Wem sollte ich denn vergeben? Ich bin im Reinen mit den Menschen in meinem Umfeld. Laut sage ich: »Wem sollte ich vergeben?«

»Menschen, die dir in deinem Leben Schmerz zugefügt haben. Vielleicht deinem Vater?«

Meinem Vater? Das stößt bei mir auf puren Widerstand, ich bin nicht gerade sehr angetan von diesem Vorschlag. Außerdem verstehe ich den Sinn dahinter nicht. Ich hadere nicht mit meinem Vater, ich habe zu ihm seit über zehn Jahren keinen Kontakt mehr, er spielt in meinem Leben keine Rolle. Dass wir jetzt doch anfangen, in dem Dreck der Vergangenheit, in meiner Kindheit herumzuwühlen, erfreut mich nicht im Geringsten.

Als könnte er meine Gedanken lesen, fährt mein Therapeut fort: »Sarah, vergeben, so wie ich es meine, heißt keineswegs zu rechtfertigen, was war. Was falsch war, wird immer falsch bleiben. Vergeben, so wie ich es im Rahmen unserer Arbeit meine, heißt zu verstehen, warum jemand etwas getan hat. Es geht darum, Einsicht zu gewinnen. Und denjenigen dann freizusetzen, damit das, was er getan hat, keinen Einfluss mehr auf dein Leben hat. Und du deinen inneren Frieden findest. Wir tun das ausschließlich für dich, nicht für deinen Vater. Wenn du dazu bereit bist hinzusehen, dann kannst du hier und heute auch diesen alten Ballast abwerfen.«

Seine Worte überzeugen mich, gleichzeitig klingt das wieder nach ganz schön viel Arbeit. »Okay, gehen wir es an!« Ich habe es noch nicht ganz ausgesprochen, da liege ich auch schon wieder auf der Liege und spüre, wie ich in einen angenehmen hypnotischen Trancezustand sinke – noch schneller als die Male zuvor.

Erneut ist es ist unbeschreiblich, wie leicht ich in der Hypnose Zugang zu meinen Gefühlen bekomme – und zu dem Schmerz, der in mir brodelt. Mein Vater, da steckt so eine tiefe Enttäuschung, so eine Wut, dahinter, die ich nun erstmals wirklich spüre. Ich hatte wohl gelernt, sie zu unterdrücken, doch in der Hypnose spüre ich sie ganz real. Und dann – mal wieder aus dem Nichts – mischt sich zusätzlich eine unerträgliche Hitzewelle unter das Gefühl. Ich kann spüren, wie sich Schweißperlen auf meiner Haut bilden, und dann fängt auch noch mein Körper an, verrückt zu spielen. Ich spüre all die körperlichen Symptome aus den letzten Jahren. Mein Auge fängt an zu flackern, mein Bein kribbelt. Das Kribbeln wird stärker, und ich bekomme Muskelschmerzen. Einen unerträglichen Wadenkrampf im linken Bein.

Zunächst schenkt mir mein Therapeut die Zeit, die ich benötige. Er bleibt emphatisch an meiner Seite, nachdem die Energie raus ist, muss ich vor Traurigkeit und Enttäuschung weinen. Tränen kullern vereinzelt über meine Wangen, gleichzeitig fühlt es sich so befreiend an. Mit jeder geweinten Träne in diesem tiefen hypnotischen Zustand ist es, als würde der Schmerz ein wenig heilen.

Nachdem die Tränen versiegt sind und ich wieder sprechen kann, arbeiten wir miteinander. Er zeigt mir, wie ich all die Wut und den Groll mal so richtig rauslassen kann. Anfangs bin ich noch recht verhalten, doch dann platzt der Knoten und ich brülle einmal kurz und heftig die ganze Praxis zusammen. Ich lasse mal alles so richtig raus, wenn schon, denn schon. All das Vergangene und vor allem mein Vater sollen von heute an keinen negativen Einfluss mehr auf mein Leben haben. Ich gebe alles. Es sind nur wenige Minuten, doch es sind die heilsamsten Minuten meines Lebens. Wie ich es mir damals schon dachte, die Freiheit folgt durch den Schmerz. Mein Therapeut leitet mich sicher durch den Prozess, ich vergebe meinem Vater und setze ihn aus meinem Leben frei. Innerliche Ruhe breitet sich aus. Anschließend machen wir das Gleiche mit meiner Mutter, auch ihr verzeihe ich, setze sie aus meinem Leben frei und lasse los. Eine sehr intensive Erfahrung.

Wieder höre ich meinen Therapeuten sagen: »Bei Fünf öffnest du deine Augen, du fühlst dich frisch, wach und aktiv!«

… Fünf! Ich öffne meine Augen und bin platt. Ich fühle mich mindestens zehn Kilo leichter. Einen Rucksack soll ich abgeworfen haben? Es fühlt sich an, als wäre ich in dieser Sitzung mindestens zehn Rucksäcke losgeworden!

Mein Therapeut und ich haben mittlerweile ja schon etwas Routine, wir reden nicht viel, da ich das eben Erlebte sacken lassen muss. So trinke ich noch schnell einen Schluck Tee und verlasse die Praxis. Da ich beim letzten Mal so erschöpft war, habe ich mit Badr vereinbart, dass er mich abholt. Ich bin froh darum. Zu Hause falle ich in mein Bett und schlafe vierzehn Stunden durch. Die Sitzung war harte, harte Arbeit, aber befreiend; ich spüre einen tiefen inneren Frieden.

Am nächsten Morgen fühle ich mich innerlich ganz leicht, aber auch immer noch erschöpft von dem Erlebnis gestern. Ich gönne mir einen ruhigen Tag, erhole mich ein wenig. Ich gehe raus und sitze lange im angrenzenden Park, beobachte die Wolken. Ich bin so dankbar, dass ich einen so tiefen Zugang zu meinen Gefühlen bekommen habe, gerade weil ich im Alltag sehr kontrolliert und kopflastig bin. Die Erfahrung war wirklich schön und berührt mich zutiefst. Ich spüre, alles wird gut.

Die Sitzung hat weiter dazu beigetragen, dass es mir noch besser geht. Wie ein Puzzle, das sich fügt.

Ich gehe zum Friseur, denn langsam finde ich auch wieder Gefallen daran, mich herzurichten, gehe shoppen und war sogar im Solarium. Mal laufe ich zur Post, um ein Paket abzuholen, stelle mich dort in eine lange Schlange. Immer mehr komme ich bei mir selbst an. Es verändert sich einfach alles, und durch die tollen Erfahrungen steigt mein Selbstwertgefühl. Ich bin auf einem guten Weg.

Doch während ich mit meinem Prozess beschäftigt bin und mich von Woche zu Woche freier und wohler fühle, fängt es zwischen Badr und mir zu kriseln an. Ich will das bunte Leben leben, in all seiner Pracht. Ihn überfordert das, er kommt so schnell nicht mit. Auf einmal brauche ich ihn nicht mehr, will Spaß, Unabhängigkeit und Spontanität. Anstatt meine Kissen penibel zu ordnen, will ich raus ins Leben. Und ganz ehrlich, so Küchenfronten müssen auch nicht jeden Tag poliert werden. Badrs Ordnung, sein Fundament, wird auf den Kopf gestellt. Jahrelang habe ich ihn wie eine Mutter »erzogen«, mittlerweile ist er selbst so penibel und zwanghaft geworden, dass jegliche Veränderung Stress bei ihm auslöst. Wenn also die Kissen unsortiert auf der Couch liegen oder Sachen in der Wohnung rumfliegen, ist er gestresst.

Zunehmend habe ich das Gefühl, als würde er mich und meinen Prozess ausbremsen. Das will ich nicht, und so meide ich ihn. Ich fühle mich immer leichter und empfinde ihn als immer schwerfälliger. Als kompliziert, wenig spontan. Und je mehr ich zu mir selbst finde, desto mehr stelle ich fest, dass das mit uns überhaupt nicht passt. Wir beide, wir haben uns in den letzten Jahren so gutgetan, er hat mir viel gegeben und ich ihm – doch zunehmend stelle ich mir die Frage, ob er mich, die lebenslustige, verrückte, überdrehte Sarah, die die letzten Jahre Winterschlaf gehalten hat, jemals kennengelernt hat. Als ich damals nach Berlin kam, war ich im Ruhemodus, mich zog es zu Badr, weil ich Ruhe wollte. Jetzt will ich zurück ins Leben, und ich spüre, wie er mich ausbremst – unbewusst. Einfach, weil wir so verschieden sind. Und während es Überlegungen sind, die mich beschäftigen, sind sie auf der anderen Seite auch überflüssig. Schon lange führen wir keine partnerschaftliche Beziehung mehr – vielleicht haben wir die niemals geführt –, und es ist nur eine Frage der Zeit, bis wir es aussprechen und offiziell beenden. Ich liebe Badr sehr, ich liebe ihn, wie man einen Bruder liebt, nicht wie einen Mann. Und aus diesem Grund weiß ich, dass der Tag bald kommen wird, an dem wir es beenden. Unser System ist seit Jahren »krank«, doch aktuell habe ich keine Lust, mich damit zu beschäftigen, ich will die Energie der Sitzungen voll und ganz nutzen, und daher gehe ich ihm überwiegend aus dem Weg. Ich konzentriere mich auf mich und meinen Prozess. Alles andere wird die Zeit bringen – so der Plan.

Was allerdings noch ein wichtiger Aspekt ist, durch die Hypnose habe ich das Gefühl, dass ich das erste Mal bei mir selbst ankomme, Frieden in mir finde und dass das hier etwas ganz Großes werden kann. Ich spüre, dass ich richtig frei werden kann – und zwar aus meinem tiefsten Inneren heraus. Die Wohnung zu verlassen, das war mein Ziel, als ich zur ersten Sitzung gegangen bin, doch das ist es schon lange nicht mehr. Ich will innerlich frei werden, ich bin auf den Geschmack gekommen und jetzt will ich mehr. Viel mehr …

17

Das Pflänzchen wächst

Ich sitze in der gemütlichen Praxis meines Therapeuten, es ist meine vierte Hypnosesitzung. Bisher glich keine der anderen, ich weiß nie, was kommt, und genau das macht es so spannend. Mein Therapeut sitzt entspannt in seinem Schaukelstuhl, in der Hand hält er eine Tasse mit der Aufschrift »Atme du lebst«, ab und zu nimmt er einen Schluck Tee. Er erklärt mir, was wir tun werden, und ich höre gespannt zu.

»Heute arbeiten wir in der Hypnose mit dem Yager-Code, einer Methode, die bei Ängsten sehr wirksam sein kann, weil sie kraftvoll all die Reste lösen kann, die noch auf deiner Festplatte gespeichert sind. Beispielsweise Verknüpfungen, die über die Jahre entstanden sind, oder begrenzende Glaubenssätze. Eine Teilearbeit sozusagen: Wir werden alle Teile suchen, die noch irgendwie mit deiner Angst im Zusammenhang stehen und sie erfolgreich updaten.«

Wow! Eine Defragmentierung meiner Festplatte, das hört sich großartig an. Ich bin begeistert, denn es fühlt sich wirklich so an, als würden in meinem Geist noch Reste flackern, die im Alltag ab und an hochkommen und mich nach wie vor begrenzen. »Yager-Code« kommt mir zudem bekannt vor, davon hatte ich schon mal gelesen.

Mein Therapeut erklärt mir nun die Vorgehensweise: »Um die Teile im Unterbewusstsein zu finden und um sie upzudaten, arbeiten wir mit deiner ›Höheren Intelligenz‹.«

Höhere Intelligenz? Jetzt wird es crazy. Ich sehe ihn verwirrt an. »Und du glaubst, dass ich die habe, diese höhere Intelligenz? Ich persönlich bin mir da nicht so sicher.«

Er lacht und versichert mir dann recht überzeugend: »Die hat jeder von uns.« *Na, das lässt ja hoffen …* »Und diese höhere Intelligenz nennen wir einfachheitshalber Zentrum.«

Höhere Intelligenz? Zentrum? Was ist denn hier heute los? Wenn ich es nicht besser wüsste, würde ich denken, ich sei hier in einem Esoterikseminar der Licht-und-Liebe-Fraktion gelandet.

Mein Therapeut fährt fort: »Zentrum ist für den einen die innere Stimme, für den anderen etwas Höheres, das irgendwie da ist, und für Dritte die Intuition, der Instinkt. Ein Beispiel: Wenn die Menschen früher auf Nahrungssuche durch den Wald streiften, wussten sie intuitiv, dass sie bestimmte Pilze nicht essen dürfen, weil sie daran hätten sterben können. Das war nichts, was sie irgendwo gelernt haben. Dieses Wissen war einfach da, und dieses intuitive höhere Wissen, das ist das Zentrum. Wie auch immer, für unsere Arbeit müssen wir es nicht weiter definieren und sicherlich ist es auch für jeden etwas anderes. Wir nutzen den Teil des Geistes heute auf jeden Fall, um die Teile im Unterbewusstsein zu finden und upzudaten. Lass dich einfach drauf ein, alles andere wird sich in der Hypnose klären.«

Hm, klingt plausibel. Zwar ist es nicht wirklich greifbar, aber ich verstehe, was er meint. Für meinen Zweifler-Verstand ist das natürlich mal wieder absurd, doch wenn wir schon bei absurd sind: Logisch erschienen mir meine Ängste auch nie. War es etwa logisch,

Angst vor Menschen zu haben und wegen dieser Angst die Wohnung nicht zu verlassen? War es logisch, in der U-Bahn Angst zu haben, dass gleich eine Bombe hochgeht? Selbstverständlich nicht. Ängste sind nicht logisch, wieso sollte man sie dann mit Logik lösen? Ich versuchte, mir lange zu erklären, dass ich eigentlich keine Angst zu haben brauche, und dennoch kam sie – die Angst. Mit Logik ließ sich mein Problem nie lösen, deshalb gehe ich nun den unlogischen Weg. Vielleicht fällt das in die Rubrik »Gleiches mit Gleichem« lösen, also Unlogik mit Unlogik. Mein Therapeut wird schon wissen, was er tut. Der Yager-Code, was es nicht alles gibt …

Ehe ich mich versehe, gleite ich zum vierten Mal in einen angenehmen hypnotischen Trancezustand. Dann fangen wir mit der Arbeit an. Auch dieses Mal passiert alles wie automatisch, ich liege einfach nur da und lasse es geschehen. Dinge geschehen, die ich mir nicht erklären kann. Mein Körper tut Dinge, die ich mir nicht erklären kann. Sechzig Minuten lang suchen wir Teile und updaten sie. Und ja, meine Intuition, sprich mein Zentrum, arbeitet mit uns zusammen, meine Festplattendefragmentierung ist in vollem Gange. Je mehr wir arbeiten, desto mehr spüre ich, wie es ruhiger und ruhiger wird, und dadurch sinke ich auch immer noch tiefer. Ich sinke in das schwere Gefühl, beobachte, wie mein Geist die Arbeit erledigt. Dabei fühle ich mich so wohlig warm, so geborgen. Zentrums-Arbeit kann man nicht wirklich erklären, man muss sie selbst erlebt haben. Und hat man sie erlebt, dann gibt es keinen Zweifel mehr.

Und wieder heißt es: »Bei Fünf öffnest du deine Augen, du fühlst dich frisch, wach und aktiv.«

Fünf! Ich öffne meine Augen und bleibe liegen. Obwohl ich das nun bereits zur Genüge kenne, fühlt sich auch das »Ankommen«

heute anders an. Es ist so friedlich, und ich bin völlig mit mir im Reinen. Beim ersten bewussten Atemzug bestätigt sich dieser Frieden. Das Einatmen fällt mir ganz leicht, ich spüre eine starke Erleichterung in meinem Brustkorb, er fühlt sich weit und groß an. Als hätte jemand hineingegriffen und einen großen schwarzen Brocken herausgeholt.

Langsam setze ich mich aufrecht hin und komme an. Ich brauche meine Zeit, denn gefühlt war ich heute sehr weit weg, in einem großen friedlichen Raum.

Die Sitzung war genau das, was mir gefehlt hat, das kann ich deutlich spüren – sie war das fehlende Puzzleteil. Das fehlende Puzzleteil, das mich nun zum Strahlen bringt. Ich strahle von innen, als wären meine Fesseln gesprengt worden. Das positive Teilchen ist zurück – endlich. Strahlend setze ich mich zu meinem Therapeuten, und irgendwie habe ich heute – anders als nach den ersten Sitzungen – richtig Lust, mit ihm zu reden. Ich erzähle ihm, wie wahnsinnig toll die Sitzung war und wie tief ich in meinem Inneren war. Immer und immer wieder erzähle ich ihm, wie tief ich war und wie toll ich Hypnose finde.

Ach, es geht mir so wahnsinnig gut. Und weil ich will, dass es allen Menschen so gut geht, schnappe ich mir gleich noch einen ganzen Batzen Visitenkarten von ihm, schließlich muss ich jedem davon erzählen. Hypnose gehört raus in die Welt. *Oh, ich muss erst mal ganz dringend auf die Toilette.* Schnell husche ich auf seine Toilette, wirbele noch kurz in der Praxis herum, dann bezahle ich aber auch schnell, denn ich will raus. Ich will als glückliches Teilchen durchs Leben schweben.

Bevor ich beschwingt die Praxis verlasse, vereinbare ich noch einen Folgetermin mit meinem Therapeuten. Ich fühle mich zwar bereits großartig, eine weitere Sitzung kann aber nicht schaden, um den Prozess zu stabilisieren, sicher ist sicher.

Ich umarme ihn, verabschiede mich und verlasse energiegeladen die Praxis. Auf zur Tram!

An der Haltestelle greife ich zu meinem Handy, ich muss Badr unbedingt von der Sitzung erzählen, ich bin so euphorisch und voller Leichtigkeit, es muss einfach raus. »Badr, ich hatte eine Wahnsinnssitzung! Ich sag's dir, Hypnose ist der Knaller! Alle Menschen müssen Hypnose erleben, es wäre eine Schande, wenn man dieses Gefühl nicht wenigstens einmal im Leben erlebt. Badr, du musst auch hierher, du musst einmal erleben, was ich hier erlebe!«

Badr ist von meiner unfassbaren Freude irritiert. »Sarah, ganz ehrlich, was macht ihr da eigentlich immer? Hast du was getrunken, gibt's da Alkohol in der Praxis? Manchmal glaube ich, der tut dir was in den Tee, du solltest da mal drauf achten.«

»Nein, nein, das ist besser, viel besser als Drogen!«

Oh, das war jetzt zu laut. Links und rechts werde ich von den Passanten fragend angesehen. *Contenance, Sarah, Contenance.* Andererseits ist es mir gerade dermaßen egal, was die hier über mich denken. Sie müssen mir ja nicht zuhören, wenn es sie stört. Bestens gelaunt steige ich in die Tram und fahre in die Stadt, schließlich will ich die Energie der Sitzung wieder voll und ganz nutzen. Gemütlich schlendere ich durch Läden. Ich kann spüren, dass ich heute einen riesengroßen Schritt auf meiner Reise vorangekommen bin, als ob der Yager-Code ein kleiner Interkontinentalflug war, der mich zur nächsten Etappe gebracht hat.

Und genau dieses Gefühl bestätigt sich in den nächsten Tagen. Die letzte Sitzung hat dazu beigetragen, dass das gelegentliche Aufflackern der Angst aufhörte. Es ist mittlerweile so gut, dass die Angstfreiheit für mich fast Normalität geworden ist. Einkaufen, Bahnfahren, all das ist Alltag geworden. Sollte doch mal eine Situation eintreten, in der das Angstlevel früher richtig hoch war und in der auch heute noch ein kleiner Angsthauch hochkommt, kann ich ein Selbsthilfe-Tool anwenden, das mir mein Therapeut gezeigt hat. Das nutze ich dann, und schnell geht es mir besser.

Die Entdeckungsreise der letzten Wochen neigt sich damit aber auch dem Ende zu, was ich fast ein bisschen schade finde. Wenn ich nun einen Drogeriemarkt betrete und ein Shampoo kaufe, löst das keine euphorischen Glücksgefühle mehr in mir aus. Aber weshalb sollte es das auch?

Wenn mich eines wirklich wundert, dann, dass ich fast vier Jahre lang die Wohnung nicht verlassen habe. Das fühlt sich komisch an, und ich kann gar nicht mehr verstehen oder nachempfinden, warum ich das getan habe. Aktuell fällt mir ja schon die Decke auf den Kopf, wenn ich die Wohnung mal für einen Nachmittag nicht verlasse.

Und so verblasst die Erinnerung an meine Angst nach und nach, ebenso wie die ganzen körperlichen Symptome, unter denen ich »damals« so litt. Damals – und da muss ich selbst schmunzeln – ist gerade mal sechs Wochen her. Damals, als ich die Angststörung hatte, wie witzig. Ein bisschen wie: einmal Angststörung und zurück. Wie dem auch sei, es gab keinen Tag X, an dem alles weg war, nein, es war vielmehr ein langsames Verwischen der Gefühle und der Symptome. Je mehr ich innerlich heilte, umso mehr heilte auch mein Körper.

Nach und nach ist alles verschwunden, das Muskelzucken ist nicht mehr da, das permanente Zucken an Augenlid und Oberlippe ist weg. Seit meiner ersten Sitzung hatte ich keinen Migräneanfall mehr, die Verspannung im Nackenbereich hat sich gelockert, das Kloßgefühl im Hals ist weg, und ich habe das Empfinden, dass der Haarausfall weniger wird. Zumindest ist das Sieb in der Dusche nur noch halb so voll. Und das mit dem Verwischen gilt auch für die vielen anderen Ängste – und vor was hatte ich nicht alles Angst? Auch das ist verschwommen, verblasst, irgendwie nicht mehr da. Ab und zu habe ich mal Angst, wenn ich nachts alleine bin, und auch die Angst vor Krankheiten ist noch unterschwellig da. Jedoch viel, viel schwächer, sie ist nicht mehr so präsent und verblasst mit jedem Tag. Also ob all die kleinen dunkelgrauen Angstwölkchen am Himmel mehr und mehr vorbeiziehen und sich dahinter der blaue Himmel lichtet.

Und so hat mich letztendlich mein Gefühl nicht getäuscht: Meine ganzen Symptome waren wirklich wie eine Sirene, die immer lauter und vielfältiger wurde – je mehr ich nicht hinsehen wollte. Jetzt habe ich hingesehen, und sie ist dabei, vollständig zu verstummen.

Als ich eines Morgens aufwache, fällt mein erster Blick zu meinen Fenstern, doch leider kann ich nicht hinaus ins Leben schauen, da ich vor Jahren alle Scheiben mit Milchglasfolie abgeklebt habe. Damals, als ich anfing, mich vorm Außen zu verstecken. Schließlich könnte ja ein Nachbar reinschauen und negativ über mich denken. Noch dazu fiel mir das Verdrängen während der Zeit der Isolation ohne Ausblick ins Leben leichter. Seit Jahren hängen die Folien an den Fenstern, doch jetzt gerade engen sie mich wahnsinnig ein. Es engt mich ein, dass ich nicht hinausschauen kann und dass das Tageslicht nicht ungefiltert ins Schlafzimmer scheint. Die Folien stören mich auf einmal so sehr, dass ich nicht mehr ruhig liegen bleiben kann. *Wie konntest du so jahrelang in der Wohnung leben? Ich brauche ungefiltertes Tageslicht, einen Ausblick, so geht das nicht.*

Entschlossen springe ich aus dem Bett, gehe zu den Fenstern und reiße mit einem Ruck die Folie ab. Mein Schlafzimmer erstrahlt augenblicklich im Tageslicht – und das tut so gut. Und wenn ich schon mal dabei bin, laufe ich durch die Wohnung und reiße an allen Fenstern die Folie ab. Die ganze Wohnung wird durchflutet von Tageslicht und somit von Lebendigkeit. Das Leben kommt zurück. Das fühlt sich toll an, und es ist mir echt ein Rätsel, wie ich all die Jahre die Folie an den Fenstern ertragen konnte und dass es mich nie gestört hat.

Ich bekomme immer mehr Lust auf Veränderung, auch in der Wohnung. Als ich im Wohnzimmer die letzten Folien abreiße, beschließe ich kurzerhand, das Wohnzimmer umzustreichen, hier muss dringend Farbe rein. Begeistert von meinem Plan laufe ich zurück ins Schlafzimmer und wecke Badr.

»Badr, los steh auf. Lass uns das Wohnzimmer streichen. Los wir fahren in den Baumarkt! Wir haben ein neues Projekt, wir gestalten das Wohnzimmer um, ich brauche Veränderung.« Badr ist wenig begeistert, weiß jedoch, dass es keinen Sinn macht, mit mir zu diskutieren. Wenn ich mir einmal etwas in den Kopf gesetzt habe, dann gibt es kein Halten mehr, dann ziehe ich es durch. Notfalls trage ich jeden Farbtopf einzeln zu Fuß in die Wohnung.

»Komm schon, ich streiche es auch alleine. Komm schon, Badr steh auf, wir müssen los. Du musst mich nur zum Baumarkt fahren, den Rest schaffe ich allein.«

Kurz darauf stehen wir im Baumarkt, kaufen Farbe und streichen das Wohnzimmer. Veränderung – wie toll!

Die letzte Sitzung hat weiter dazu beigetragen, dass ich noch mehr zu mir selbst gefunden habe. Ich kann spüren, wie ich mich von ganz viel Ballast gelöst habe, der mich innerlich noch in irgendeiner Form blockiert und eingeschränkt hat. Ich denke, fühle und handle aus mir selbst heraus anders. Und so ändert sich einfach alles. Ich habe ein Lebensgefühl gewonnen, von dem ich nicht mal wusste, dass es das gibt. Die schönste Erkenntnis: Das Leben darf leicht sein.

Ich schwebe nur so durch den Tag und fühle mich gut. Wirklich gut, und ich kann erstmals sagen, ja, es ist mir egal, wie andere über mich denken. Wie Menschen auf mich reagieren, sagt etwas über die Menschen aus und rein gar nichts über mich. Ich kann das Außen nicht ändern, aber mich selbst, und je mehr ich zu mir selbst finde und mich selbst liebe, umso liebevoller erscheint mir die Welt insgesamt um mich herum. Und deshalb fühle ich mich täglich wie in Samt gebettet. Ich spüre ein Vertrauen ins Leben, wie ich es nie zuvor gespürt habe. Gut gelaunt und fröhlich begegne ich den Menschen und bemerke nun auch öfter mal, wie rau und herzlos es da draußen im Berliner Alltag zugeht. Wie jeder in seinem eigenen Drama gefangen ist und sich letzten Endes überhaupt nicht für mich interessiert. Mein Plan: meine Lebensfreude, meine Liebe unter die Menschen zu bringen. Ich unterhalte mich mit der Kassiererin beim Bäcker, halte die Türen auf und grüße Menschen auf der Straße. Es macht mir Freude, liebevoll durchs Leben zu gehen. Was das Außen über mich denkt, ist für mich unwichtig geworden, ich bin bei mir und mag mich immer mehr so, wie ich bin, nur das ist es, was zählt.

Das Außen bleibt draußen, und ich muss mich dafür noch nicht mal in der Wohnung verstecken.

Meinen Leichtigkeitsprozess und meine Selbstliebesteigerung unterstütze ich seit der ersten Sitzung fleißig mit Selbsthypnose. Und ich merke, dass sich dadurch dieses positive Gefühl immer mehr verfestigt. Es ist wie Dünger für meine kleine Pflanze, sie wächst so schneller und wird immer kräftiger.

Ganz klar, bei meiner Symptomatik hätte mir Selbsthypnose allein nicht geholfen, es war wichtig, die emotionalen Themen anzugehen. Doch jetzt, wo die Ängste an der Wurzel gelöst sind, spüre ich, wie sie meinen Prozess unterstützt. Jede kraftvolle Suggestion wird in meinem Unterbewusstsein abgespeichert. Es ist ein bisschen wie eine Pendelwaage: auf der einen Seite eine Schale mit dunklen »Selbstwerträuberkugeln« und auf der anderen eine Schale mit wunderschönen rosa glitzernden »Selbstliebebällchen«. Mit jedem Mal Selbsthypnose lege ich gleichsam ein weiteres rosa Bällchen in die Schale, sodass sie immer mehr kippt. Mit jedem Bällchen fühle ich mir stärker und selbstbewusster. Irgendwann wird die Schale dann komplett zur positiven Seite gekippt sein. Aber noch ist mein neues Lebensgefühl ein ganz zartes kleines Pflänzchen, das viel Liebe braucht.

In der Hypnose haben wir den Samen gesät, und nun liegt es an mir, was ich aus dem wachsenden Pflänzchen mache. Hege und pflege ich es, damit es groß und stark wird und sich fest verwurzelt? Oder setze ich es dem Sturm aus und schaue zu, wie es auch schnell wieder eingeht?

Ich will natürlich, dass es sich fest verwurzelt, und daher gilt es, lieb zu mir zu sein, ein Gefühl für mich und meine Grenzen zu bekommen und auf meine innere Stimme zu hören. Was tut mir gut, was nicht? Dass ist allerdings einfacher gesagt als getan, denn dadurch, dass ich in meinem bisherigen Leben überwiegend aufs

Tanken

22.01. | 10^00^
APZ

Eliquis Fatag

Außen fokussiert war, Liebe und Anerkennung im Außen gesucht habe, habe ich überhaupt kein Gefühl für mich, für das, was mir eigentlich guttut und was nicht. Plötzlich auf mich zu achten, das ist herausfordernd für mich und der größte Lernprozess auf meiner Reise. Anzunehmen, dass auch ich Grenzen habe. Und aktuell sind meine Grenzen noch nicht sehr belastbar. Ich bin wie ein rohes Ei und brauche zwischendurch immer wieder mal Ruhe, Pausen und Zeit nur für mich. Die Selbstfürsorge ist ganz wichtig, denn wenn das Angstgefühl in den letzten Wochen noch mal aufkam, dann ausschließlich in Situationen, in denen ich nicht auf mich geachtet, nicht auf meine innere Stimme gehört habe oder mich der gute alte Leistungsdruck dazu gebracht hat, eine Übungseinheit einzulegen, obwohl ich viel zu erschöpft war. Also, piano! Ich achte darauf, was mein Körper und mein Geist mir sagen wollen und kämpfe nicht mehr dagegen an. Der Rest Angst ist wie eine eingebaute Alarmanlage, sie unterstützt liebevoll meinen Lernprozess, dass ich auf mich achten muss. Dass ich viel von den Dingen tue, die mir guttun und Dinge, die mir nicht gut tun sein lasse. Und so wird die Angst zu meiner unbequemen Freundin, die mir den Weg zeigt.

Sowieso bekomme ich immer mehr den Eindruck, dass mir – so blöd sich das auch anhören mag – nichts Besseres als meine Angststörung hätte passieren können. Meine Ängste zwangen mich dazu, im Leben stehen zu bleiben, hinzusehen und an meinen Themen zu arbeiten. Ich schaute hin – und sie schenkten mir mein neues Lebensgefühl.

Und im Zuge der genannten Selbstfürsorge grenze ich mich eben auch nach außen immer öfter ab, denn ich brauche meine Energie für mich. So habe ich bereits viele Aufgaben, die ich von Badrs Lebensplanung übernommen hatte, wieder an ihn zurückgegeben.

Werde immer sensibler dafür, wer oder was mir guttut und handle dementsprechend, schließlich will ich, dass meine Pflanze sich fest verankert. Ich will nie wieder in diesen Angstzustand zurückfallen, und das liegt letzten Endes in meiner Verantwortung.

Es gibt allerdings eine Sache, die diese neu gewonnene Leichtigkeit mehr und mehr einschränkt, und das ist meine Beziehung zu Badr. Auch wenn ich mich mit dem Thema vorerst nicht näher beschäftigen wollte, wird mir klar, dass das nicht die Lösung sein kein. Ich spüre immer mehr, dass die Beziehung mich daran hindert, mich frei zu entfalten, und das will ich nicht. Es belastet mich zunehmend, denn wenn mir etwas auf dem Herzen liegt, dann muss es raus.

Und trotzdem ist der Schritt nicht einfach, im Gegenteil.

Nach all den Jahren ist Badr der wichtigste Mensch in meinem Leben, und das Letzte, was ich will, ist, ihn zu verletzen. Außerdem weiß ich nicht, wie es dann weitergehen soll, es ist ein wenig wie damals, als ich mich für die Therapie entschieden habe. Wieder stehe ich an einer Weggabelung und muss mich entscheiden. Hinzu kommt, dass ich finanziell von ihm abhängig bin. Würde ich bei ihm bleiben, wäre das aus Bequemlichkeit heraus, weil es das Einfachste wäre. Wenn ich aber eines inzwischen gelernt habe, dann, dass es die unbequemen Schritte waren, die die größte Veränderung und somit auch die größte Freiheit brachten.

Sicherlich ist eine Trennung der radikalste Schritt, aber notwendig, denn ich habe keine leidenschaftlichen Gefühle mehr für ihn; ich muss es beenden. Ich will das alles nicht mehr, ich will einen klaren Neuanfang. Ich bin bereit, für mein Leben in Freiheit alle nötigen Schritte zu gehen und die Konsequenzen zu tragen, denn nur das kann mich frei machen.

Eines Abends sitzen wir im Auto vor unserer Haustür und es kommt zum Streit. All das, was mich lange beschäftigt hat, bricht aus mir heraus – und wir beenden unsere Beziehung. Wir verbringen die halbe Nacht im Auto und reden so miteinander, wie wir es seit Ewigkeiten nicht mehr getan haben. Wir sprechen all das aus, was viel zu lange ungesagt geblieben ist, und das tut uns beiden gut. Es ist ein trauriger und schmerzlicher Abend, dennoch auch ein befreiender – für uns beide. Und so trennen wir uns friedlich.

Badr zieht ins Wohnzimmer, und wir kommen weiterhin bestens miteinander aus, nur dass aus unserer Pärchen-Wohnung jetzt eine Art WG wird. Seit die Verhältnisse geklärt sind, läuft es richtig gut. Er lebt sein Leben und ich meins, aber wir teilen es immer noch miteinander – als Freunde.

Jetzt, wo sich meine Entdeckungsreise dem Ende nähert, mache ich mir zunehmend Gedanken über meine Zukunft, schließlich brauche ich eine Beschäftigung, eine Aufgabe, ich brauche einen Sinn im Leben. Ich habe ziemlich Bammel, da es absolut ungewiss ist, wie es weitergeht und trotzdem bin ich irgendwie entspannt, ich spüre so eine Zuversicht, dass das schon irgendwie gut werden wird. Das ist neu, das kenne ich so auch nicht von mir. Doch eigentlich ist auch klar, was zu tun ist. Jetzt, wo ich frei bin, kann ich mein Studium zu Ende machen, dann waren die Prüfungen, in die ich mich gezwungen habe, nicht umsonst. Was muss das für ein tolles Gefühl sein, sich entspannt in eine Vorlesung zu setzen?

Ich informiere mich auf der Homepage meiner früheren Hochschule über die Bewerbungszeiträume. Das Wintersemester beginnt in wenigen Tagen, da werde ich es nicht mehr reinschaffen, aber dann zum kommenden Sommersemester. So, der Plan steht. Bis dahin genieße ich das Leben, mache Sport und suche mir einen Job, auch damit ich mal wieder unter Menschen komme. Mein einziger sozialer Kontakt neben Badr ist mein Hypnosetherapeut und der bricht mir ja nun auch bald weg, also muss ich dringend unter Menschen.

Ein letztes Mal steige ich in die S-Bahn und mache mich auf den Weg zu meinem Therapeuten. Nachdenklich schaue ich aus dem Fenster, betrachte die mit Graffitis besprühten Wände. So wie die Wände an mir vorbeirauschen, rauscht der Film der letzten sechs Wochen an mir vorbei, der intensivste meines Lebens. Was für ein unfassbares Glück, dass ich durch Zufall auf die Hypnose gestoßen bin und dass ich mir einen passenden Therapeuten gesucht habe, einen Menschen, der mich noch dazu sehr inspiriert hat. Alles in allem eine Wahnsinnsreise, für die ich so dankbar bin. Gleichzeitig bin ich traurig, weil ich weiß, dass es heute vorbei ist. Jede Reise hat nun mal ihr Ende – zumindest glaube ich das zu diesem Zeitpunkt noch.

Ich steige aus der Bahn, laufe die letzten Schritte zur Praxis und sauge all die Eindrücke noch mal in mich auf, damit sie sich so richtig abspeichern. Als ich in die Straße hinterm Spielplatz einbiege, sehe ich meinen Therapeuten bereits auf seiner kleinen Holzbank vor der Praxis sitzen, er genießt die frühherbstlichen Sonnenstrahlen und lächelt mich an. Ich freue mich, ihn zu sehen, und begrüße ihn herzlich.

Nachdem ich den Yager-Code als so kraftvoll erlebt und durch ihn zu mir selbst gefunden habe, machen wir heute eine weitere Sitzung mit dieser Methode. Auch diese erlebe ich als sehr intensiv und befreiend. Und als ich dann bei »Fünf« meine Augen öffne, weiß ich, dass das Werk vollbracht ist. Das Ziel ist erreicht. Und gleichzeitig bin ich schrecklich wehmütig, denn gleich werde ich die Praxis für immer verlassen. Oh, nein, ich will nicht.

Kurz besprechen wir die Sitzung, und es folgen die typischen Abschiedsfloskeln. Ich mache es knapp, denn mir ist zum Heulen zumute. Also, zack, zack, nichts wie raus hier!

In mich gekehrt verlasse ich die Praxis. Von nun an spielen Ängste und die Hypnose keine Rolle mehr in meinem Leben. Welch ein seltsames Gefühl. Es fühlt sich so falsch an, überhaupt nicht stimmig. Ich steige in die leere Straßenbahn und stelle mir die ganze Zeit nur eine Frage: Soll es das jetzt gewesen sein? Andererseits kann ich ja schlecht bis zum Rest meines Lebens eine Hypnosetherapie machen. *Schon blöd, dass das eine Kurzeittherapie ist.*

Irgendwie ergibt alles keinen Sinn, es fühlt sich so unsinnig an, als würde ich einfach da weitermachen, wo ich zu Beginn meiner Angststörung aufgehört habe, als hätte ich nichts dazugelernt. Schließlich ermahne ich mich selbst: *Das reicht jetzt, es waren tolle Wochen, und jetzt wartet der Alltag auf dich. Das Leben ist nun mal kein Spaßprogramm und keine Entdeckungsreise. Komm jetzt mal klar. Die Angst ist gelöst – du bist frei. Ziel erreicht, und jetzt ist auch gut.*

Und genau vor dieser Stimme habe ich Angst, ich habe Angst, dass meine neu gewonnene Leichtigkeit verblasst und diese schwere »Leistungsstimme« wieder lauter wird. Vielleicht will ich deshalb nicht loslassen.

Na gut, Sarah, Autogenes Training, Meditation, Yoga, du suchst dir einfach was anderes, damit du weiter in deiner Mitte bleiben kannst. Schaffen andere Menschen ja auch irgendwie.

Die Tage vergehen, ich akzeptiere langsam, dass die Reise nun vorbei ist – und trotzdem ist es schwer, weil da irgendetwas in mir nicht loslassen will. Ich frage mich, was dieses Etwas will und warum es an dem Ganzen derart festhält. Dabei stelle ich wieder und wieder fest, dass ich unfassbar begeistert von der Hypnose bin, davon, wie so wenige Sitzungen mein Leben um 180 Grad verändern konnten. Es fasziniert mich, wie sie so eben mal eine Angststörung lösen konnte, da steckt so eine Kraft dahinter, mit vielen Möglichkeiten. Denn letzten Endes kann die Hypnoanalyse bei so vielen Themen helfen – ob es sich nun um eine Angststörung handelt, eine Depression oder chronische Schmerzen. Stets ist es der gleiche Ansatz: Man schaut, was hinter dem Problem steckt, arbeitet mit der dazugehörigen belastenden Emotion und löst sie an der Wurzel. Das ist doch der Knaller.

Ich frage mich, warum eine derart wirksame und kraftvolle Methode in unserer Gesellschaft so wenig verbreitet ist und warum bei Hypnose viele an Zauberei und »Eins, zwei, drei, und schnips, du bist ein Huhn« denken. Wieso wissen so wenige, dass es eine wissenschaftlich anerkannte Therapiemethode ist? Das ist doch erschreckend. Und ich frage mich, warum sie nicht von den Krankenkassen bezahlt wird, obwohl sie offensichtlich wirksam gegen Ängste ist? Warum hat mir mein Arzt damals nichts davon erzählt? Wäre ich nicht durch Zufall über dieses Buch gestolpert, wäre ich noch immer in meinem Angstkreislauf gefangen. Und ehrlich gesagt kenne ich keine andere Methode, durch die ich so schnell so frei geworden wäre. Ich wollte Selbstverständlichkeit und Normalität und ich habe sie bekommen. Wenn ich für mich eins weiß, dann dass ich diese Normalität mit keiner anderen Methode erreicht hätte – noch dazu in einem so kurzen Zeitraum. Fragen über Fragen, Gedanken über Gedanken – und sie lassen mich nicht los.

Hinzu kommt, dass ich seit meinen Hypnosesitzungen ganz offen über meine Ängste rede und überall, wirklich überall auf Verständnis und Bestätigung stoße. Als ich nach vier Jahren das erste Mal wieder in meinem Nagelstudio auftauchte, fragte mich die Besitzerin, wo ich denn die letzten Jahre gewesen sei. Ich antwortete: »Zu Hause. Ich hatte eine Angststörung und konnte deshalb die Wohnung nicht verlassen.« Daraufhin berichtete sie mir von ihrer ausgeprägten Flugangst. Oder bei der professionellen Zahnreinigung, auch da redete ich über meine Angststörung. Die Zahnarzthelferin erzählte mir, dass ihre Schwester aufgrund von Panikattacken auch kaum noch die Wohnung verlässt.

Meine Offenheit stößt auf Offenheit. Ich treffe überall auf Betroffene oder Menschen, die Betroffene kennen. Das schockiert mich zutiefst. Ich erkenne, wie weit verbreitet Ängste in unserer Gesellschaft sind. Angsterkrankungen lauern an jeder Ecke. Und da fällt mir die Frau im Bezirksamt ein, die damals zu Badr gesagt hatte, sie kenne das, es gäbe viele Menschen, die aus Angst die Wohnung nicht verlassen. Erschreckend. Damals dachte ich, Badr hätte es vielleicht falsch verstanden, doch jetzt, wo ich das Feedback erlebe, wird mir klar: Badr hatte sie nicht falsch verstanden. Nur redet einfach keiner drüber. Wie absurd, das muss doch mal aufhören, darüber muss doch gesprochen werden.

Ja, vielleicht führt der Weg durch die Hypnose nicht nur zu mir selbst, sondern eröffnet uns einen gemeinsamen Weg. Ein warmes Gefühl und eine innere Gewissheit steigt in mir auf. Ich will mit Hypnose arbeiten, denn das fühlt sich richtig und vor allem gut an.

Epilog

Heute bin ich eine Frau, die ihre Angststörung hinter sich gelassen und auf diesem Weg die Liebe und Leidenschaft zur Hypnose entdeckt hat. Ich bin staatlich zugelassene Heilpraktikerin für Psychotherapie und zertifiziert in Hypnosetherapie. Ich entschied mich für die renommiertesten Hypnoseausbildungen und lernte persönlich von Dr. Norbert Preetz.

Meine Vision war eine Hypnosepraxis, spezialisiert auf Ängste und Panik. Ich gründete sie, und so entstand: HERZ HYPNOSE Berlin, die Hypnosepraxis gegen Ängste und Panik.

Für meine Klienten erarbeitete ich ein individuelles Therapiekonzept, in das ich meine eigene Heilerfahrung mit einfließen ließ. Damit unterstütze ich nun meine Klienten bei ihrem Heilungsprozess. Wie ein Reiseführer begleite ich sie auf ihrem Weg in ein freies und selbstbestimmtes Leben.

Heute bin ich dankbar für all die Jahre zwischen Verzweiflung und Selbsterkenntnis. All das waren wertvolle Jahre, weil ich dadurch zu mir selbst und zu meiner Berufung gefunden habe: anderen Menschen dabei zu helfen, sich von ihren belastenden Ängsten zu lösen.

So liefern uns Ängste, wenn man bereit ist hinzusehen, ein enormes Wachstumspotenzial. Sie sind die Pforte in die Freiheit, es gilt nur, zu springen.

Ich bin angekommen.

Danke Angst!

Über die Autorin

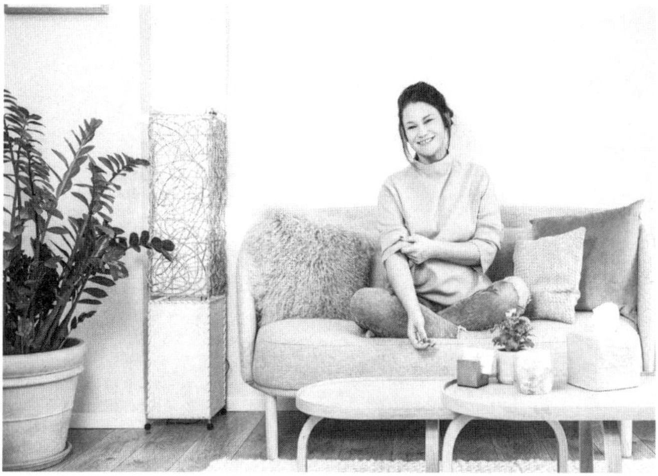

Sarah Peters, Jahrgang 1988, wohnhaft in Berlin, erkrankte während ihres Studiums an einer Angststörung, fand aber dank einer ursachenorientierten Hypnosetherapie zurück ins Leben.

Heute hilft sie als Heilpraktikerin für Psychotherapie und Expertin für Hypnoanalyse anderen Betroffenen. Sie ist mehrfach zertifiziert in der ursachenorientierten Hypnose unter anderem vom National Guild of Hypnotists, USA.

In Berlin eröffnete sie ihre eigene Hypnosepraxis Herz Hypnose. Dort hat sie sich auf die ursachenorientierte Behandlung von Angst- und Panikerkrankungen spezialisiert.

HERZ HYPNOSE

Entdecke deine Kraft

Weitere Informationen findest du auf ihrer Homepage:
www.herzhypnose-berlin.de